생명
의료
윤리

김현수
이남원
김홍수
조수경
김혜수
설 민
김진동

부산대학교 교양 시리즈 20

생명의료윤리

윤리이론과 의료현실의 접점과 미래

김현수
이남원
김홍수
조수경
김혜수
설 민
김진동

부산대학교출판문화원

목차

머리말

생명은 하나하나의 개체가 다른 것들과 구별되는 고유함과 다시 돌아오지 않는 일회성으로 말미암아 늘 경외의 대상이 된다. 그러나 생명에 대한 경외는 생명공학과 생명의료기술의 발달로 인하여 이전에 생각하거나 경험하지 못했던 다양한 주제의 논의로 연결된다. 이 책은 생명공학기술의 발달과 더불어 발생하는 다양한 윤리적 이슈들의 탐색에 초점을 맞추고자 하였다.

이 책은 모두 11장으로 구성되어 있다. 생명의료윤리학의 의미로부터 출발하여 인간 생명의 시작과 관련된 도덕적 지위를 점검하고, 현대인의 삶과 죽음에 관한 인문학적 접근을 거쳐, 생명윤리와 관련된 다양한 구체적인 주제들을 탐색하는 여정이 전개될 것이다. 그 가운데 최근 이슈가 되는 인공지능을 적용한 의료진단, 임신중절, 생명복제와 유전자 조작, 안락사와 뇌사, 장기이식, 인간 대상 의학 연구와 인간강화의 윤리적 과제 등이 각각의 주제로 논의된다.

생명공학과 생명의료기술의 발달은 급격한 속도로 이루어지고 있다. 따라서 일반인뿐만 아니라 관련 업계에 종사하는 전문가들조차도 시시각각 변하는 생명의료기술의 현황을 추적하기는 쉽지 않다. 그럼에도 불구하고 변하지 않는 원칙이 존재하는데, 그것은 생명의료기술이 인간의 삶을 더욱 풍요롭고 가치 있게 만들겠다는 궁극적 목적을 지향한다는 점이다. 이 책을 쓴 이들은 이러한 변하지 않는 원칙에 해당하는 윤리에 초점을 두고 생명의료기술과 관련된 다양한 현실 속의 문제에 접근하였다.

이 책을 쓰는 과정에서 큰 힘이 되어 주신 부산대학교 총장님과 교양교육원 원장님, 출판문화원 원장님 그리고 출판문화원 관계자님들께 깊은 감사를 드린다. 아울러 이 책과 함께 젊은 날의 열정을 기울여 생명의 숭고함과 가치 그리고 그 속의 윤리에 관해 탐색하는 학생들, 그리고 그들을 앎의 기쁨으로 인도해 주시는 선생님들께 마음 깊이 우러나는 존경의 마음을 전한다.

2020년 봄, 가족들에게 사랑을 드리며

저자 **김현수·이남원·김홍수·조수경·김혜수·설민·김진동**

제 1 장

생명의료윤리학이란 무엇인가?

이남원

학습 목표

- 현대 생명과학의 발달과 그로 인해 생겨나는 여러 현상들을 윤리적 관점에서 조망한다.
- 생명의료윤리학이 무엇인지를 이해한다.
- 생명의료윤리학을 다루기 위한 기초로서 전통윤리학의 이론들을 조망한다

1 생명에 대한 정의(定義)

제1장은 생명의료윤리학에 대한 잠정적인 이해를 위해 '생명'이 무엇인지에 대해 개략적인 정의를 내리는 데서 시작한다. '개략적인 정의'라고 하는 까닭은 학문이 다루고 있는 개념들에 대해 정확한 정의를 내리는 것이 거의 불가능하기 때문이다. 어떤 학문이든 그 학문에 대해 그 학문에 종사하는 모든 학자가 완전히 동의하는 정의를 내리는 것은 불가능하다. 동일한 학문에 종사하기는 하지만, 학자들은 그 학문에 대해 다소간의 다른 이해를 가질 수 있다. 그리고 어떤 학문의 대상은 시대에 따라 그리고 학문의 발전에 따라 확장되거나 축소되는 경향이 있기 때문에, 역사적으로 통일된 정의를 내리는 것도 불가능하다.

고대 초기 그리스 사람들은 대체로 모든 자연물은 생명을 가지고 있다는 물활론적(物活論的) 사고를 가졌는데, 이들의 생명개념은 오늘날 사람들의 생명개념보다 훨씬 범위가 넓다. 그러면 현대의 상황은 어떠한가? 현대에 들어오면서 그 숫자는 미미하지만, 현대의 생명학자 중에도 여전히 물활론적 사고를 견지하는 사람들이 있다. 물활론적 사고를 견지하는 학자들과 무생물의 존재를 당연한 것으로 여기는 학자들이 생명문제를 다루는 학문에 대해 다른 정의를 내리는 것은 너무나 당연하다.

우리는 생명의료윤리학에서 다루는 생명의 개념의 범위를 제한할 필요가 있다. 윤리학의 대상이 되는 생명을 '인간의 생명'이라고 제한하기로 한다. 따라서 동물해방론에 대한 논의는 제외된다.

생명의료윤리학에서 다루는 임신중절, 안락사, 장기이식의 대상은 인간이기 때문이다. 기술적으로만 이야기한다면 가끔은 동물의 안락사, 동물의 임신중절, 동물의 장기이식도 가능하겠지만, 필자는 동물에 대한 그런 시술을 본 논의에서 제외하고자 한다. 동물에 대한 그런 시술은 여전히 오직 인간의 필요성의 산물일 뿐이다.

동물해방론

최근 소위 동물해방론을 주장하는 사람들은 전통적인 윤리학의 이해와는 달리 인간, 공동체, 신 이외에 동물을 윤리학의 대상에 포함해야 한다고 주장한다(심지어는 자연생명 전체, 더 나아가서 모든 자연존재를 포함해야 한다고 주장하는 급진적인 사람들도 있다). 피터 싱어(Peter Singer)는 동물들의 '도덕적 지위'에 관해 논하면서, 도덕적 지위를 가질 수 있는 범위의 대상을 고통을 느낀다고 주장되는 고등동물에까지 확대하고 있다. 싱어는 공리주의(功利主義)의 원칙에 따라서 지성과 능력뿐만 아니라 고통에까지도 동등한 배려를 해야 한다고 주장한다. 종차별주의가 도덕적으로 그르듯이 동물에 대한 차별도 도덕적으로 비판받아야 한다는 것이 그의 주장의 핵심이다. 사람들은 사고방식의 전환을 통해 동물도 도덕적 고려의 대상임을 자각하고 동물에게도 인간에 상응하는 대우를 해주어야 한다는 것이 동물해방론자들 주장의 요지이다.

그러나 오늘날 의학이 급속도로 발달하면서 소위 장기를 이용하여 죽어가는 환자의 생명을 살리거나 못쓰게 된 장기를 사용하게 만드는 기술이 자주 활용된다. 효용화가 곧 가치라는 오늘날의 금언을 되새길 필요도 없다. 심장은 아직 정지해 있지 않지만, 따라서 다른 장기들이 제 기능을 발휘하고 있지만, 곧 뇌가 죽은 사람을 죽은 사람으로 간주하는 것은 어떤가? 그런 사람을 죽은 사람으로 간주하여 처리하는 것은 과거에는 범죄였다. 그러나 그 사람의 장기를 이용하여 여러 사람들에게 희망을 줄 수 있다면, 그를 죽은 사람으로 간주하는 것은 대단히 지혜로운 일로 간주될 수도 있다. 그런 관점에서 보면 삶과 죽음, 생명에 대한 정의의 범위는 대단히 넓어진다. 개념이 모호할 때 개념의 범위를 정확하게 하는 정의를 개념의 개량적 정의(precising definion, 외연을 정확하게 하는 정의)라고 한다. 개량적 정의는 개인의 필요성에 의해 내려질 때도, 정책의 판단의 기준으로 제시될 때도, 법적 판단이 내려질 때도, 사회적 합의에 따라 내려질 때도 있다. 그리고 사회적 합의에 따르건 시대의 요청에 따르건 개량적 정의가 항상 동일할 필요도 없다.

개량적 정의와 이론적 정의

개량적 정의가 사람과 시대와 장소에 따라서 항상 동일할 필요가 없다 하더라도, 이 정의는 시대와 사람에 따라서 달라지는 이론적 정의(theoretical definition)와는 그 성격이 다르다. 예를 들어 열역학에서는 "열"을 "불규칙적인 분자운동 때문에 생긴 어떤 물체의 에너지의 양"으로 정의한다. 이 정의는 단지 어떤 기호에다 의미를 부여하는 것만이 아니라, 열이라고 하는 물리적 현상을 이해하는 방식을 제공하고 있다. 즉 이 정의는 열에 관한 일상적 의미를 제공하는 것이 아니라, 어떤 전체적이고 체계적인 과학이론을 바탕으로 해서, 그 이론 안에서 열이라는 것이 갖는 전문적인 의미를 제공하고 있다. 따라서 하나의 이론적 정의를 제안하는 것은, 하나의 이론을 수락하기를 제안하는 것과 같다. 그리하여 시대에 따라 물리학자들이 "열"에 대해 각기 나른 성의를 내린 것은 그들이 시대에 따라 "열"에 대해 나른 이론을 받아들였기 때문이다. 과거 물리학자들은 "열"을 "어떤 측량할 수 없는 흐름"으로 정의한다. 철학자들이 관심을 가지고 있는 정의(justice), 진리, 아름다움에 대한 정의는 항상 이론적 정의를 필요로 한다(Kopi, 민찬홍 옮김, 1988: 176-178). 예를 들어 칸트의 '자유' 개념의 의미는 칸트 이전 철학자들의 자유 개념과 일부는 유사하지만 일부는 전혀 다르다. 칸트는 자신의 자유 개념을 통해서 자신의 이론을 제시하면서 다른 사람들이 자신의 이론을 받아들일 것을 제안하고 있다.

인간생명이란 무엇인지, 인간이란 무엇인지, 인간생명의 시작은 언제부터인지, 죽음이란 무엇인지, 생명의료윤리학에서 다루는 많은 개념들이 그 개념들에 대한 정의의 문제와 밀접한 관계가 있음에 주목할 필요가 있다. 어떻게 정의를 내리는가에 따라서 다양한 견해가 제시될 수 있기 때문이다.

2 의료윤리(medical ethics)

윤리(ethics)란 철학적인 모든 개념이 거의 그렇듯이 일정한 방식으로 정의를 내릴 수 없는 개념이다. 본 장의 '개략적 정의와 이론적 정의'에서 밝혔듯이 철학적인 개념들은 사실을 설명하거나 전통에 의해 결정되거나 합의에 의해서 받아들여진 경우가 거의 없다. 그래서 철학적인 개념들에 대한 정의는 곧잘 이론적 정의의 형태를 띤다. '철학'이란 개념도 이와 다르지 않다. 칼 마르크스(K. Marx, 1818-1883)가 자신의 철학을 그 이전의 철학(마르크스는 자신의 이전 수천 년에 걸친 철학이 '세계를 설명하는 데 치중했다'고 주장한다)과는 달리 '세계를 변혁시키는 것'이라고 보았다. 마르크스의 '철학'에 대한 정의는 일종의 이론적 정의이다. 칸트(Immanuel Kant, 1724-1804)는 '자유' 개념을 통해 자유의 뜻이 무엇인지를 설명한 것이 아니라 '자유'의 개념이 어떻게 정당화될 수 있는지를, 그리고 자유의 개념을 통해서 자신의 윤리학의 성격이 어떤지를 이론적으로 규명하고자 하였다.

아리스토텔레스(Aristoteles, 기원전 384-322)가 '윤리[학]'를 인간의 삶에서 가장 선한 것(최고선, Supreme Good)에 관한 학이라고 정의했다고 해서, 아리스토텔레스의 정의를 모든 철학자들이 그대로 받아들여야 하는 것은 아니다. 어떤 경우 윤리는 인간 삶에 있어서 일정하게 지켜져야 하는 윤리 강령 정도로 평가되기도 한다. 어떤 경우 윤리는 행동에서의 에티켓 정도로 간주되기도 한다.

의료윤리의 경우도 이와 별반 다르지 않다. 직업인으로서 의사가 지녀야 할 태도는 어떠해야 하는가가 의료윤리일 수도 있고, 의료인들 간 지켜져야 할 태도가 의료윤리일 수도 있다. 의사협회가 제시한 윤리강령도 의료윤리라 간주될 수 있다. 그나마 대체적으로 받아들여질 수 있는 견해는 의료분야에서의 윤리라는 것이다. 여기서도 문제가 발생한다. 그러면 '간호윤리'는 여기에 속하는가? '호스피스의 윤리'는 여기에 속하는가? 그래서 의료윤리가 무엇인가를 알기 위해서 우리는 어떤 분야가 의료윤리에 속하는가의 문제에 답하기보다는 의료 현장에서의 윤리가 어떤 특성을 갖는가에 초점을 맞추어야 한다.

앨버트 존슨은 의료윤리와 윤리가 어떤 공통점을 가질 것이라는 점에 착안하여 의료윤리를 이해하고자 한다(Jonson, 이재담 옮김, 214: 17-18). 소크라테스 시대 이래로 여러 사상가들은 도덕적 인간의 성격이나 특질, 도덕적 생활을 구성하는 의무와 책임, 그리고 개인과 그들이 속한 공동체와의 관계에 대해 사색해왔다. 편의상 윤리의 이 세 영역을 '예의'(decorum), '의무론'(deontology), '정치윤리'(politic ethics)이라 부를 수 있다. 예의는 때로 덕이라 불리는 것으로 '공손함'(politeness), '용기'(courage), '정중함'(respectfulness), '단호함'(resoluteness) 등을 포함한다. '의무론'은 인간이 해야 할 일이라는 개념을 가진 도덕의 일부분을 포함하고 있으며, 규칙이나 원리의 형태로 나타난다. '정치윤리'는 개인을 넘어 다수의 개인이 생활하고 있는 공동체를 향한다. 정의(justice)라는 도덕적 관념은 공동체의 도덕적 차원에 근거를 두고 있다. 의료윤리 역시 이 세 영역과 관계한다. 의사는 자신의 환자, 즉 타인에 대한 의무를 수행하기 위해 정신, 의지, 특정한 감정적 특징을 보여주어야 하고, 그에 적합한 방법으로 행동해야 한다. 또한 의사는 자신의 환자가 된 병자를 치료만 하는 것이 아니라 보다 큰 공동체 속에서 일정한 역할을 하며 그 복지에 기여해야 한다. 따라서 의료에서도 예의, 의무론, 정치윤리가 어김없이 나타난다. 그러나 그 내용은 시대와 문화에 따라서 달라진다. 임신중절을 금지하는 규칙이 가지고 있는 의무론적 요소는 시대와 문화의 도덕적 기초에 의존하는데, 그 도덕적 기초는 시대와 문화에 따라서 달라진다. 고대 그리스 의사들에게 요구되는 임신중절금지 이유와 중세 그리스도교 시대 의사들에게 요구되는 임신중절금지의 이유가 다르리라는 것은 쉽게 짐작할 수 있는 일이다.

우선 의무론에 대해 살펴보기로 한다. 고대 희랍의 의사 히포크라테스(Hippocrates, 기원전 460(?)-기원전 377(?))는 의학과 관련한 다수의 저작을 펴냈다. 『유행병 I』(*Epidemics I*)은 임상보고서인데, 이 보고서 중간쯤에 임상보고와는 관계없는, 의사의 윤리에 관한 가장 초기의 교훈이 갑자기 나타난다. "과거를 밝혀내고 현재를 진단하고 미래를 예측한다. 질병을 다루는 두 가지 습관을 지녀야 하는데, 도움을 주고 해(harm)를 끼치지 않아야 한다. 의술은 질병, 환자, 그리고 의사라는 세 가지 요소를 가지고 있다. 의사는 의술에 봉사하는 사람이다, 환자는 질병과의 싸움에서 의사에게 협력하여야 한다." 존슨에 따르면 여기서 말하는 해악의 의미는 회복할 가망이 없는 사람에게 과도한 의학적 시술을 하는 것이다. 이것은 분명히 의무론적인 의미를 갖는다. 즉 히포크라테스는 의사가 어떻게 행동해야 하는지를, 즉 도덕적으로 행동하는 방법을 가르치고 있다(Jonson, 이재담 옮김, 214: 25).

히포크라테스의 『선서』(*Oath*)는 존슨에 따르면 의무론의 강력한 일례이다(Jonson, 이재담 옮김, 214: 27). 『선서』의 내용은 다음과 같다.

> '나의 은사에 대하여 존경과 감사를 드리겠노라', '나의 양심과 위엄으로서 의술을 베풀겠노라', '나의 환자의 건강과 생명을 첫째로 생각하겠노라', '나는 환자가 알려준 모든 내정의 비밀을 지키겠노라', '나의 위업의 고귀한 전통과 명예를 유지하겠노라', '나는 동업자를 형제처럼 생각하겠노라', '나는 인종, 종교, 국적, 정당정파 또는 사회적 지위 여하를 초월하여 오직 환자에게 대한 나의 의무를 지키겠노라', '나는 인간의 생명을 수태된 때로부터 지상의 것으로 존중히 여기겠노라', '비록 위협을 당할지라도 나의 지식을 인도에 어긋나게 쓰지 않겠노라.' (URL 1)

의사의 예의에 관해 살펴보기로 한다. 사람들은 소위 의사상(醫師像)은 어떠해야 하는지에 대한 고대의 논의를 자주 접할 수 있다. 고대 그리스, 헬레니즘, 로마 시대의 도덕적 풍조에서 예의란 현대의 예절과 상당 부분 공통점을 가지고 있지만, 우리가 덕이라고 부르는 더욱 깊은 도덕적 특성을 포함하는 말이었다. "영어의 'decorum'이라는 말은 두 가지 상당히 다른 해석을 포함한다. 만약 decorum을 '우아함, 예절, 에티켓, 특히 바른 예절과 품위에 따르는 관행'이라고 정의한다면, 이 말은 올바른 예절과 관련된 표면적 관례와 보다 깊은 도덕적 특성인 품위 모두를 뜻하는 것이 된다. 인간은 분명 남을 기쁘게 만드는 예절을 갖추고 예의 있게 행동할 수 있지만, 불한당이 될 수도 있다는 점에서 외적 행동과 내적 미덕이 어떻게 관련되는지 많은 도덕가들을 곰곰이 생각하게 만든다. 키케로(M. T. Cicero, 기원전 106-43)는 '예의'(decorum)를 생활을 '장식하는 행동'이라고 정의하면서 그것이 '도덕적 성실함이 먼저 존재하는 경우에만 나타난다'고 결론짓는다."(Jonson, 이재담 옮김, 214: 39-40) 의료윤리는 오랫동안 환자가 반기고 의사의 평판을 높여주는 외적 특성들이 내적 성실함 및 덕과 잘 어울려야 한다고 보았다. 히포크라테스의 전통을 보존하고 보완한 인물로서 페르가몬 출신으로 로마에서 활약한 갈레노스(Galen, 129-200)가 있다. 그의 방대한 저술 중에는 윤리에 관한 논문이나 주석이 상당수 있다. 그의 관심은 훌륭하다고 평가받을 수 있는 의사는 어떤 사람이어야 하는 것에 있었다(Jonson, 이재담 옮김, 214: 37-38). 갈레노스에 따르면 훌륭한 의사는 철학자여야 하며, 따라서 모든 방면의 철학 즉 논리학, 자연과학, 윤리학을 알아야 한다. 그는 절제를 실천하고 금전을 경멸하여야 한다. 인간의 악행은 탐욕에 이끌리거나 쾌락에 홀려서 생겨난다. 이상적인 의사는 가난한 사람을 치료하고, 합리적으로 도출된 의학적 처방을 따르는 사람이다. 그는 건강에 영향을 주는 모든 일을 연구하는 사람이며, 공정한 정신으로 검소하고 금욕적인 생활을 한다. 또한 갈레노스는 의사가 환자인 자신들을 고쳐줄 수 있는 인물이라는 것을 확신시키기 위한 도덕적 의도가 있어야 한다고 보았다. 왜냐하면 병과의 싸움에서 성공하기 위해서는 환자의 협력이 반드시 필요하기 때문이다. 갈레노스는 규칙이나 의무보다 태도와 덕을 강조하는 예의바른 윤리를 가르치고 있다. 그의 윤리적 의사상은 좋은 의사에 대한 중세 및 르네상스 시대의 문헌 중에 끊임없이 인용되면서 시대와 더불어 존속해왔다.

마지막으로 정치윤리와 연관된 의료의 실천에 대해 살펴보기로 한다. 의료윤리에서 정치윤리의 중요성이 간헐적으로 강조되었지만, 18세기가 끝날 무렵 가장 정교한 정치윤리에 관한 저작이 나타났다. 요한 페터 프랑크(Johann Peter Frank, 1745-1821)의, 국가가 어떻게 국민의 건강을 증진시키고 지켜야 할 것인가에 관해 서술한 6권으로 이루어진 『완전한 의료정책의 체계』(*A System of Complete Medical Police*, 1779)였다(Jonson, 이재담 옮김, 214: 110-111). 이 저서는 개인과 전체 인구집단에 있어서 건강의 모든 측면, 즉 생식과 출산으로부터 매춘, 부유한 생활, 직업병, 유행병의 발생이나 병원의 상태까지가 오스트리아-헝가리 제국의 전체적 복지와 번영에 어떻게 영향을 미치는지를 보여주었다. 건강에 관해 국민들을 교육하고 그들이 안전하게 생활할 수 있는 조건들을 만들어내는 것은 제국과 그 지배자들의 의무였다. 루소(J. J. Rousseau, 1712-1778)의 영향을 크게 받았던 프랑크는 사람들이 자연 본래의 강인함과 활력을 증진시킬 수 있는 법률과 개혁을 제안하였다. 넓은 시야에서 보면 의학은 개인의 간호나 치료보다 훨씬 더 나아간 것이었다. 그것은 "강건한 자손의 출산과 번영이 보증되고, 현재의 건강 상태를 유지하고, 창의적인 처치로 잃어버린 건강을 되찾고, 죽음과 노화를 가능한 한 높은 연령대로 미루기 위한, 수많은 규칙들을 이성과 경험에 근거하여 결정하는 것"이었다.

의사의 역할에 대해 그는 다음과 같이 말하였다. "박애주의적인 의사들이 가장 작은 마을의 자연, 지리적 위치와 상태, 그곳의 질병과 그 원인, 성비(性比)를 연구하고, 다른 계층들 간의 비율을 조사하며, 출생률과 사망률을 계산하여 각 지역에 대한 일종의 지리학을 만들어내야 한다. 이 지리학은 생과 사의 경계, 위험한 호수의 폭과 길이, 무지로 인해 수천척이 좌초당하는 암초 사이에 난 가장 안전한 수로를 알려줄 것이다. 각 개인을 구하는 것이 한 지방을 정복하는 것보다 위대한 일이라고 생각해야 한다." 여기서 말하는 지리학은 오늘날 역학(疫學, epidemiology)이다(Jonson, 이재담 옮김, 214: 111).

의학에 관한 최초의 명확한 윤리강령은 토마스 퍼시발(Thomas Percival, 1740-1804)의 『의료윤리; 내과 및 외과 의사가 전문직으로서 수용해야 할 원칙과 권고에 관한 강령』(*Medical Ethics; or, a Code of Institutes and Precepts Adapted to the Professional Conduct of Physicians and Surgeons*, 1803)이었다(Jonson, 이재담 옮김, 214: 119-120). 그는 법률의 가르침은 "윤리적으로 살며, 아무도 해치지 말고, 각자에게 자기 몫을 나누어주는 것"이라는 유스티아누스 법전(동로마제국의 황제 유스티아누스 1세(Justinianus I, 483-565)가 편찬한 법전)에서 말하는 법률의 정의를 인용하면서, 자신은 법률학과 윤리학을 비슷하게 본다고 설명하고 있다. 퍼시발 자신은 "격언의 형식으로 썼으며...그것은 모든 불요불급한 것을 배제하는 형식"이라고 언급하고 있다. 이 강령의 형식이, 그리고 그 이름 자체가 미래의 전문직 윤리 선언의 모델이 되었다. 퍼시발은 다음과 같은 의료윤리의 일반적 체계를 만들었다. 이 강령은 ㈎ 병원과 관련된 의무, ㈏ 개업의의 전문직으로서의 행위, ㈐ 약제시와 관련된 사안, ㈑ 법률과 관련된 의무, 이 네 장으로 이루어져 있다. 모든 의무의 기본은 의사가 환자나 동료를 대할 때 항상 신사여야 한다는 도덕 관념이다.

이상에서 일반윤리에 비추어서 의료윤리를 의무론, 예의, 정치윤리라는 관점에서 살펴보았다.

3 생명과학의 발달과 생명윤리

생명과학(life science)은 그렇게 명확하게 이해될 수 있는 개념이 아니다. 개략적인 정의에 따르면, 생명에 관계되는 현상이나 생물의 여러 가지 기능을 연구해서, 그것들을 의료나 환경보존 등 인류복지에 사용하는 종합과학이다. 인간의 본질을 잘 이해하여 인간과 자연의 본연의 관계를 해명하는 과학이라고 할 수 있다. 생명과학이란 개념은 1930년대 미국 등 선진국에서 대두되기 시작하였고 1960년대에 이르러 적극적으로 사용되었다(URL 2).

현대 생명의료윤리학의 탄생은 생명에 관련된 과학과 공학 그리고 의료에 관련된 기술혁명을 통해서 이루어졌다. 서양의 자연과학은 오랫동안 이론적 차원에 머물러 있었으며, 실생활에 필요한 기술은 그렇게 높이 평가되지 못했다.

예시: 이론을 중요시한 아리스토텔레스

아리스토텔레스에 있어 철학은 경이(驚異, thaumazein)에서 출발한다. "그것이 제작적 지식이 아님은, 처음으로 철학을 했던(지혜를 추구했던) 사람들을 보아도 분명하다. 지금이나 처음이나 사람들은 경이 때문에 철학함을 시작했으니 말이다. 난관에 부딪혀 경이로움을 느끼는 사람은 자신이 무지하다고 생각한다. 따라서 무지로부터 벗어나기 위해서 사람들이 철학을 하기 시작했다면, 앎을 위해서 지식을 추구하는 것이지 어떤 쓸모를 위해서 그런 것이 아님이 분명하다."(982b11-21) 사람들이 어떤 난관(aporia)을 벗어나고자 하는 것은 그것이 유용성을 주기 때문이 아니라, 앎 자체에 대한 욕구 때문이며, 그것은 곧 지혜를 추구하는 일이다. "우리는 말한다 : 다른 사람을 위해서가 아니라 자기 자신을 위해 사는 사람이 자유로운 사람이듯이, 지식들 중에 오직 그 지식만이 자유로운 것이다. 오직 그것만이 자기 자신을 위해 있으니 말이다."(982b25-28, URL 3)

그러나 중세를 거쳐 르네상스 시대에 이르면서 실용성이 부쩍 강조되었다. 베이컨(F. Bacon, 1561-1626)은 자연과학적 지식은 결국 인간의 삶을 더욱 풍요롭게 하는 데 유용하다고 생각하여 "아는 것(자연과학적 지식)이 곧 힘이다"는 명언을 남겼다. 영국 철학자들의 유용성에 대한 강조는 그 이후 계속 이어졌다. 홉스는 철학을 유용성에 관한 학문이라고 정의한다. "철학의 목적 또는 범위는 이전에 나타난 결과들을 유익하게 이용하는 것이다. 또는 물체들을 서로 응용함으로써, 물질과 힘과 근면이 허락하는 정도까지는 삶에 유용한 것에 대해 우리가 마음속에 품는 것과 같은 결과들을 산출하는 것이다. 지식의 목적은 힘이다."(URL 4) 영국에서 시작된 산업혁명은 과학지식이 현실 생활을 바꾸는 데 얼마나 기여할 수 있는가를 보여준 획기적인 사건이었다. 예를 들어 당시 증기기관의 이용은 영국 사람들의 삶을 획기적으로 바꾸는 데 상당히 기여했다. 소위 순수과학은 단지 순수과학으로 머물러 있을 수가 없었고, 어쨌든 실생활에 필요한 지식으로 전환되곤 했다. 오늘날 그런 양상은 더욱 심화되고 있다.

생명과학도 처음에는 단순히 이론적 차원에서 출발했으나, 점점 더 실용성이 강조되었다. 예를 들어 유전학자인 멘델(G.J. Mendel, 1822~1884)을 고려해 보자. 오스트리아의 수도사인 멘델은 후에 그렇게 명명된 멘델의 3법칙을 1865년에 발표하였다. 발표 당시 이 법칙은 별로 주목받지 못했으나, 1900년 후대 과학자들이 멘델의 연구를 다시 발표하여 학계의 주목을 받기 시작하였다. 멘델의 지향점은 실용성에 있지는 않았다. 그의 연구를 아리스토텔레스의 지적처럼 단지 자연현상 또는 생명현상의 경이로움에 기인한 개관적 고찰로 간주하는 것도 가능하다.

자연과학적 연구가 자연현상에 대한 관심사에서 출발하든 아니면 다른 목적에서 출발하든 자연과학적 발견을 금세 실생활에 응용할 것을 일차적인 목표로 삼는 일은 과거에는 매우 드문 일이었다. 유전현상이나 세포현상 등에 대한 연구는 20세기 들어와서도 상당 부분 이론적 차원에 머물렀다. 1946년 슈뢰딩거(Erwin Schrödinger)는 유전자가 살아있는 세포의 핵심 구성성분이며, 따라서 생명이 무엇인가를 이해하기 위해서는 유전자가 어떻게 작용하는가를 알아야 한다고 주장하였다. 1952년에 허쉬(A. D. Hershey)와 체이스(M. Chase)에 의해 DNA가 유전물질임이 최종적으로 확증됐으며, 1953년 왓슨(James Watson)과 크릭(Francis Harry Compton Crick)은 DNA가 이중 나선 구조임을 밝혔다.

유전학의 연구는 점점 더 발전하여, 실생활에 응용하기 위한 광범위한 시도가 이루어졌다. 유전공학의 창시자로 알려진 코헨(Stanley Cohen)과 보이어

(Herbert Boyer)는 플라스미드(plasmid)*를 이용한 유전자재조합 연구를 실시하였다. 플라스미드는 세균의 세포 내에 염색체와는 별개로 존재하면서 독자적으로 증식할 수 있는 고리모양의 DNA를 일컫는 용어이다. 그런데, 플라스미드는 염색체와 별개이기 때문에 세균의 생존에 필수적인 유전자는 아니다. 코헨과 보이어는 이 점에 착안하여 유전자재조합 기술에 플라스미드를 활용하였다.[1]

코헨과 보이어는 1973년 아프리카 두꺼비에서 유전자를 분리해낸 다음, 대장균의 원형 플라스미드의 일부를 절단해내고 두꺼비 유전자를 대신 끼워 넣는데 성공했다. 이는 두꺼비 유전자를 인간의 인슐린 유전자로 바꾼다면 세균을 이용한 인슐린의 대량생산이 가능해진다는 것을 의미한다.

21세기 들어 유전공학의 발전 속도는 매우 빠르게 진행되었으며, 특히 식품·환경·의료 등에서 관련 기술의 개발이 활발하게 이루어지고 있다. 유전공학을 식물에 적용한 대표적인 사례가 곧 유전자재조합식품이다. 동물에 적용한 대표적인 경우로는 형질전환동물을 들 수 있는데, 이는 인간의 유전자를 주입하여 인간에게 필요한 기능을 갖추도록 변형된 동물이다. 현재 이종 장기이식, 약물생산, 실험용 동물의 생산 등이 시도되고 있다. 이 기술은 더 나아가 인간을 대상으로 확대되고 있다. 대표적인 것으로 유전자 치료, 맞춤아기(designed baby), 줄기세포치료가 있다.

유전공학의 기술을 인간에 적용하여 세계적으로 논란을 불러일으킨 대표적인 사건이 1978년에 일어났다. 1978년 7월 25일 '시험관 아기(test tube baby) 루이스 브라운(Louis Brown)이 출생하였다. 이 사건은 유전공학의 시대가 도래하였다는 사실을 보여주는 대표적인 사례이다. 이는 체외수정을 통하여 자궁 바깥에서 임신한 아이를 배양하여 출산시키려는 최초의 성공적인 시도였다. 몸 밖에서

1 유전공학에서는 세균 내 플라스미드를 세포 밖으로 빼내어 제한효소(制限酵素)로 끊은 뒤, 필요로 하는 유전자를 삽입하여 이를 다시 세균에 넣어 배양하는 유전자재조합 기술을 사용한다(URL 5).

생식세포(난자 또는 수정란)를 체내와 같이 유지시키기는 매우 어렵다. 지금도 체외배양상태를 체내와 같이 유지시키기 위한 수많은 연구가 세계 각국에서 이루어지고 있다.

시험관 아기의 탄생은 엄청난 논란을 불러일으켰다. "그래서 우리는 거의 준비되어 있지 않은, 나아가 그에 대한 공식적인 의견의 일치도 형성되어 있지 않은 가능성 내지는 위험을 다루지 않을 수 없게 되었다."(Shannon & DiGiacomo, 황경식·김상득 옮김, 1988: 157) 찬반 논쟁이 시작되었다. 시험관 아기의 탄생에 찬성하는 사람들은 이 실험이 어머니의 나팔관이 막히는 등 정상적인 방법으로는 더 이상 임신할 수 없는 부모들에게 희망을 주었다고 주장하였다. 반면에 이 실험에 반대하는 사람들은 실험실이 인간의 생명을 출생시키는 적절한 장소가 될 수 있는지, 이러한 방법에 따르는 남용과 위험이 일어날 가능성은 없는지 의문을 품기 시작했다. 예상하지 못했던 이 사건에 직면해서 이제 우리는 어디로 가야할 것인지에 대해 의구심을 가시게 되었나. 과거에는 과학과 공학에 관해 낙관주의적 견해가 지배적이었으나, 사람들은 원자폭탄의 투하 이후에 과학과 공학의 문제에 대해 심각한 의문을 제기했다. 다른 차원이긴 하지만 상당히 충격을 준 큰 사건이 바로 시험관 아기의 탄생이었다(Shannon & DiGiacomo, 황경식·김상득 옮김, 1988: 157-158).

과학기술 또는 유전공학의 발달사에서 시험관 아기의 충격과 같은 사건들이 가끔 발생한다. 최근 가장 충격을 주었던 사건 중 하나가 복제양 돌리(Dolly)의 탄생이었다. 1996년 7월 5일 영국 에든버러대 로슬린연구소에서 태어난 돌리는 인간이 체세포 복제 방식으로 만든 첫 인공 생명체다. 체세포 복제기술이란 정자와 난자의 결합 없이 핵을 제거한 난자에 복제 원본의 정자가 아닌 몸에서 떼어 낸 세포를 집어넣어 동물을 복제하는 기술이다. 돌리의 탄생과정은 다음과 같다. 6년 된 암양의 A세포를 채취하여 핵을 분리해 내고, 세포질을 공여한 암양 B에서 난자를 회수하여 핵을 제거한 후, A의 핵을 B의 난자에 이식시켜

제3의 대리모인 암양 C에게 이식시켜 A와 유전형질이 동일한 암양을 생산하게 된다. 생명복제기술에는 다음과 같은 몇 가지 문제점이 함축되고 있다. 체외수정과 같이 생명의 탄생을 인간이 좌우할 수 있다는 문제, 정자와 난자의 결합 없이도 생명이 탄생할 수 있다(무성생식)는 문제, 동일한 유전형질을 지닌 생명체를 수없이 많이 만들 수 있다는 문제, 태어난 생명체가 그 핵 제공자와 유전인자가 동일하다는 문제, 생명복제술이 인간에게 적용될 경우의 문제, 생명복제술이 유전공학과 결합될 경우 새로운 유전형질의 생명체가 '창조'된다는 문제가 그것이다. 물론 유용한 점도 많다. 멸종위기의 동물을 무한히 만들 수도 있고, 유전공학을 이용한 유전자 변형 동식물을 만들고 유전과 변형 동식물을 복제술을 이용하여 대량생산함으로써 인류의 식량난 해결이나 질병치료에 획기적인 전환점을 만들 수 있으며, 유전자 조작을 통해 의학적 거부반응이 일어나지 않는 '인간장기'를 지닌 동물의 대량 생산도 가능하다.[2]

우리나라는 생명복제기술에서 세계적으로 선두 그룹에 속해 있으며, 상당수의 과학자들이 많은 성과를 내고 있다. 최근 마약 탐지에서 탁월한 능력을 보인 경찰견의 세포를 이용하여 마약 탐지에서 탁월한 능력을 가질 것으로 예상되는 여러 마리의 개들을 탄생시켰다. 우리나라의 생명복제기술의 대표 주자인 황우석 박사와 박세필 박사간의 매머드 복제를 둘러싼 법정 다툼이 벌어지기도 했다.[3]

기술의 발달은 항상 인간들에게 한편으로는 희망을, 다른 한편으로는 불안을 가져다준다. 희망을 강조하는 사람들은 소위 '테크노피아(technology utopia)'를 이야기하지만, 불안해하는 사람들은 소위 '디스토피아(dystopia)'를 이야기한다.

---

2 인체 내에서 백혈구 생성을 촉진하는 고가 의약물질을 대량 생산할 수 있는 형질전환 토종 흑염소가 세계 최초로 국내 연구진에 의해 개발된 사례가 언론을 통해 알려졌다(URL 6).

3 매머드 복제와 관련된 소송 사건 보도자료 참고(URL 7)

기술이 인간을 행복하게 할 것인가? 기술의 발달이 인간을 편안하게 사는 데 기여했다는 것은 의심의 여지가 없다. 통신기술의 발달, 교통수단의 발달, IT 기술의 발달, AI 기술의 발달로 인해 인간의 삶이 얼마나 편리해졌는가? 그러나 어쩌면 과학기술의 발달이 인간의 파멸을 재촉하는 데 일익을 담당할 수도 있다.

윤리적인 논란도 일어난다. 첫째는 생태학적인 의문이 제기되면서 실천적인 의미에서의 반론이 생겨난다. 복제기술은 자연에서 유전적 다양성의 훼손을 야기하며, 유전적 다양성의 훼손은 자연 생태계에 부정적인 영향을 미친다. 유전자변형[재조합]식품이 인간에게 미치는 영향이 아직 과학적으로 입증되지 않은 단계에서 이를 허용할 경우, 질병감염 등 예측 불가능한 사태가 인간에게 일어날 수도 있다. 동물신체에 만들어진 '인간장기'가 인간에게 이식될 경우 그 장기가 어떤 질병을 전염시킬지, 어떤 부작용을 야기할지 알 수 없다. 이론적인 측면에서도 반론이 가능하다. 동물의 도덕적 지위에 관한 논란을 일으킬 수도 있다. 로슬린연구소의 복제양 돌리는 276번의 체세포 핵이식 복제실험이 실패한 후 277번째 실험이 성공하여 탄생하였다. 이 실험을 인간에게 적용하는 일은 전대미문의 파장을 일으킬 것이 분명하기 때문에, 이에 대한 연구가 상당히 기피되고 있다. 또한 복제기술이 자연 질서에 어긋난다는 반론도 있다. 포유동물의 경우 자연의 질서는 암과 수의 결합에 의해 이루어진다. 동물복제는 이런 자연의 질서에 어긋난다.

여기서 근본 문제가 발생한다. 과연 모든 과학적 연구가 제한 없이 허용되어야 하는지 등의 윤리적 문제이다(Shannon & DiGiacomo, 황경식·김상득 옮김, 1988: 161-162 참조). 과학은 가능한 모든 것을 할 수 있는 권리를 지닌다는 견해가 있다. 이 견에 따르면 과학적 연구에 가할 수 있는 유일한 제한은 기술적인 능력에 따른 제한뿐이다. 새로운 지식은 그 자체로 가치 있게 여겨지며, 얼마나 많은 지식을 획득하였는가의 문제는 중요하지 않다. 사실 알 권리는 인간이 지닌 기본적인 자유이므로 어떠한 제한이든 그것은 결국 탐구자의 권리를 침범하는 것이 되고 만다. 지적 호기심과 지식의 성장은 인간의 특징 중 가장 두드러진 것이며, 따라서 이런 특징을 제한하는 것은 인간의 본성을 부정하는 것이다. '어떤 것을 할 능력이 있으면 그것을 할 수 있는 권리도 있다'는 전제가 이 견해에 깔려 있다. 이에 반해 과학은 신성한 생명의 과정에 관여할 권리가 없다는 견해도 있다. 신성한 생명의 과정은 신의 영역에 속하는 것이다. 이러한 견해의 가장 단순하고 극단적인 형태에 의하면, 자연과 자연의 질서 앞에서 우리 인간은 수동적이어야 하며, 더 나아가 인간에게 이로움을 주도록 자연을 간섭할 수 있다는 오래된 전통을 무시하는 것처럼 보인다.

다른 한 가지 문제는 가장 두드러진 인간의 특징을 변경시킬 권리가 과학에게 있는가의 문제이다. 부정적인 견해를 가진 사람들은 인간본성과 관련되어 있다. 만약 과학과 공학의 기술이 현재 우리가 알고 있는 바의 인간생명을 변경시킨다면, 인간생명에 질적인 변형이 발생할 것이라고 가정한다. 정치적인 문제도 발생한다. 즉 만일 인간본성을 변화시키는 이러한 힘이 다수의 가치관과 신념에 동조하지 않는 사람들의 손에 쥐어지면 어떤 일이 발생할 것인가? 앞의 문제에 대해 긍정적인 견해를 가진 사람들은 가치 있게 여겨지는 인간적 특징을 조장하고 해로운 특징을 제거하는 권리를 과학이 가진다고 주장한다. 과학은 삶의 질을 끊임없이 개선하는 데 그 목적을 가진다. 자기결정의 능력이 증가되고 있으므로, 우리는 현재의 우리가 미래의 우리에 대해 더 큰 책임감을 느껴야 한다.

이상과 같이 과학과 기술의 발전은 인간 삶과 관련하여 윤리적 문제 상황을 끝없이 야기하며, 우리는 이에 대해 여러 가지 윤리적 처방을 제시할 필요가 있다. 어쩌면 과학과 기술의 발전은 근본적으로 밝은 면과 어두운 면을 함께 가지고 있으며, 그렇기 때문에 항상 윤리적 문제를 자신 안에 내포하고 있다. 예를 들어 고대 세계에서 바퀴의 발명은 인류가 역사에서 이룩한 가장 위대한 발명 중의 하나였다. 바퀴를 발명함으로써 인간의 삶의 범위는 확대되었으며, 거기에 따라 인간의 복지는 증대되었다. 그러나 바퀴를 발명하고 바퀴를 이용하여 전차를 만들어 사용한 민족은 그렇지 못한 민족을 공격하고, 승리하여, 땅과 재산을 빼앗고, 패배한 자들을 노예로 만들었다. 바퀴의 발명은 축복인가 재앙인가?

4 전통(규범) 윤리학과 응용윤리학

우리는 앞에서 생명의 의미, 생명과학과 윤리의 문제, 윤리의 일반적 특징을 통해 고려한 의료윤리의 문제를 살펴보았다. 생명의료윤리학(biomedical ethics)은 지금까지 우리가 살펴본 이 세 개념, 즉 생명, 생명윤리, 의료윤리의 합성어라고 할 수 있다. 각각의 개념에 대한 우리의 이해는 상당 부분 추상적이다. 생명이라는 개념이 얼마나 모호한 개념인가는 말할 것도 없고, 생명과학의 발달에 따라서 생겨나는 윤리적 문제를 다루는 것이 생명윤리라는 정의 또한 그렇게 명확하지 않다. 그리고 앨버트 존슨의 권고에 따라서 일반윤리와의 공통점을 통해서 의료윤리를 이해하기 위해 예의[덕], 의무론, 정치윤리 개념을 가져왔지만, 존슨의 이런 권고도 완벽하게 일반화되기는 상당히 힘든 측면이 있는 것도 사실이다. 이런 점들을 고려할 때, 생명의료윤리학의 의미를 좀 더 명확하게 규명하는 일은 상당히 어렵다. 우리는 이 개념을 다음과 같이 잠정적으로 이해하기로 한다. 의료현실에서 나타나는 여러 문제들, 특히 의사에게 과해진 의무와 생명공학과 의학의 발달로 인해 새로 생겨난 여러 문제들을 윤리적으로 고찰하고, 전통적인 규범 윤리학에 입각해서 탐구하는 학으로 이해하고자 한다. 이런 의미에서 생명의료윤리학은 의료현실과 의학과 생명과학과 윤리학을 포괄하는 학제적인(interdisciplinary) 성격을 지닌다. 오늘날 소위 응용윤리학에 포함되는 윤리학, 예컨대 생명의료윤리학, 환경윤리학, 정보윤리학 등은 모두 이런 성격을 공유하고 있다.

응용윤리학은 현대에 와서 비로소 탄생하였다. “영미 윤리학계는 이미 1960

년대 후반부터 분석 윤리학적 주제에서 벗어나 규범 윤리학적 주제로 그 관심 방향을 돌렸다. 이는 시대적 상황과도 무관하지 않다. 즉 1960년대 후반 미국에서는....과학 기술 및 의학의 발전은 행태수정, 임신중절, 뇌사, 환경오염 등 많은 윤리적 문제를 야기하여, 철학자들은 이러한 문제에 눈을 돌리지 않을 수 없게 되었다. 이런 실천적 문제를 다루는 윤리학을 고전적인 규범 윤리학과 구별하여 응용윤리학이라 부른다....응용윤리학에 대한 철학적 관심을 촉발시킨 획기적인 사건은 1997년 돌리의 탄생이다."(김상득, 2003: 6-7)

일반적으로 전통윤리학 또는 규범 윤리학과 독립된 윤리학으로서 응용윤리학을 언급하곤 한다. 이러한 사고의 배후에는 전통윤리학에 대한 강력한 반발로서 메타윤리학(meta-ethics)이 탄생했다는 사실이 자리 잡고 있다. 메타윤리학은 전통윤리학의 전면적인 부정의 성격을 띤다. 전통윤리학이 견지하고 있는 당위와 존재의 구별은 메타윤리학적 입장에서 보면 허구이다. 메타윤리학은 윤리적 문제를 실천적 낱말과 명제의 의미 해명과 분석에 한정한다. 이에 반해 응용윤리학은 언제나 전통윤리학의 이론들을 활용한다. 그러므로 응용윤리학과 전통윤리학이 다른 영역을 다루고 있다는 생각은 오해에 기인한 것이다. "응용윤리학과 규범 윤리학의 관계에 대한 정통 입장은 양자가 엄격히 구분되고 응용윤리학이 다루는 고유한 영역이 있다는 자율적 입장이다. 이러한 입장은 도덕 철학을 메타윤리학, 규범윤리학, 응용윤리학의 세 분야로 나누고, 이 각각은 서로 독립적이라고 주장한다. 그러나 우리는 이러한 엄격한 구분을 받아들일 수 없다. 응용윤리학적 작업에는 메타윤리학뿐 아니라 규범윤리학도 필요하기 때문이다. 우리가 도덕 철학을 이렇게 구분하는 것은 각자의 고유 영역이 존재하기 때문이 아니라 작업상의 분업을 위해 구분한 것에 지나지 않는다. 이 세 분야의 차이는 다루는 영역의 차이에 있는 것이 아니라 도덕 문제를 어떤 차원에서 다루느냐의 차이에 있다. 즉 메타윤리학은 도덕 용어의 의미와 도덕적 담론의 논리적 구조라는 차원을 다루고, 규범윤리학은 도덕문제가 지니는 일반적인 이론적 차원을 주로 다룬다. 반면에 응용윤리학은 구체적인 실천적 차원에 관한 논의에서 출발하여 하나의 도덕 이론을 확립하고자 한다. 이 구분은 단지 정도의 문제에 지나지 않는다. 그래서 에델(Edel, A.)은 응용윤리학을 영역(province)으로서가 아니라 하나의 과정(process)으로 사용할 것을 제안한다. 즉 응용윤리학만이 다루는 특수한 영역이 있는 것이 아니라 도덕 이론을 확립하고자 하는 하나의 과정이란 뜻이다."(김상득, 2003: 29)

존슨이 의료윤리가 전통윤리 및 규범윤리와 공통점을 가진다고 주장하였듯이, 의료생명윤리의 연구들도 자신의 입장을 정당화하기 위해 곧잘 전통윤리와 규범윤리를 가져오기도 하고, 가끔은 메타윤리적 기반에서 자신의 입장을 전개하기도 한다. 응용윤리는 전통윤리가 해결할 수 없는 문제를 해결하기 위해 탄생한 것이 아니라, 현대라는 현실에서 나타나는 복잡한 상황을 보다 잘 이해하고, 거기서 나타난 윤리 문제들에 어떤 처방을 내리기 위해 자주 전통윤리를 응용한다. 따라서 응용윤리에는 현실에서 나타나는 복잡한 상황을 명료하게 설명하는 부분과 이에 대한 처방으로서 전통윤리의 여러 이론과 개념을 사용하는 내용이 포함된다.

5 생명의료윤리학의 처방에서 활용되는 전통윤리이론

생명의료의 현장에서 사람들은 많은 새로운 문제들에 직면하게 된다. 문제에 직면할 때마다, 문제가 무엇인지, 어디서 시작해야 할지, 어떤 과정을 거쳐 문제를 해결해야 할지에 대해 일일이 고민하는 것은 상황을 아주 어렵게 만든다. 문제에 직면해서 의사결정을 내리는 일에서 효율성과 일관성은 대단히 중요한 일이다. 전통윤리학의 모델은 의사결정과정 및 옳고 그름의 판단에서 효율성과 일관성을 유지하는 데 도움을 준다. 여기서 전통윤리학의 몇 가지 모델을 소개하고자 한다.

많은 윤리이론들이 있지만, 우리는 여기서 가장 많이 원용되는 세 가지 이론만 검토할 것이다. 그 이론은 다음과 같다.

- **덕윤리(virtue ethics):** 옳은 행위란 유덕한 행위자에 의해서 수행될 수 있는 행위를 말한다. 여기서 덕과 악덕에 관한 긴 목록이 작성될 수 있다.
- **의무론(deontology):** 칸트에 기초한 이 이론은 의무로부터 또는 도덕법칙에 대한 존경에서부터 나오는 행위를 옳은 행위로 간주한다.
- **공리주의(utilitarianism):** 이 이론은 최대다수의 최대행복의 결과를 산출하는 행위를 옳은 행위로 간주한다.

1) 덕이론

사례

2003년에 미주리주 약사인 51살 로버트 코트니는 연방정부 법정에서 9년여에 걸쳐서 처방약을 조제하면서 수천 명 환자들의 약을 계획적으로 희석한 죄상을 인정하였다. 심각한 병과 죽음에 관련된 약물을 계획적으로 희석하는 것만큼 잔인한 짓을 한 사람이 있으리라고는 누구도 믿을 수 없었다. 코트니는 잔인해 보이지는 않았다. 그는 교회 합창단에서 노래했고, 교회에 수십만 달러를 기부했다. 사람들은 그를 자주 매우 신사적인 인물이라고 평했다. 그는 매우 존경을 받는 인물이었으며, 외관상으로는 그가 속한 사회의 대들보였다. 재판과정에서 코트니는 왜 그런 끔찍한 일을 했었냐는 질문을 받았다. 그는 대답을 할 수 없었지만, 문제는 그의 탐욕이었다. 코트니의 행동에 대한 설명에 확실하게 포함시켜야 할 것은 단순히 그가 실제 최고로 부유했다는 것이 아니라 결핍된 것처럼 보였다는 것이다. 분명히 말해서 그는 자신에 의해 희생된 사람들에 대한 동정심과 호의가 부족하였다. 그리고 정직·정의·친절·책임감 역시 부족하였다(Barcalow, 이남원 외 옮김, 2009: 160-162).

위의 사례에서 열거한 동정심·호의·정직·정의·친절·책임감은 덕이고, 탐욕은 악덕이다. 유덕한 사람은 선한 행동을 할 것이고, 악덕한 사람은 악한 행동을 할 것이다. 덕윤리학자에게서 정직하고 친절한 행동은 옳은 행동이고, 탐욕스러운 행동은 옳지 않은 행동일 것이다.

덕에 관해 가장 영향력을 가진 철학자는 아리스토텔레스이다. 아리스토텔레스의 영향을 받은 중세의 철학자 성 토마스 아퀴나스(Thomas Aquinas, 1224/1225-1274)도 탁월한 덕윤리학자이다. 앤스콤(E. Anscombe), 매킨타이어(A. MaCintyre) 등은 현대의 대표적인 덕윤리학자이다.

아리스토텔레스는 무엇이 덕이고, 무엇이 악덕인지 보여줌으로써 어떤 류의 사람이 되어야 하는지에 관한 지침을 제공하고자 한다. 유덕한 사람이 되고자 하는 사람은 노력과 습관을 통해서 유덕한 행위를 반복함으로써 유덕한 사람이 될 수 있다. 아리스토텔레스에 있어서 유덕한 행위는 과도의 악덕과 부족의 악덕 사이에 있는 중용의 덕을 실천하는 행위이다.

| 아리스토텔레스에 있어 과도와 부족의 악덕과 중용의 덕

활동 또는 태도	부족	중용의 덕	과도
죽음에 직면하는 것	비겁	용기	무모
돈을 주고받는 것	인색	관대	낭비
명예와 불명예에 대한 태도	지나친 겸손	긍지	허영
남을 즐겁게 하는 것	촌스러움	기지	광대질

| 덕과 악덕의 일반적인 표

도덕적 덕	동정	청렴	진심	용기	정의	겸손
	성실	친절	사려	재치	감사	자비
	신뢰	인내	책임	신중	관용	사랑
도덕적 악덕	오만	탐욕	투기	파렴치	냉담	무지
	게으름	비겁	경솔	잔학	불신	불관용
	무책임	배은	광신	난잡	무례	속임수

아리스토텔레스의 중용에 관한 진술

"....그러니 선한 사람이 된다고 하는 것은 쉬운 일이 아니다. 왜냐하면 어떤 일에 있어서나 그 중간을 찾기란 쉬운 일이 아니기 때문이다. 예를 들면, 어떤 원의 중심을 찾아내는 일은 누구나 할 수 있는 일이 아니요, 다만 그것을 아는 사람만이 할 수 있는 것이다. 이와 마찬가지로, 성을 내거나 돈을 주거나 혹은 쓰는 일은 누구나 할 수 있는 일이요, 또 쉬운 일이지만, 이런 일을 마땅한 사람에게, 마땅한 정도로, 마땅한 때에, 마땅한 동기에서, 그리고 마땅한 방법으로 하는 것은 누구나가 할 수 있는 일은 아니요, 쉬운 일도 아니다. 그러므로 무릇 잘 한다는 것은 희귀한 일이요 또 칭찬할 만하고 고귀한 일이다. 따라서 중간 것을 목표로 삼는 사람은 칼립소(호메로스의 『오디세이』(Odyssey)에 나오는 요정. 아틀라스의 딸)가, "저 파도와 포말을 피하여 배를 대어라" 라고 충고하듯이, 먼저 중간의 것에 더욱 반대되는 것으로부터 떠나지 않으면 안 된다...." [『윤리학』 제2권 제9장]

2) 의무론

도덕에 있어서 결과주의(consequentialism)는 어떤 행위의 옳고 그름을 그 행위의 결과에 의해서 판정한다. 만약 거짓말하는 것이 좋은 결과를 가져다준다는 믿음이 있다면, 거짓말하는 행위는 선한 행위가 되는 것이다. 의무론은 단호하게 결과주의에 반대한다. 의무론에 있어서 '거짓말하는 것은 나쁘다'는 것이 하나의 원칙이라면, 그 원칙은 어떤 경우에도 훼손되어서는 안 된다.

그리스도교의 십계명과 칸트의 정언명령(categorical imperative)이 의무론의 대표적인 예가 될 것이다. "살인을 해서는 안 된다", "거짓말해서는 안 된다", "이웃을 사랑해야 한다", "필요한 경우 남을 도와야 한다" 등이 대표적인 의무가 될 것이다. 칸트는 인간의 의무를 정언명령이라는 매우 독특한 형식으로 제시한다. "준칙이 보편적 법칙이 될 것을 동시에 네가 의욕할 수 있는 그런 준칙에 따라서만 행위하라."(Kant, 1785: 421) 여기서 준칙(maxim)은 주관적 행위 규칙을 말한다. 정언명령은 주관적 행위 규칙이 보편적 형식을 가질 때 비로소 도덕법칙으로 기능할 수 있다는 점을 보여준다. 이것을 보편화 가능성의 원칙(the principle of universalizability)이라 한다. 어떤 준칙을 보편화했을 때 아무런 모순을 범하지 않는다면 그것은 정언명령의 형식을 가진다. 또한 정언명령은 자신이나 타인 안에 있는 인간성을 단지 수단으로서만 대우하지 말고, 목적으로서도 대우할 것을 명령한다. 이것을 인간성 존중의 원칙(the principle of respect of humanity)이라 한다. 여기서 의무는 절대주의적 성격을 가지게 된다.

예시: 칸트의 정언명령

칸트는 보편화될 수 있는 원칙의 예로서 "거짓말을 해서는 안 된다"를 제시하고 있다. 누군가가 이런 준칙을 세웠다고 하자. "나는 돈이 필요할 때 약속을 지킬 의도가 없어도 빌린 돈을 갚겠다고 약속할 것이다." 만약 이 준칙이 보편법칙이 될 수 있다면, 이 준칙은 도덕적으로 허용될 수 있을 것이다. 이 준칙을 보편화시켜 보자. 그러면 다음과 같다. "모든 사람들은 돈이 필요할 때 약속을 지킬 의도가 없어도 빌린 돈을 갚겠다고 약속할 것이다." 그러나 이 원칙은 성립할 수 없다. 왜냐하면 결코 보편화될 수 없기 때문이다. 그 원칙은 일관성을 가지지 않으며, 자기모순에 빠지게 된다. 만약 모든 사람들이 이 원칙을 따른다면, 빌린 돈을 갚겠다는 약속을 하면서 돈을 빌리는 관행이 사라질 것이기 때문이다. 누군가가 나를 속여 나에게 돈을 빌리고자 한다면, 나는 그것을 받아들일 수 없을 것이고, 따라서 앞에서 예를 든 준칙은 결코 보편화될 수 없을 것이다.

3) 공리주의

공리주의는 결과주의적 관점을 취하고 있다. 어떤 행위나 원칙이 결과적으로 더 큰 선을 발생하게 한다면, 그 행위나 원칙은 선이고, 어떤 행위나 원칙이 결과적으로 더 큰 고통을 발생하게 한다면, 그 행위나 원칙은 악이다.

공리주의는 영국의 철학자 흄(D. Hume, 1711-1776)에 의해 그 기초가 제안되고, 역시 영국의 철학자들인 벤담(J. Bentham, 1748-1832)과 밀(J. S, Mill, 1806-1873)에 의해 이론적으로 확립되었다. 공리주의는 하나의 최상의 원칙을 고수하는데, 그것이 바로 '최대다수의 최대행복의 원칙'이다. 여기서 최대다수라고 말하는 대상은 행위와 원칙이 적용되는 이해당사자이다. 현대에 와서 공리주의는 두 가지 갈래로 나뉜다. 하나는 행위공리주의(act utilitarianism)이고 다른 하나는 규칙공리주의(rule utilitarianism)이다.

예시: 결과만 좋으면 다 좋은가?

해방 이후 북한의 한 청년이 집의 큰 재산인 소를 한 마리 팔아 그것을 밑천으로 남한에 와서 사업을 하였다. 그는 큰돈을 벌었으며, 한때 한국의 첫 번째 재벌로 손꼽히는 인물이 되었다. 그는 고향인 북한에 대해 큰 애정을 표시하였으며, 평양에 체육관을 지어주고, 소 500마리를 북한에 보내 북한 당국의 환대를 받기도 했다. 많은 사람들은 그를 자자하게 칭찬하였다. 큰돈을 벌었다는 것이 한 이유요, 고향을 생각하여 고향 사람들에게 큰 은혜를 베풀었다는 것이 다른 이유이다. 결과론적 입장에서 보면 그는 훌륭한 인물이지만, 의무론적 입장에서 보면 그는 비난을 받아 마땅한 인물이다.

행위공리주의는 우리가 언제는 이해 당사자들의 행복의 총량을 최대화하는 방식으로 행위해야 한다고 주장한다. 여기에는 몇 가지 난점이 있다. 행복의 양을 계산하는 객관적인 방법이 있는가 하는 것, 다수의 행복을 위해서 무고한 소수를 희생시켜도 되는가 하는 것, 가끔은 살인도 정당화될 수 있다는 것이 대표적인 난점이다.

예시: 살인의 정당화가 가능한가?

A는 삼촌을 살해하기로 마음먹었다. 삼촌은 사소한 일로 사람들을 고소하고, 구두쇠이며, 마을 사람들에게 가장 혐오스러운 인간으로 낙인찍힌 인물이었다. 삼촌은

나이가 들었으며, 끔찍한 만성적인 질병으로 고통을 받고 있었고, 고통으로 하루하루를 지내는 인물이었다. A는 삼촌이 죽는 것이 더 낫다고 생각한다. 삼촌은 돈이 많은 인물이다. 그리고 A는 삼촌을 심장마비로 죽은 것처럼 보이게 할 수 있는 약을 소유하고 있으며, 삼촌을 죽이더라도 잡혀갈 가능성은 전혀 없다. 삼촌의 재산은 A에게 상속될 것이고, A는 그 돈을 여러 가지 자비로운 목적으로 쓸 계획을 세웠다. A가 삼촌을 죽이고 유산으로 받은 많은 돈을 다수의 사람들을 위해 쓴다면, 다수의 사람들의 행복은 증진할 것이다. 행위공리주의에 따르면 A가 삼촌을 죽이는 것은 도덕적으로 옳을 것이다. 그러나 많은 사람들은 행복의 증가와 관계없이 사람을 죽이는 것은 나쁘다고 생각한다.

규칙공리주의자들은 위의 예에서 생겨나는 난점을 피해갈 수 있다. 규칙공리주의들은 어떤 하나의 행위가 아니라 어떤 규칙이 최대다수의 최대행복을 낳을 때 그 규칙은 선이라고 주장한다. 그래서 규칙공리주의자들은 "살인은 도덕적으로 나쁘다", "거짓말은 도덕적으로 나쁘다"와 같은 규칙들을 세우고자 할 것이다. 그들은 거짓말이 쉽게 통용되는 사회보다 거짓말이 쉽게 통용되지 않는 사회가 훨씬 많은 사람들에게 행복을 가져다준다는 통계를 제시할 수도 있다. 살인이 허용되는 사회보다 그렇지 않은 사회가 더 행복한 사회라는 것을 증명할 수도 있다. 그러나 규칙공리주의는 규칙들 간의 충돌이 불가피하게 일어나는 경우에는 어려움에 처할 수 있다.

예시 : 규칙공리주의의 어려움

A는 B에게 자신이 건물 폭파 계획을 세우고 있다는 고백을 하면서, B에게 비밀을 지켜달라고 요구했고, B는 비밀을 지키겠다고 약속했다. B가 약속을 지킨다면, 무고한 많은 사람들이 희생될 것이다. B가 약속을 지키지 않는다면 약속을 지켜야 한다는 규칙을 어기는 셈이 된다. 여기서 가치충돌 즉 규칙간의 충돌이 발생한다. 이런

상황이라면 행위공리주의가 대안이 될 수 있다. 약속을 지키는 것과 건물 폭파 중 어떤 것이 행복의 증진에 기여하고 고통의 감소에 기여하는가? 답은 아주 분명해진다.

6 생명의료윤리학의 논의에서 사용되는 윤리적 개념들

생명의료현장에서 기술적으로 야기되는 의학적인 문제들이 가지고 있는 도덕적 내용들을 효과적으로 다루기 위해 몇 가지 윤리적 개념을 이해할 필요가 있다. 긴요한 윤리적 개념들을 소개하고자 한다.

1) 인간생명의 존엄성

르네상스를 거쳐 근대에 들어오면서 사람들의 인권에 대한 관심이 점증하였다. 자유, 평등, 사유재산과 함께 인간의 생명이 절대적으로 존중되어야 한다는 주장이 더욱 설득력을 가지게 되었다. 근대의 진보적인 학자들에 의하면 인간의 생명권은 신에 의해서 주어진 또는 신의 이성과 인간의 이성에 기초한 자연권이다. 그렇기 때문에 자연권은 태어날 때부터 가지게 되는 천부적(天賦的)인 권리이다. 그리고 인간은 평등한 존재이기 때문에, 생명권에 대해서도 동일한 기준이 제시되어야 한다는 것이 이들 학자의 주장이다.

자연권의 진리성은 대체로 그 자명성(自明性)에서 나온다. 미국의 "독립선언서"(*The Declaration of Independence*)는 기본도덕원리가 자명(self-evident)하다고 말한다. "모든 사람은 평등하게 창조되었다는 것, 그들은 창조주로부터 어떤 양도할 수 없는 권리를 부여받았다는 것, 이러한 것들 가운데에는 생명·자유·행복의 추구가 있다는 것 등 이러한 진리들은 자명하다고 우리는 주장한다."

다니엘 칼라한은 인간생명의 존엄성 개념에서 중요하다고 여겨지는 다섯 가지 요소를 나열하고 있다(Shannon & DiGiacomo, 황경식·김상득 옮김, 1988: 33-34). 첫째, 인간종족의 보존이다. 즉 인간이 생존하는 것, 생존을 위해 노동하는 것, 다른 사람과의 경쟁에서 가능한 살아남을 수 있도록 행동하는 것이다. 둘째, 가계의 보존이다. 즉 인간은 자신의 아이를 낳고 가족의 수를 정하는 데서 자유로워야 한다. 셋째, 인간에게는 자신의 동료를 보호하는 데서 기쁨을 얻을 수 있는 권리는 있지만, 부당하게 남의 생명을 뺏을 권리가 없으며, 생명을 파괴하거나 생명의 가치를 떨어뜨리는 결과를 가져오는 사회적·경제적·의료적·정치적인 조건을 부당하게 만들어낼 권리는 없다. 넷째, 개인적인 선행과 자기결정에 대한 존중이다. 즉 개인은 자신의 삶을 결정하고, 나아가 독특한 자기 자신이 될 수 있는 권리를 가진다. 다섯째, 개인의 신체에 대한 불가침성이다. 나의 신체는 나 자신의 것이기 때문에 누구도 나의 허락 없이는 나의 신체나 신체의 일부에 대해 어떤 강요를 하거나 해를 끼쳐서는 안 된다.

2) 이중결과의 원칙(the principle of double effect)

예시: 태아를 살릴 것인가 산모를 살릴 것인가?
출산 중 태아의 머리가 산도(産道)에 끼어 임신부의 생명이 위태롭다. 임신부를 살릴 수 있는 유일한 방법은 태아의 머리를 부수어 태아를 산도로부터 제거하는 것이다. 한편 임신부를 죽게 방치한 후 제왕 절개술을 통하여 태아의 생명을 건질 수도 있다(임종식, 1999: 66).

의료행위에서 위와 같은 곤란한 상황이 종종 생겨난다. 즉 계획된 행위가 두 가지 결과, 즉 하나는 좋고 다른 하나는 나쁜 결과가 생겨나는 경우가 종종 있다. 하나는 선이고 우리가 성취하고자 하는 결과이다. 다른 하나는 악이고 우리가 의도하지 않은 결과이다. 여기서 어려움이 발생한다. 우리는 선을 추구하면서 악을 용납할 수 있는가? 만약 태아가 인간이라는 보수주의적 입장을 취한다면, 어떤 경우에도 인간생명을 해쳐서는 안 된다는 생명의료윤리학의 제1원칙이 훼손된다. 이런 딜레마를 해소하기 위해서 이중결과의 원칙이 도입될 필요가 있다.

중세의 철학자인 성 토마스 아퀴나스는 어떤 경우에도 인간생명을 해쳐서는 안 된다는 원칙을 어떤 경우에도 인간생명을 의도적으로 해쳐서는 안 된다는 원칙으로 완화할 필요가 있다고 생각했다. 예를 들어 성 토마스에 의하면 정당방위로서의 살해 행위는 그 의도가 공격자를 죽이는 데 있지 않고 자신의 생명을 보호하려 하거나 또는 공격을 저지하려는 데 있기 때문에 도덕적으로 허용될 수 있다(임종식, 1999: 70).

이중결과의 원칙은 다음과 같은 네 가지 조건을 충족시키는 경우, 비록 나쁜 결과가 발생한다 하더라도, 선한 결과가 나오는 행위를 수행해야 한다는 것이다. 첫째, 행위가 그 자체만으로 악이 아니어야 한다. 이것은 성 토마스 자연법의 제1원리인 '선은 추구하고 악은 피하라'의 재진술이다. 둘째, 악은 좋은 결과를 낳는 수단일 수 없다. 이것은 목적이 수단을 정당화하지 못한다는 전통적인 도덕원리의 재진술이다. 예를 들어 자식에게 훌륭한 교육을 시키기 위해서 은행의 돈을 훔치는 행위는 금지된다. 왜냐하면 이때 목적은 선하지만 수단은 선하지 않기 때문이다. 셋째, 나쁜 결과는 단지 허용되거나 용납되는 것일 뿐 의도된 것이어서는 안 된다. 이것은 좋은 결과를 얻는 것이 첫 번째 의도이어야 한다는 것을 의미한다. 바람직하지 못한 결과를 예측했다 하더라도, 그것을 추구해서는 안 되고, 그 결과를 단지 허용할 뿐이어야 한다. 넷째, 나쁜 결과를 허용하는 것은 불가피하기 때문에, 그것에 대한 합당한 이유가 있어야 한다. 즉 선과 악의 계산에서 선이 악을 능가해야 한다. 좋은 결과와 나쁜 결과에 대한 경중 평가가 매우 복잡할 수도 있으나, 문제를 온전하게 해결하기 위해서 이러한 평가가 이루어져야 한다(Shannon & DiGiacomo, 황경식·김상득 옮김, 1988: 34-35).

3) 전체성의 원칙

전체성의 원칙이란 부분은 전체를 위해서 존재한다는 것이다. 질병 때문에 신체기관의 일부를 제거할 때 이 원칙이 적용된다. 예를 들어 개인 전체의 선을 위해서, 개인의 생존을 위해서, 피할 수 없거나 고칠 수 없는 어떤 해를 제거하기 위해서, 필요한 한에서 신체의 일부분이나 신체의 일부 기능을 제거할 수 있다 (Shannon & DiGiacomo, 황경식·김상득 옮김, 1988: 37).

4) 정의(justice)

정의란 옛날부터 각자에게 그의 몫을 주는 것이라고 이해되었다. 능력에 따른 분배도 이런 식으로 이해되었다. 능력이 큰 사람에게는 큰 몫이, 능력이 작은 사람에게는 작은 몫이 돌아가는 것을 사람들은 대체로 용납한다. 이는 달리 이야기하면 평등한 자들은 평등하게 불평등한 자들은 불평등하게 대우받아야 한다는 것을 의미한다.

교환적 정의(commutative justice)는 임금이나 가격과 같은 여러 형태의 교환이 공정하게 이루어져야 한다는 점을, 응보적 정의(retributive justice)는 빚진 것은 돌려주어야 하고, 법을 어기면 배상이나 징벌의 형을 받아야 한다는 점을, 분배적 정의(distributive justice)는 사회적 이익이나 부담을 구성원들이 함께 나누어가져야 한다는 것을 말한다.

생명의료윤리학에서는 이 중 분배적 정의가 중요하게 다루어진다. 의료 자원은 무한히 있는 것이 아니기 때문에, 어떤 일정한 규칙에 따라서 즉 분배의 규칙에 따라서 이루어져야 한다. 분배를 규정하는 방법에는 다음의 네 가지가 있다. 첫째, 평등하게 분배하는 방법. 이 방법은 자원의 전체량을 구성원 수대로 꼭 같이 분배하는 것을 의미한다. 둘째, 필요에 따라 분배하는 방법. 관련 품목을 개인의 필요에 따라 많이 분배받을 수도 더 적게 분배받을 수도 있다. 이 분배방식은 필요에 의해 정당화된다. 셋째, 개인의 노력에 따라 분배하는 방법. 열심히 노력하는 사람은 당연히 더 분배받아야 한다는 원칙에 근거해 있다. 넷째, 사회적 기여에 따른 분배방법. 사회에 가장 많이 기여한 사람이 분배에서 우선권을 가지며, 가장 많이 분배받게 된다는 원칙에 근거해 있다(Shannon & DiGiacomo, 황경식·김상득 옮김, 1988: 37).

토론 사항 / 토론 주제

- 생명과학이나 유전공학의 발달로 인간의 삶에 커다란 변화가 일어나고 있다. 어떤 변화가 일어나고 있는지에 대해 살펴보고, 이런 변화를 윤리적 관점에서 토의해본다.

- 생명의료윤리학의 주제들이 전통적인 윤리 이론과 어떤 식으로 접목되는지를 토의해본다.

더 읽을거리 또는 참고할 자료

- 김상득 (2000), 『생명의료윤리학』, 철학과현실사.
  - 생명의료윤리 전반에 대한 이해를 제공하고 있다.

- 엄영란·김희숙·박미현·박은준·신은희·정귀임·최귀순 (2018), 『생명윤리학』, 학지사메디컬.
  - 생명의료윤리 전반에 대한 이해를 제공하고 있다.

- Shannon T.A. & DiGiacomo, J.J., 황경식·김상득 옮김 (1988), 『生醫倫理學이란?』, 서광사.
  - 생명의료윤리학의 논의에서 사용되는 윤리적 개념들에 대한 이해에 도움이 될 것이다.

제 2 장

현대인의 삶과 죽음에 관한 인문학적 접근

조수경

학습 목표

- 현대인의 삶에 관한 논의, 죽음에 관한 논의를 인문학적 관점에서 비교적 수월하게 전개하며 이야기할 수 있다.
- 생명의료윤리의 여러 주제들과 인문학적 관점을 연결하여 구체적으로 논의할 수 있다.

카프카의 『변신』을 통해서 성찰하는 우리의 삶과 죽음

그레고르 잠자는 어느 날 아침 징그러운 갑충 벌레로 변한 자신을 발견하게 되고, 성실하고 유능한 은행원이었던 그는 가족으로부터도 내쳐진 채 쓸쓸한 죽음을 맞이하게 된다. 여전히 갑충 벌레인 채, 죽음으로 내몰린 잠자의 모습에서 오늘날 우리의 초상화를 볼 수 있다.

1 현대인의 삶

1) 삶과 죽음의 문제-성찰이란 무엇인가?

생명의료윤리에 관한 본격적인 이야기를 나누기에 앞서, 우리는 본 단원에서 현대를 살아가는 우리네 삶과 죽음에 관한 인문학적 담론을 펼쳐 보고자 한다. 우리가 몸담고 있는 자본주의 시스템은 삶과 더불어 우리의 죽음에도 깊숙이 개입되어 있다. 우후죽순처럼 늘어가고 있는 요양병원은 이제 우리가 일상적으로 받아들이는 '죽음으로 향하는 필수코스'로 자리하고 있다. 우리는 바야흐로 병원에서 태어나 병원에서 삶을 마감하는 모순을 껴안은 채 살아가고 있는 것이다.

그것은 생명의료라는 주제어에 윤리가 반드시 붙어야 하는 이유이기도 하다. 윤리는 우리가 부지불식간에 순응하며 받아들이고 있는 현상의 견고함을 깨뜨리는 질문에서 비로소 시작된다. -는 무엇인가, -는 누구인가, -는 어떻게 해야 하는 것인가 등 일련의 질문은 삶 뿐 아니라 죽음으로의 여정조차 자본에 함몰되어야 하는 우리 각자에게, 한 실존으로서의 고유성을 일깨워주는 첫걸음인 것이다. 연명치료를 중단할 것인지 아닌지, 낙태는 허용될 수 있는 것인지 아닌지, A.I.가 의료에서 차지하는 위치는 어느 지점이어야 하는지 등이 단지 의료법에 의해서만 결정되어서는 안 되는 이유, 그리고 법의 기저에 반드시 윤리가 자리해야 하는 이유는, 법이라는 날카로운 잣대로 자르고 재단할 수 없는 우리 자신의 서로 다른 스토리에 있다. 따라서 본 단원에서는 현대를 살아가는 우리네 '삶과 죽음'이라는 동심원을 중심으로, 다양한 이야기를 펼쳐 보고자 한다.

우선 당신은 다음과 같이 묻고 싶을 것이다. 삶을 이야기하는데 왜 '죽음'이라는 찝찝한 소재가 개입되어야 하는 것일까? 쟈크 데리다의 말로 그 이유를 찾아보기로 하자. 데리다에 따르면, 인간만이 '죽는다.' 그것과 구별 짓기 위해 데리다는 동물에게는 '사라진다'라는 서술어를 사용한다. 그렇다면 죽는 것과 사라지는 것의 차이는 무엇일까? 그저 현실에 함몰된 채, 눈앞의 이득에만 초점을 두는 것이 사라지는 존재의 행보이며, 이때 그들에게 삭제되어 있는 것은 바로 성찰이다. 그들에게 왜 태어났는지, 어떻게 살아가야 하는 것인지, 죽음이란 무엇인지 등에 관한 성찰의 시간은 무익한 낭비로 여겨지며, 또한 그들은 목표물만을 좇느라 멈추어 생각할 겨를도 없다.

이와 대조적으로 '죽는 존재'는 죽음 자체를 성찰의 대상으로 삼을 줄 안다. 그런데 그것은 언뜻 보아 낭비적으로 보인다. 성찰은 우리로 하여금 일상 속에서 질주하는 속도를 줄이거나 멈출 것을 반드시 요구하기 때문이다. 그리스 최초의 철학자인 탈레스의 예를 살펴보도록 하자. 철학뿐 아니라, 수학, 기하학, 천문학 등에도 통달한 위대한 학자인 그는 어느 날, 웅덩이에 빠지고 만다. 그가 웅덩이에 발을 빠뜨린 이유는 하늘의 별을 관찰하느라 바로 발아래를 놓쳤기 때문이다. 그때 탈레스를 지켜보고 있던 재기 넘치는 트라키아의 하녀가 그를 비웃는다. 현실을 살고 있는 그녀에게, 자기 발아래의 것도 놓치면서 하늘의 일을 살펴보는 것은 어리석기 짝이 없는 비생산적인 일로 치부되었기 때문이다.

역설은 거기에서 비롯된다. 탈레스는 하늘의 별을 관찰한 덕에 기후를 예측하여 올리브나무의 풍년을 예측했고, 그에 따라 올리브 압착기를 가장 먼저 빌릴 수 있는 권리를 샀다. 물론 그는 막대한 돈을 벌어들인다. 그런데 그의 목적은 돈을 버는 것에 있지 않다. 탈레스의 행보가 우리에게 일러주는 바는, 언뜻 무익하고 낭비적으로 보이는 성찰의 시간이 우리 자신이 살아가는 데 있어서, 무엇보다 유익한 삶의 기술이라는 것이다.

우리는 그것에 관해 인류 최초의 윤리학자인 소크라테스의 목소리를 통해서도 들어볼 수 있다.

'음미하지 않는 삶은 살 가치가 없다.'

탈레스의 경우와 마찬가지로, 삶을 음미한다는 것은 가시적인 목표를 갖지 않는 과정으로서의 행위다. 즉 그것은 계산기를 두드리며 손익을 재는 산술이 적용되지 않는 것이며, 이만하면 되었다는 종착지가 정해져 있는 것도 아니다.

우리가 삶의 마디마디에서 지속적인 성찰을 지속해야 하는 이유는 바로 탄생과 죽음 사이를 거쳐 가야만 하는 우리 각자의 처지에 있다.

플라톤의 말처럼, 인간은 영원히 죽지 않는 불사적인 존재가 아니며, 그렇다고 해서 죽음을 쉽사리 선택할 수 있는 존재도 아니다. 또한 완전히 지혜로운 존재도 아니며 반대로 모든 것에 무지한 존재도 아니다. 이러한 우리의 처지는 철학자 니체의 말을 통해서도 알 수 있다. 니체는 인간을 '동물과 위버멘쉬[4](Übermensche) 사이를 잇는 밧줄'이라고 은유한다. 동물도 아니고 그렇다고 해서 위버멘쉬도 아닌 인간은 니체의 비유처럼, 저편으로 건너가는 것도 위험하고, 건너가는 과정, 뒤돌아보는 것, 벌벌 떨고 서 있는 것 또한 위험한 존재라는 운명을 걸머지고 있는 것이다.(조수경, 2015: 3)

결국 인간은 매 순간 성찰을 통해 깨어있는 노력을 할 수밖에 없는 존재다. 덕이 무엇인지 가르치기는 고사하고, 그것이 무엇인지 알지 못한다는 소크라테스의 고백은 겸손이 아닌 진실인 것이다. 그는 다만 '무지의 지' 즉 알지 못한다는 진실을 먼저 깨달았을 뿐이다. 소크라테스가 저자거리에서 사람들을 일일이 만나 설파하려던 것은 구축된 진리가 아니다. 그가 겨냥한 것은 성찰의 과정을 지속하는 각 개인의 태도인 것이다.

2) 삶과 주체의 문제-나는 누구인가?

"나는 누구인가? 여기는 어디인가?"

가끔씩 던지는 객쩍은 농담은 기실 우리네 삶에서 매우 중요한 질문이다. 당신은 당신 자신에 관해 그리고 당신이 서 있는 현재에 관해 거리를 두고 바라 본 적이 있는가? 러시아의 학자인 쉬클로프스키를 따라 그에 관한 것을 "낯설게 하기"라고 명명해 보자.

4 위버멘쉬는 니체 철학의 근본개념으로, 범박하게 말해 삶을 긍정하고 나아가 즐기는 존재다.

낯설게 하기는 우리의 일상적인 언어와 익숙한 지각방식을 흩어버리는 것을 말한다. 말하자면 낯설어서 고개를 갸우뚱거리는 순간 '틈'이 발생한다. 그리고 그 틈은 우리로 하여금 사유하는 노고를 향해 등 떠밀게 된다. 좀 더 쉽게 이야기해 보기로 하자. 설명을 돕기 위해, 우리는 드라마와 영화의 비유를 들고 와 볼 수 있다.

낯섦의 반대가 친숙함이라면, 그러한 친숙함의 대명사는 바로 드라마다. 드라마는 옆에서 성가시게 말을 걸며 방해하는 가족이 얄미워지리만치 우리를 몰입시킨다. 그 몰입의 시간동안, 우리 각자의 발은 현실을 딛고 있지 않다. 우리는 드라마가 주는 친숙함으로 인해 현실과의 틈을 단단히 메운 채, 어느 날에는 지난한 현실로부터 나를 탈출시키는 능력을 가진 도깨비와의 사랑을 이어가는 여인이 된다. 또 다른 날에는 시간을 거슬러 별에서 온 멋진 남성의 가없는 보호를 받는 아름답고 사랑스러운 여주인공이 되기도 한다. 그러나 그뿐이다. 재미있고, 황홀하고, 절로 고개가 끄덕여지는 사랑이야기에는 남는 것이 없다.

"야! 멋지다." "오! 황홀해라."

우리는 그저 스토리에 매몰된 채 작가의 의도를 따라 수동적으로 감탄사만 연신 내뱉을 뿐이다. 그리고 이내 일상으로 돌아온다. 반면, 좋은 작품은 우리로 하여금 '이것은 영화다. 이것은 텍스트다.'라는 사실을 수시로 상기시킨다. 그렇게 낯설고 불편한 기분을 버티는 순간, 우리에게 날아드는 것이 바로 '생각'이다. 낯설고 불편한 기분은 우리를 이내 일상으로 돌아오도록 내버려 두지 않기 때문이다. 한 마디로 찝찝함을 남긴다. 쉬클로프스키는 그러한 작품을 좋은 작품으로 꼽는다. 다시 말해, 빠져드는 대신 거리감을 갖게 하는 것, 작품이 끝난 뒤에도 내 일상의 틈을 벌여 생각이라는 찝찝함을 이어가게 하는 것이 좋은 작품의 요소다.

"재미있었다."를 연발하기는커녕 낯설고 불편한 기분을 감수하며 영화관을 나서는 우리는 쉽사리 일상으로 돌아오기가 힘들다. 영화가 던져주는 낯섦은 나의 일상을 파고들어 “생각”이라는 대가를 요구하며 수시로 우리의 뇌리를 파고든다.

“산다는 것은 어떤 것일까?”

물음은 일어나되 즉답을 얻기 힘든 상황에 우리를 몰아넣는 것이 쉬클로프스키의 말처럼 ‘낯설게 하기’다. 그것은 비유컨대 여행객이 추구하는 낯섦과 정확히 일치한다. 여행은 지루하리만치 반복되는 일상의 틀을 벗어나는 지름길이다. 오렌지 껍질을 깨물 듯 신선하게 다가오는 풍광이 주는 낯섦은 익숙해진 일상의 흐름 속에서는 결코 잡아챌 수 없는 것이다. 미처 발견하지 못했던 것, 생각할 수 없었던 것들은 그 낯섦을 받아들이는 순간 여행객인 우리에게 선물처럼 주어진다.

낯설게 하기는 우리를 ‘일차원적 사유’에서 벗어나게 해주는 주효한 길이다. 우선 일차원적 사유는 일상의 삶을 벗어던지지 못하는 우리의 숙명이다. 일정한 틀로 주어진 ‘시간과 공간’ 내에서 반복되는 의무를 수행해야 하는 우리는 일상의 삶과 일점의 거리 없이 딱 붙은 채 살기 십상이다.

철학자 마르쿠제는 바로 그 지점을 정확하게 꼬집는다. 일상과 딱 붙은 우리에게는 주어진 현실을 비판적으로 바로 보고, 때로는 그 현실을 뛰어넘을 수 있는 가능성이 주어지지 않는다. 마르쿠제는 일차원적 사유와 달리, 비판의 가능성을 ‘이차원적 사유’라고 부른다. 그리고 그것은 우리에게 ‘사유하는 거리’를 제공한다. 이때의 ‘거리’는 아무런 의심 없이 젖은 채 주어진 것들에 익숙해져가는 우리를 대상에서 떼어 놓는다. 우리가 자신을 낯설게 바라본다는 것은 그러한 떼어 놓기를 통해 가장 익숙하다고 생각되는 존재인 ‘자신’에게 거리를 두어 보는 방식이다.

3) 삶과 구조의 문제-여기는 어디인가?

최초의 무성 영화, ‘모던 타임즈’에서 감독이자 배우인 찰리 채플린은 컨베이어 벨트 위의 부속품과 다를 바 없는 인간의 모습을 적나라하게 묘사한다. 영화는 현대를 살아가는 한 인간이 어떻게 기계 부품화 되어 가는지, 소비되는지, 그리고 망가져 가는지를 여실히 보여준다.

'양이 사람을 잡아먹는다.'

1500년대 학자이자 법률가인 토마스 모어는 자본주의가 태동 되던 당시의 영국 사회를 그렇게 묘사한다. 자본가들은 헐값에 사들인 농토에서 양을 키우고 양털을 팔아 막대한 이윤을 남기고, 그들에 의해 등 떠밀려 도시의 빈민이 된 사람들은 열 시간이 넘는 노동에도 불구하고 평생을 가난에 시달린다. 그래서 토마스 모어는 모두가 잘 살 수 있는 사회를 제안한다. 그의 간절한 염원에서 출발한 '유토피아'(U-Topia)는 모든 구성원이 일생에 걸쳐 인간다운 삶을 보장받는 일종의 네버랜드(Never Land)다. 하루 6시간의 노동이 보장되는 그곳에서 모든 구성원은 평등하다. 그러나 유토피아의 의미 그대로, 그것은 추구해야 하되 온전히 도달할 수 없는 이상향으로 남는다.

현재 우리가 발 딛고 있는 신자유주의에서 우리의 처지는 달라졌을까? 신자유주의가 내세우는 기치는 '책임지는 개인'이다. 명목상 우리에게 기회는 언제든지 열려 있고, 그 기회를 포착해서 성공의 사다리를 올라가는 것은 온전히 개인의 몫인 것이다. 따라서 우리는 쉼 없이 자신을 채찍질하고, 앞으로 내달려야 한다. 우리는 일명, 자기계발의 시대를 살아가고 있는 '자기계발의 주체'다. 우리가 비판의식을 상실하고 외려 성공하지 못하는 자신을 채찍질하거나 비난하게 되는 이유는 교묘하게 감추어진 채, 부지불식간에 우리를 설득하는 다양한 이데올로기 때문이다.

이때의 이데올로기는 일상의 사소한 부분까지 침투된 포괄적이고 넓은 개념으로, 철학자 알튀세르는 우리의 사유와 행위 전반을 지배하는 것이 이데올로기라고 말한다. 타당하다고 하는 판단, 그리고 그것의 내면화와 그것을 준거로 해서 하는 행동까지 우리 자신이 선택했다고 믿는 것들이 사실은 우리 바깥의 구조에서 유입된 것이고, 개인은 그것에 따르도록 교묘하게 설득된다는 것이다. 또한 그것은 쉼 없이 반복된다. 우리가 보기에 자명한 것이라 불리는 어떤 것 속에는 반복을 통한 이데올로기적인 주입이 있는 것이다.

여기에서 자명하다는 것은 분명해 보여서 자연스럽게 받아들일 수밖에 없다는 의미다. 마땅해 보이고, 분명해 보이고, 의심할 바 없어 보이는 것들에 대해 의심하고 알아채 가는 과정은 지난하고 어렵다. 왜 그럴까? 그것은 이데올로기가 교묘하게 재생산 되는 과정이 반복되기 때문이다. 우리가 알아채는 동시에 그것은 마치 에이리언처럼 재생산되고, 증식한다. 혹은 없애도 끝없이 전진하는 개미굴의 개미떼들처럼 막힘이 없다. 그렇다면 언급된 바와 같이, 우리를 옭죄는 구조의 틈바구니에서 어떻게 살아가야 하는가?

4) 삶과 삶의 기술-어떻게 살아야 하는가?

(1) 문제화하기

어떻게 살아야 하는가? 질문에 답하기 위해, 우리가 먼저 이야기하고자 하는 것은 바로 '-않기' 즉 정지의 동명사다. 무슨 뜻인가? 우리는 자신이 마치 주체 즉 주인공인 것처럼 여기며 하루하루의 삶을 살아간다. 이때 행위를 선택하고, 주저 없이 노력하는 '나'는 진정한 주체가 아니다. 푸코에 따르면, 겉으로 주어져 있는 자유란 통치를 위해 부여되고 그래서 소비되는 헛말에 지나지 않는다. 우리가 자유라는 이름으로 쌓아가는 스펙, 쉴 사이 없는 노력들은 어떤 결과물을 만들어 내고, 개별적인 주체 즉 개인은 그 결과에 대해 스스로 책임져야 한다. 그것이 지당하다고 믿는가? 우리가 발을 딛고 선 신자유주의 시대의 통치는 고도화된 테크놀로지를 이용하여 개인 스스로가 자신의 삶 속에서 이루어지는 주체성을 형성하도록 만든다. 즉 개인의 심리 상태 혹은 마음가짐에까지 영향을 미쳐서 기업가적 자아(the enterprising self)를 만들어 낸다.

기업가적 자아는 우선 자신의 삶을 경영한다. 그리고 자신을 자본으로 보고,

그 가치를 극대화하는 방법을 모색한다. 즉 미래를 위해 스스로를 기획하며, 자신이 꿈꾸는 바대로 되기 위한 노력을 멈추지 않는다. 그렇다면 우리는 이러한 자아를 계산하는 자아라고 바꿔 부를 수 있다. 이때 계산은 행동에만 머무르지 않는다. 그것은 마음과 정신에까지 미친다. 예를 들어 학생은 스스로 우수한 학생이 되기 위해 내신 성적을 관리하고, 수능 점수를 올리려 노력하며, 교과 활동 외에 봉사활동이나 계발 활동 등 다양한 비교과 활동까지 수행하면서 종합적인 우수 인재로 평가받기 위해 이력을 관리하고 통제한다. 이것이 바로 신자유주의가 계발한 '자유의 창조'다. 이때 모든 책임은 개인에게 돌아오며, 개인은 묵묵히 책임을 감수한다. 그리고 그러한 잣대로 타인을 평가하기에 이른다.

스스로 더 나은 모습이 되기 위해 자신에 대해 계산하고 행동하는 이러한 상태에 무비판적으로 끌려 들어가지 '않기', 그것이 우리가 가져야 하는 삶의 기술이다. 그런데 그것은 무조건적인 거부가 아니다. '문제화'하려는 노력이다. 그렇다면 문제화란 무엇인가? 문제화는 수동적으로 혹은 순응적으로 어떠한 사태에 끌려 들어가는 우리 자신을 우선 멈추게 하는 정지의 버튼이다. 그리고 더 나은 결과물이 우리를 유혹한다 하더라도 먼저 사태를 문제화하려는 저항의 몸부림이다. 같은 강도의 노력을 하더라도 문제화하는 자신의 몸짓을 취하는 개인과 무조건 받아들이는 개인은 다른 것이다.

(2) 잃어버린 '나'를 찾아서

우선, 도스토옙스키의 소설에서 이야기를 시작해 보도록 하자. 평범한 평민 청년은 어느 날 길을 나섰다가 귀족청년 무리와 마주친다. 집으로 돌아온 그는 자신을 바라보던 그들의 경멸어린 시선을 지울 수가 없다. 그러한 환영(幻影)의 화살은 마침내 자신을 향하게 되고, 그는 지하로 숨어들게 된다. 자신의 존재를 어둠 속에 숨겨 가두어야만 했기 때문이다. 여기에서 우리는 한 평범한 청년이 왜 지하로 깊숙이 숨어 들어가 거기서 생을 마감했는지 그 이유를 찾고자 한다.

실제로 귀족청년들은 그의 존재에 무관심했고, 따라서 그에게 경멸의 시선을 보낸 적도 없다. 그들에게 그는 거리를 지나다 마주치는 행인의 한 사람이었을 뿐인 것이다.

문학 평론가인 르네 지라르는 청년을 지하로 숨어들게 만든 것은 바로 청년 자신이라고 말한다. 더 좁혀서 말하면, 우리의 내면에 자리하고 있는 '욕망의 거리'는 타인을 향해 있으며, 그 타인이 나와 가까운 위치에 있을수록 그로 인한 질투의 고통이 커진다는 것이다. 쉽게 말해, 사촌이 논을 사면 배가 아픈 우리네 심보는 그것을 스스로 제어하지 못할 때, 우리 내면에 지하로 숨어드는 평민청년을 심을 수밖에 없다.

질투는 나의 힘

- 기형도

아주 오랜 세월이 흐른 뒤에
힘없는 책갈피는 이 종이를 떨어뜨리리
그때 내 마음은 너무나 많은 공장을 세웠으니
어리석게도 그토록 기록할 것이 많았구나
구름 밑을 천천히 쏘다니는 개처럼
지칠 줄 모르고 공중에서 머뭇거렸구나
나 가진 것 탄식밖에 없어
저녁거리마다 물끄러미 청춘을 세워두고
살아온 날들을 신기하게 세어보았으니
그 누구도 나를 두려워하지 않았으니
내 희망의 내용은 질투뿐이었구나
그리하여 나는 우선 여기에 짧은 글을 남겨둔다

나의 생은 미친 듯이 사랑을 찾아 헤매었으나
단 한 번도 스스로를 사랑하지 않았노라

시인의 통탄처럼, 정작 우리가 챙겨보아야 하는 것은 바로 나 자신이다. 물론 쉽지 않다. 니체는 그렇게 자신을 찾는 것을 토끼 껍질 벗기기에 비유한다. 고통스럽게 자신의 껍질 벗기기를 수십 차례 거친 이후에도 '이게 바로 진짜 나야'라고 말하기 어렵다는 것이다. 그의 비유는, 잃어버린 '나'를 찾는 것에는 반드시 비용 치름이 필요하다는 것을 증명한다.

(3) 자유와 고독: 혼자 지내는 삶의 기술

'무나니스트'('무난하다'와 '-ist의 합성어)

2000년생들 사이에서 최근 회자되고 있는 유행어다. 앞서가지도 동시에 뒤처지지도 않는 무난함을 추구하겠다는 그들은 삶의 목표를 바로 그 무난함에 두고 있다. 어린 시절 받아든 학습지를 시작으로 쉼 없는 경쟁의 가도를 내달리는 동안 그들은 '무난함'에 안착(安着)할 수밖에 없었을지도 모른다. 그런데 우리는 여기에서의 무난함에 문제를 제기하고자 한다.

무엇이 문제일까? 거기에는 '선택'이라는 비용 치름이 빠져있다. 바로 '선택'이 무나니스트에게는 없는 기표인 것이다. 철학자 사르트르를 참고하면, 선택은 자유의 필수불가결한 조건이다. 선택은 언제나 우리를 불안으로 내몬다. 그래서 우리는 흔들리고, 결단하고, 책임지는 일련의 고통스러운 과정을 생략하고 이미 결정된 상황 속에 머무르고 싶어진다. 사르트르는 그런 존재를 즉자(卽自)라고 부른다. 책상, 의자처럼 의심할 바 없이 똑같이 명명되는 사물이 바로 즉자다. 반면, 불안을 버티면서 흔들리고, 결단하고, 책임져야만 하는 존재는 대자(對自)다. 책상, 의자가 될 수 없는 우리는 기어이 나의 선택으로만 삶의 씨줄과 날줄을 엮을 수밖에 없는 것이다.

그런 과정을 거친 뒤 선택된 무난함은 무나니스트의 무난함과는 다른 것이다. 예를 들어 보자. 오래 전 방영된 드라마에는 가족을 위해 평생을 헌신한 주부가 나온다. 어느 날 그녀는 가출을 감행해 소설가가 되고자 한다. 60세를 바라보는 그녀는 소설가가 되는 것에 실패하고 다시 집으로 돌아온다. 예전처럼 같은 집안일을 하지만 그녀는 옛날의 그 사람이 아니다. 왜 그럴까? 숙명 또는 팔자를 빌미로 이미 결정된 상황 속에 머무르던 그녀와, 같은 집안일을 하더라도 그것을 자신의 손으로 힘겹게 선택한 그녀는 같아 보이지만 다른 삶을 사는 것이기 때문이다.

그러기 위해서 우리는 가끔 고독 속에 자신을 내몰아 보아야 한다. 고독은 단지 외로움이 아니다. 그것은 우리로 하여금 책상, 의자와 똑같이 명명되는 존재가 되지 않도록 하는 적극적인 활동이며, 나의 삶을 나의 손으로 선택하게 하는 방법이기도 하다. 사회학자인 지그문트 바우만은 고독을 누릴 줄 아는 것은 매우 중요한 삶의 기술이라고 우리에게 귀띔한다.(지그문트 바우만, 2012: 31) 외로움으로부터 멀리 도망쳐 소음 속으로 들어가는 순간, 우리는 고독을 누리는 시간을 빼앗기는 것이며, 그것을 놓아 버리는 탓에 우리 자신은 흔들리고, 결단하고, 책임져야 하는 시간들을 견딜 수 없게 된다. 왜 그러할까? 그것은 시간의 여백이 주는 불안을 버틸 수 없기 때문이다.

바우만은 자신의 책에서 미국 고등교육신문의 웹 사이트에 실린 한 소녀의 예시를 들고 온다. 그 소녀는 한 달에 3000여건의 문자메시지를 보냈는데, 깨어있는 동안 매 10분마다 문자 메시지에 묶여 있었으며 결론적으로 10분 이상의 공백을 버틸 수 없었다고 그는 말한다.(지그문트 바우만, 2012: 24) 바우만의 통탄으로부터 10여년이 흐른 지금, 우리 대부분은 문자 3000건의 놀라운 소녀가 되어 있다. 잠자는 순간까지도 놓지 못하는 스마트폰은 유년층에서 노년층까지 우리의 일상을 잠식해버렸다. 고독이 성찰을 위해 잠시 머무르는 정박지라면, 정박하는 불안을 버티지 못해 쉼 없이 부유(浮游)하는 존재가 선택하는 것은 소음이다.

'부유하는 현대인'

그것은 현대를 살아가는 우리를 통칭하는 이름이며, 현대인은 쉼 없이 흘러가는 것을 자기계발로 둔갑시켜 위안을 삼는다. 선택된 고독 속에 머무르지 못하는 존재는 자기계발이라는 명분아래, 무엇이 의미 있는 메시지인지 아닌지 구분하지 못한 채 자신과 타인을 함께 내몰 수밖에 없다. 어디로 흘러가는 것인지, 왜 흘러가는 것인지, 언제까지 흘러가는 것인지 질문을 할 겨를도 없이 부유하는 우리들은 바야흐로, '고독을 잃어버린 시대'를 살아가고 있는 것이다.(지그문트 바우만, 2012: 18)

에리히 프롬의 지적처럼, 우리는 도달하고자 하는 최종의 심급이 자유라고 외치면서도 정작 자유로부터 도피하는 아이러니를 반복하고 있으며, 자유가 요구하는 선택과 그로 인한 책임의 무게를 버티지 못해 무리 짓기에 선뜻 동참한다. 그러한 증상은 이제 극으로 치달아, 우리는 글을 읽는 동안 행간과 여백에서 머물러야 하는 시간조차 견딜 수 없게 되었고, 그 대신 타인이 만들어 놓은 영상의 홍수 속에서 단지 수동적으로 클릭을 반복하는 수동적인 존재가 되었다.

삼삼오오 모인 사람들로 북적이는 식당에서 혼자 맛을 음미하면서, 흡족한 미소를 지으며 느긋이 밥을 먹어 보라. 혹은 오롯이 혼자 교정을 천천히 걸으며 대지에 닿는 발걸음 하나하나를 관통해 자신과 대면해 보기도 하자. 자유란 자신을 고유한 존재로 스스로 인식하고 자각하는 정도에 따라 비로소 그 가능성의 포문을 열 수 있다는 프롬의 권고처럼, 적극적으로 선택된 고독의 시간은 자유를 향해 한 걸음 더 나아가게 하는 포석이 될 것이다.

2 죽음에 관한 성찰

1) 소크라테스의 죽음과 나의 죽음

'당신에게 단 하루 남은 시간이 주어져 있다면, 무엇을 하겠는가?'

우리는 가끔 그런 질문을 하거나 받는다. 막상 삶의 마지막이라는 벼랑 끝에 섰을 때를 가정하면, 그 질문에 선뜻 대답하기가 쉽지 않다. 먼저 두 가지 실제 사례를 들어보기로 하자. 하나는 네덜란드의 앰블런스 소원재단(Ambulance Wish Foundation)의 사례이고, 다른 하나는 죽음학자이자 의사이며, 세계 최초로 호스피스를 창안한 엘리자베스 퀴블러로스가 들려주는 사례이다.

네덜란드의 앰블런스 소원재단은 죽음을 목전에 둔 사람들의 소원을 들어주는 일을 이어가고 있으며, 이미 1만 건이 넘는 소원 리스트를 가지고 있다. 그들의 소원 리스트는 거룩하거나 거창한 것으로 채워져 있을까? 그렇지 않다. 거기에는 자신이 일했던 동물원을 찾아가서 동물을 만나고자 하는 것이 있었고, 바다에 가서 그 풍경을 눈에 담고자 하는 것이 있었으며, 사랑하는 손자의 결혼식에 참석 하려는 경우도 있었다. 그리고 자신이 쓰러지기 전 살던 집을 방문하는 것, 쓰러져 실려 가기 직전 계획했던 조촐한 파티를 실행에 옮긴 것도 목록에 있었다.

여기에서 우리는 두 가지 사실을 발견할 수 있다. 첫째는 1만 건을 채운 그들의 소원 리스트가 놀라우리만치 평범하고, 소박하며, 심지어 사소한 것이었다는 점이고, 둘째는 소원이 실행되었을 때 그들은 공통적으로 너무나 행복해했으며, 생의 마지막을 평안하게 맞이했다는 점이다. 엘리자베스 퀴블러로스도 장시간 이어진 그녀의 호스피스 활동을 통해서 죽음의 공통항을 발견한다. 그것은 앰블런스 소원재단의 경우와 마찬가지로, 죽음을 목전에 둔 사람들의 마지막 바람이 지극히 일상적인 것이었다는 점과 그들이 종국에는 죽음을 평안하게 받아들였다는 점이다. 그녀가 행한 수많은 호스피스 활동의 과정에서, 퀴블러로스는 죽었다고 선고된 상태에서 되살아 나온 사람들을 만나게 된다. 다른 성별, 다른 연령, 서로 다른 직업을 가진 그들은 죽음의 체험에 관해 공통적인 말을 한다. 죽음 자체에는 어떠한 가치평가도 개입될 수 없으며, 그것은 무채색의 현상이었다는 점이다.

죽음에 관한 것을 논구하는 학자인 동시에 의사였던 퀴블러로스가 수많은 죽음을 바라보며 다다른 귀결은, 죽음이라는 불가피한 종착점에서 모든 인간이 공평하다는 사실이다.

'인간은 죽는다. 소크라테스는 인간이다. 고로 소크라테스는 죽는다.'

삼단논법의 대표적인 예시와 같이, 소크라테스의 죽음과 나의 죽음은 동일한 가치의 무게 즉 공평함을 가진다. 소크라테스의 제자인 플라톤은 그의 마지막 모습을 재판장에 앉아서 오롯이 지켜보았으며, 그것에 관해 『소크라테스의 재판』이라는 책을 통해 기록한다. 책의 마지막에서 소크라테스는 죽음에 관한 언급을 한다. 죽음을 통해 모든 질병으로부터 해방될 수 있다는 그의 논변과 남겨지는 자신의 아들을 지켜봐 달라는 마지막 부탁을 통해, 우리는 우리 자신에게 가장 특별한 사건인 죽음이 기실 삶과 뫼비우스의 띠처럼 엮인 자연스러운 여정이라는 점을 알 수 있다. 소크라테스의 죽음이나 나의 죽음이 공평한 이유는 바로 거기에 있는 것이다.

2) 미시권력과 죽어감

'티벳 사자의 서' 혹은 '이집트 사자의 서'는 말하자면 사자(死者)들에게 산 자들이 들려주는 죽음의 길 안내서다. 예전 사람들은 삶과 더불어 죽음에도 과정이 필요하다고 우리를 향해 가르친다. 그것은 자연에서 와서 다시 자연으로 돌아가는 한 존재에 대한 일종의 예우인 것이다.

그 엄숙한 과정을 우리는 죽어감이라고 부를 수 있다. 죽음이 단지 생물학적 마감을 이야기 하는 것이라면, 죽어감은 예우를 받고, 안내를 통해 천천히 자신의 삶을 마무리할 수 있는 절차적 죽음을 말한다. 죽어감에는 죽음에 없는 것이 하나 있다. 그것은 생의 마지막 순간까지 자신의 고유성을 상실 당하지 않는다는 점이다. 오롯이 절차를 밟는 동안, 한 단계 한 단계 이 세상에서의 기억을 지우고, 저 세상으로 넘어가는 동안까지 그는 소중한 존재로서의 몫을 간직하고 있는 것이다.

우리는 요양병원에서 삶의 마침표를 찍어야 하는 현대인의 운명에서 이야기를 다시 시작해 보고자 한다. 결론적으로 말해, 현대인에게 죽음은 있으되, 죽어감은 없다. 비견한 예를 먼저 들어보기로 하자. 미셸 푸코는 그의 책, 『광기의 역사』를 통해 광인이 어떤 과정을 통해 자신이 광인이라는 사실을 받아들이는지 우리에게 설명하고 있다. 전국의 도서관을 뒤져 사소한 사료까지 찾아 들어간 학자인 푸코는 항상 우리 앞에 역사적인 사실을 먼저 열어 보인다. 그러한 사실에 의하면, 광인은 신과 인간 사이의 중재 역할을 하는 자, 인간이 인식할 수 없는 미지의 것에 닿은 자 등으로 평가되는 존재였다. 그러다가 언제부터인가 그들은 매우 위험한 존재라는 담론이 형성되고 퍼진다. 이때 광인들이 받은 처분이 바로 '격리'다.

격리는 말하자면 가장 손쉬운 복종의 장치다. 자신이 광인이라는 사실을 자각하지 못하던 광인은 어느 순간부터인가 보통 사람들과 격리되고 거리의 구경거리가 된다. 광인이 스스로를 수치스러운 존재로 받아들이는 것은 바로 그 순간이다. 쇠창살 너머로 사람들이 자신의 모습을 구경하고 돌아서는 순간, 맞은편 벽에 걸린 거울에서 그러한 자신의 실체가 비추어졌을 때 비로소 광인은 자신이 남과 다르다는 사실을 받아들인다. 말하자면 설득되고 순응하는 순서를 따르게 되는 것이다. 이때의 격리는 내치는 것이 아니다. 있어야 하는 자리를 정해주는 것이며, 정렬된 공간에서 그 자리를 확정하고, 고착시키는 것이다. 광인이 자신을 광인으로 인식하고, 인정하고, 순응하는 한 번의 과정을 거치기만 하면, 그는 지속적인 격리를 순순히 따르게 된다.

마찬가지다. 광인의 예와 마찬가지로, 현대인의 마지막 행선지로 어느새 자리매김한 요양병원은 삶과 우리 자신을 격리하는 장치이다. 따라서 그곳에서 있어야 하는 자리를 배정받는 순간, 우리는 자신을 삶보다 죽음에 가까운 사람으로 인식하고, 인정하고, 마침내 순응하게 되는 것이다. 격리는 삶을 사는 집단과 죽음으로 향하는 집단 사이의 분할과 거리 두기, 그리고 비접촉을 원칙으로 하는 것이며, 이때 추방된 집단은 말 그대로 어둠 속으로 밀려난다.

현대를 사는 우리가 이러한 격리를 순순히 받아들이는 데 역할을 하는 것은 미시권력이다. 미시권력은 통상적으로 우리가 알고 있는 권력의 개념을 훌쩍 넘어서는 것이다. 그것은 우리 일상의 모든 것에 미세하고 포괄적으로 퍼져 있는 것으로, 우리의 사소한 습관 등에까지 그 영향력을 뻗치고 있다. 그것은 연속적이고, 생산적이며, 포괄적이어서 우리가 미시권력의 망을 벗어나는 것은 사실상 불가능하다. 또한 미시권력은 가시적으로 드러나 있지 않기 때문에 그것을 포착하고, 비판하고, 저항하는 일이 쉽지 않다. 게다가 미시권력은 매우 설득적이다.

그것이 설득적인 이유는 항상 그것에 설복당할 수밖에 없도록 근거가 되는 지식이 먼저 퍼져 있기 때문이다. 사람들 속에 섞여 살던 광인의 격리가 타당하다고 여겨지게 된 것은 그들이 위험한 존재라는 담론이 먼저 퍼져 나갔기 때문이고, 요양병원이 삶의 마침표를 찍는 장소로 타당하게 받아들여진 것은 병원에서의 처치가 가장 합리적이라는 근거 때문이다. 푸코의 말처럼, 병원은 미시권력이 통제하는 대표적인 장치인데, '보호'라는 합리적 코드는 그 시스템 내의 존재들을 수동적인 대상으로 재생산한다. 그런데 이때 어느 누구도 주체가 아니다.

'철수가 아니면, 철수의 아내가 그 자리를 대체해도 아무런 상관이 없다.'

꼬집는 비유처럼, 근거가 되는 지식의 원조를 받아 가동되는 미시권력의 망에서 우리 중 단 한 사람도 주체의 자리에 설 수 없는 것이다. 푸코가 병원과 동궤에 놓는 것이 학교라는 장치인데, 학교에서 교사가 주체가 아니 듯 병원에서의 의사 또한 주체가 아니다. 그들은 부지불식간에 미시권력의 망을 더욱 공고하게 조이는 매개체의 역할을 할 뿐이다. 푸코는 미시권력의 구조 아래서 열심히 하는 교사나 의사가 자신도 모르는 사이, 그 구조를 더욱 공고히 하는 것에 기여한다고 말한다.

그의 통찰처럼, 돈을 많이 벌어들이는 의사가 성공한 의사라는 신자유주의의 담론은 의사와 환자를 동시에 설득한다. 따라서 의사는 소명의식 대신 돈을 벌어들이는 사업가로 자신을 재배치하게 된다. 요양병원은 회복의 장(場)이 아니라, 죽음의 과정에서조차 격리되고, 처분되어야 하는 우리 현대인의 슬픈 자화상인 것이다. 그 과정에서 우리 각자는 이름을 가진 고유한 존재가 아니라, 하릴없이 정렬된 공간에 자리를 배치 받은 이름 없는 존재로 스러져 가야 하는 것이다.

푸코는 자신의 논의를 비판의 마중물로 사용하지 말라고 말한다. 다시 말해 그의 이야기들은 환부를 있는 그대로 열어 보이는 무채색의 것들이다. 그러한 환부를 보고 어떤 해석을 할 것인지의 몫은 오롯이 우리 자신에게 있는 것이다.

3) 죽음에의 성찰

(1) 죽음에의 신구

철학자 하이데거는 죽음을 '가장 극단적인 가능성'이라고 표현한다. 하이데거에 의하면 인간에게 있어서 죽음은 '가장 고유하고, 가장 극단적이며, 다른 가능성들에 의해서 능가될 수 없는 가장 확실한 가능성'이다. 그리고 이때 죽음은 어느 누구도 대체할 수 없는 구체적이고 유일한 존재로서의 나의 죽음이다. 즉 우리 각자는 죽음을 전적으로 홀로 떠맡아야 하며, 어느 누구와도 나눌 수가 없다. 하이데거는 이것을 '가장 고유한 존재의 가능성'이라고 이름 붙인다. 그렇다면 이제 죽음과 동궤에 두기 낯선 언어인 '가능성'의 의미를 풀어보자.

당신은 이렇게 묻고 싶을 것이다. 통상적으로 마지막 혹은 소멸을 함축하고 있는 죽음이 어떻게 '가능성'일 수 있는가? 하이데거는 현존재가 이제까지 집착해 왔던 모든 일상적인 가능성의 허망함을 드러내면서 그것들을 무(無)로 떨어뜨리는 극단적인 가능성을 다른 가능성에 의해서 능가될 수 없는 가능성이라고 말한다. 우리는 여기에 잠시 멈추어, 하이데거가 논의하고 있는 '가능성'과 우리가 짐작하는 '일상적인 가능성'이 다른 의미라는 것을 알 수 있다. 그렇다면 우리는 다음과 같이 말할 수 있다.

'죽음은 현존재 최고의 심급(審級)이다.'

무슨 뜻일까? 하이데거에 의하면 죽음은 단순한 삶의 종말이 아니라 개시력 즉 열어 밝히는 사건이다. 한마디로 말해 죽음은 우리가 통상적으로 생각하는 막연한 미래에 있는 것이 아니라 언제든지 침입해올 수 있는 가능성, 다시 말해 우리 앞에 끊임없이 박두해 있는 가능성이다. 하이데거는 죽음 앞에서 도피하지 않고 그것을 용기 있게 인수하면서 일상적인 가능성에서 벗어나 자신의 본래적인 가능성을 선택하는 것을 '죽음을 향해 자각적으로 앞서 달려감' 즉 '죽음으로의 선구(先驅)'라고 부른다.

죽음의 선구는 우리로 하여금 하나하나의 존재를 충일한 시선으로 바라보게 한다. 하이데거가 분석하고 있는 고흐의 작품, '신발'을 예로 들어보자. 그것은 단지 시골 농부의 낡아 빠진 신발에 불과한 것이 아니다. 우리가 그 신발에 담긴 의미 즉 팍팍한 삶을 살아내야 하는 한 존재의 고단함, 그의 땀방울, 가족을 건사해야 하는 책임, 대지에 대한 외경심 등을 읽어낼 수 있다면, 그것은 한 존재의 삶을 대변하는 묵직한 의미를 전달하게 된다. 하이데거의 통찰처럼, 죽음을 앞당겨 생각할 줄 아는 사람은 그림 속 신발이 단지 낡고 초라한 물건에 지나지 않는 것이 아니라, 온갖 진정성 어린 사연과 삶의 여정을 고스란히 간직하고 또 드러내는 묵직한 것이라는 진실을 붙잡을 수 있는 것이다.(심성보 외, 2015: 205)

그것은 다른 사람의 죽음을 바라보는 방식에도 고스란히 적용된다. 죽음은 누구에게나 단독으로 겪을 수밖에 없는 가장 큰 사건이며, 따라서 우리는 어떤 죽음에 대해서도 가벼이 술회(述懷)할 수 없다. 어느 방송에서 의료진이 다음과 같은 이야기를 들려준 적이 있다. 80대를 훌쩍 넘긴 고령의 어른이 허리 수술을 받게 되었고, 그가 회복실에서 깨어나는 모습을 보호자를 포함한 주위 사람들이 보았다. 그런데 혹여 자신이 영영 돌아오지 못할까봐, 손을 들어보라, 발을 들어보라는 의료진의 지시에 안간힘을 쓰며 따랐다는 것이다. 그렇다. 우리의 투박한 시선 아래, 설혹 깨어나지 못하더라도 별로 아쉬울 것이 없는 듯 포착되는 고령의 어른에게도 죽음은 아직 준비가 되지 않은 극단적인 사건이다.

우리가 하이데거의 권고처럼, 죽음을 앞당겨 사유하는 시간 즉 '죽음에의 선구'를 지속해야 하는 이유는 그러한 점에 있다. 그것을 통해 우리는 다음의 두 가지를 취할 수 있다. 하나는 나의 죽음을 사유하는 습관의 지속이다. 죽음 앞에서 도피하지 않은 채 그것을 인수할 수 있는 용기는 결국 일상의 가운데서 성찰하는 습관의 산물로서만 주어질 수 있기 때문이다. 다른 하나는 타인의 삶과 더불어 죽음을 바라보는 방식의 전환이다. 그러므로 하찮은 삶이란 없으며, 언제 죽어도 아쉬울 것이 없는 하찮은 죽음도 없다.

결국 죽음은 가장 고유한 존재의 가능성이며, 그러한 속성으로 인해 누구에게나 공평무사한 삶의 진실인 것이다. 우리는 하이데거를 따라 그러한 시선의 방식을 초연한 내맡김(Gelassenheit)이라고 이름 붙일 수 있다. 초연한 내맡김이란, 의욕 하지 않는 방식을 통해서 그것에 오히려 진실하게 다가가게 되는 것을 말한다. 우리는 이러한 무의욕을 철저히 견지해 나감으로써 본질 속으로 들어가 '그것'과 관계 맺을 수 있거나 적어도 그런 것을 맞이할 준비를 할 수 있게 된다. 이때 초연한 내맡김은 고차원적이고 능동적인 활동이 아니다. 그것은 외려 의지의 영역에 속하지 않는 것이다. 초연한 내맡김은 능동적인 것과 수동적인 것의 구분 바깥에 놓여 있는 것이기 때문이다. 쉽게 말해, 무채색의 시선을 결단코 떼지 않고 그것을 바라보되, 차마 입 밖으로 평가하거나 판단하는 말을 뱉지 않는 상태를 견지하는 것을 말한다. 범박하게 요약하자면, 그것은 일종의 'Let it be'인 것이다.

(2) 죽음에의 명상

‘아침에는 죽음을 생각하는 것이 좋다.’

고대 스토아학파는 매일 아침을 죽음에의 명상으로 시작했다. 그들이 매일 아침에 죽음을 생각한 이유는 무엇일까? 그것은 바로 죽음에의 명상이 좋은 삶을 위한 첩경이기 때문이다. 스토아 학자인 에픽테토스의 말로 이야기를 시작해 보기로 하자.

> “죽음과 같이 무시무시하게 보이는 것을 날마다 너의 눈앞에 두어야 한다. 그러면 너는 비참한 생각도 가지지 않을 것이고, 또한 어떤 것을 지나치게 욕망하지도 않을 것이다.”(Epictetus, 1891: 21)

그의 말에서 짐작할 수 있는 바와 같이 죽음에의 명상이란, 사유를 통해서 우리가 죽어가는 사람, 죽음을 목전에 둔 사람이 되어보는 연습이다. 말하자면, 생의 마지막을 살고 있는 어떤 사람의 처지나 상황에 처해 봄으로써 오히려 우리 자신으로 하여금 현재에 집중하게 하는 것이다. 즉 죽음에의 명상이 가진 화살은 죽음이 아니라 현재의 삶을 향한다. 매일 행해지는 그러한 연습을 통해 우리는 위에서 굽어보는 시선 즉 조망하는 시선을 가지게 되고, 그와 동시에 삶의 흐름을 절단하게 된다. 쉽게 말해, 지금 내게 주어진 순간이 삶의 마지막이라고 생각하는 순간, 현재의 가치에 집중하게 된다는 것이다. 결과적으로, 우리는 죽음의 순간에 내가 하고자 하던 일을 지금 바로 실행에 옮길 수 있게 된다. 그것에 관하여 에픽테토스는 다음과 같이 직설적으로 표현한다.

> “나는 죽어야만 한다. 지금이 죽을 시간이라면, 나는 기꺼이 죽는다. 죽을 시간이 조금 뒤라면, 지금은 저녁 먹을 시간이기 때문에 저녁을 먹는다. 그 후에 때가 되면 나는 죽을 것이다.”(Epictetus, 1904: I.1)

에픽테토스의 말은 현재의 가치에 집중하고, 죽음을 자연스러운 삶의 마지막 단계로 받아들이라는 권고다. 그는 인간을 밀알에 비유하기도 한다. 그리고 죽음을 밀알의 수확에 빗댄다. 에픽테토스의 이야기를 다시 들어보기로 하자. 우리가 만약 밀알이라고 한다면, 우리는 태양 빛을 받아 자라고, 여물고 마침내 익어서 떨어지게 될 것이다. 이때 밀알이 자신이 수확되지 않기를 바라는 것은 타당할까? 그렇지 않다. 그것은 밀알의 자연스러운 여정이 아닌 것이다. 사람의 경우도 마찬가지다. 마치 밀알처럼, 삶의 여정을 거친 후 죽음이라는 수확의 과정을 자연스럽게 받아들이는 것이 우리네의 자연스러운 과정이다.(Epictetus, 1904: Ⅱ.6) 다시 말해, 햇빛 아래 농익어 수확되는 밀알과 마찬가지로, 인간 또한 죽음을 통해 자연스럽게 여기에서의 자리를 비켜주어야 한다는 것이다.

그것은 타인과의 관계에서도 여실히 드러난다. 에픽테토스는 사랑하는 자녀의 경우를 예로 든다. 사랑하는 자녀를 무릎에 앉히고 그들에게 한껏 사랑을 표현할 때, 우리는 마음 한 켠에서 다음과 같은 사실을 상기해야 한다는 것이다. 즉 그들은 언제 어느 때이건 죽고 사라질 수 있는 존재이며, 결코 영원한 존재가 아니라는 점이다.

또 다른 비유를 들어보자. 예를 들어 이웃의 작은 노예 소년이 컵을 깨뜨렸을 때, 우리는 즉시 '그런 일을 일어나기 마련'이라고 말할 준비가 되어 있다. 그렇다면, 우리는 내 컵이 깨졌을 때, 다른 사람의 컵이 깨졌을 때와 똑같아야 한다는 것을 깨달아야만 한다. 같은 원리를 더 큰 것으로 옮겨보기로 하자. 다른 사람의 아이가 죽었을 때, '참 인간적인 사람인데'라고 말하지 않을 사람은 없다. 하지만 자신의 아이가 죽으면, 그것은 한꺼번에 일어난다. '불쌍한지고! 나의 가슴은 찢어진다!' 우리는 다른 사람들에게 이런 일이 일어난다는 소식을 들었을 때 우리가 어떻게 반응하는지 기억해야 한다.(M. Pigliucci, 2017: 218) 이것은 일종의 '자기의 타자화' 훈련이다. 에픽테토스의 말처럼, 우리는 죽음 자체에 관여할 수 없고, 단지 죽음을 대하는 우리의 태도만을 바꿀 수 있을 뿐이며, 그것은 위에서 언급된 명상의 방식들을 통해 구축될 수 있다.

그것이 유효한 방법이라는 예를 하나 더 들어보기로 하자. 팃포탯(Tit-for-tat) 전략[5]을 기반으로 유치원생에게 행한 사탕 나누기 실험에서 사탕을 상대에게 주는 행동은 친절이나 협동을 의미하고, 상대의 사탕을 빼앗아오는 행동은 분노나 갈등을 의미한다. 그런데 죽음에 대한 이야기를 나눈 그룹은 나누지 않은 그룹과 비교했을 때 약 3배 정도 더 높은 배려심을 보였다. 또 다른 예시도 있다. 영국의 아콘 프로젝트(Acorn Project)는 호스피스 병원을 방문해서 임종을 앞둔 환자와의 만남을 주선하는 것으로, 그 대상은 6세부터 대학생에 이르기까지 포괄적이다. 이때 죽음에 관한 상상은 외려 학생들이 삶의 의미를 스스로 찾아가는 기회를 제공했다.(EBS 데스 제작팀, 2014: 190)

이제 이야기를 마무리 하기로 하자. 앞에서 살펴본 바처럼, 삶과 마찬가지로 죽음에의 여정조차 우리 각자를 주체로 설 수 없게 만드는 현재의 구조 아래서, 우리는 비단 삶뿐만 아니라 죽어감의 과정도 연습할 수밖에 없다.

백세를 산 철학자인 김형석은 백년을 살아본 소회를 '행복했다'라고 말한다. '행복했다'라고 표현할 수 있는 것은 그가 물질적인 풍요를 누렸기 때문이 아니고, 이름 있는 학자라는 명예를 가졌기 때문도 아니다. 그는 수십 년간 병으로 움직이지 못하는 아내의 병간호를 책임졌고, 노모의 병간호도 동시에 도맡았다. 다수의 자녀를 키우느라 경제적인 여유를 누린 것도 아니다. 그는 자신의 행복이 주체적인 삶을 산 것에서 나왔다고 소회(所懷)를 풀어낸다. 즉 가장 자기 다운 삶을 살았다는 것이다. 자신이 선택한 삶을 자신의 역량 아래 살아내었다는 것이 진정한 행복이라고 백세의 학자는 말한다. 행복은 단지 쾌락이 아니라, 의미 있는 삶에 따르는 결과물이라는 아리스토텔레스의 말처럼, 삶과 죽음이라는 여

5 이 전략은 두 사람의 협력이 모두에게 최선의 선택임에도 불구하고 자신의 이익만을 고려한 선택 때문에 자신 뿐 아니라 상대에게도 나쁜 결과를 초래하는 현상을 말한다.

정을 지나는 동안 우리가 잊지 말아야 하는 것은 그것을 이끌어 가야 하는 주체가 바로 나 자신이라는 점이다. 우리가 삶의 여정에서 주체로 서는 삶을 포기하는 한, 우리는 죽음에 관해서조차도 결단코 '죽음의 주체'가 될 수 없을 것이다.

토론 사항 / 토론 주제

- 요양병원에서 죽음을 맞이해야 하는 현대인의 상황에 관해 인문학적 관점에서 자유로이 논의해 본다.

- 본문의 내용을 토대로, 삶과 죽음의 문제에 관해 이야기해 본다.

더 읽을거리 또는 참고할 자료

- 프란츠 카프카 지음, 전영애 옮김(2009), 『변신』, 민음사.
  - 우리는 이 책을 통해서, 죽음이 어느 날 우리의 일상에 불청객처럼 개입되는 하나의 사건이라는 점을 감지할 수 있다. 그리고 이 책은 우리가 주체의 자리를 놓치는 순간, 자신의 마지막 앞에서도 순응적인 존재가 될 수 있다는 진실도 드러낸다.

- 엘리자베스 퀴블러로스·데이비드 케슬러 지음, 류시화 옮김(2014), 『인생 수업』, 이레.
  - 이 책은 '죽음'이라는 소재가 우리로 하여금 지금의 삶을 충일하게 살아내게 하는 것이라는 점을 보여준다. 여기에서 말하는 충일한 삶이란 성실한 삶보다 행복하고 기꺼운 삶에 무게를 둔다.

- EBS 데스 제작팀 (2014), 『죽음』, 책담.
  - '죽음'이라는 소재를 동심원으로 행해진 실제적인 조사와 인터뷰 등이 실린 이 책은 읽기 쉬우면서도 울림을 준다. 다양한 목소리들을 통해서 우리네 삶과 죽음의 모습을 관찰하고 숙고할 수 있다.

제 3 장

동양윤리사상 속의 생명 윤리

김혜수

학습 목표

- 유가(儒家)·불교(佛敎)·도가(道家)의 윤리 이론이 지닌 성격과 의의를 이해하고, 동양 윤리 사상의 생명 윤리 원칙을 제시할 수 있다.
- 동양 윤리 사상에 대한 고찰을 통해 현대 사회에서 발생하는 다양한 윤리 문제, 특히 현대의 생명 윤리에 관한 문제 및 그 해결 방안을 탐색할 수 있다.

동양 윤리 사상에서 인간 생명

- 오행(五行)은 하나의 음양(陰陽)이고, 음양은 하나의 태극(太極)이며, 태극은 본래 무극(無極)이다.……음양의 두 기(氣)가 서로 감응하여 만물을 생성하고, 만물은 낳고 낳음이 끊임없이 변화한다. 오직 인간 생명만이 그 빼어난 기를 얻어서 가장 영명하다._주돈이, 『태극도설』
- 진리에 나아가면 '있음[有]'과 '없음[無]'이 모두 드러나고, 그것이 모두 드러나면 타인과 자기 생명이 둘이 아니다. 그러니 천지는 나의 생명과 그 뿌리가 같고, 만물은 나의 생명과 한 몸이다._승조, 『조론』
- 나의 생명은 끝이 있으나, (내가 배우고자 하는) 앎은 끝이 없다. 끝이 있는 생명으로서 끝이 없는 앎을 좇으면 생명이 위태롭게 되니, 그럼에도 앎을 좇고자 함은 위태로울 뿐이다. 좋은 일을 행하면서 명예로 가지 않고, 나쁜 일을 행하면서 형벌로 가지 않아야 한다. 따라서 그 중간의 경계에 따르는 것을 기준으로 삼으면, 몸을 보존할 수 있고 생명을 온전히 할 수 있으며, 부모를 봉양할 수 있고 타고난 수명을 다할 수 있다._장자, 『장자』

1 동양 윤리 사상의 특징

동양 윤리 사상은 국가·사회가 혼란한 난세를 성찰하는 시대정신과 그 난세를 극복하고자 하는 구세(救世)정신에서 출발하였다. 난세는 권력과 명예, 그리고 재산 등의 가치를 추구하는 이기적인 인간의 욕망이 무엇보다 강했으며, 인간 생명의 가치를 물질적 가치보다 경시하는 비윤리적 국가·사회였다. 공자는 이러한 난세를 '예악(禮樂)'이 붕괴되고 천하의 '도(道)'가 없어진 세상이라고 평가하면서, '예악'과 '도'의 회복을 위한 인간의 도덕성 함양을 강조하였다. 또한 "자기 몸의 털 하나를 뽑아 천하를 이롭게 할지라도 난 그것을 하지 않겠다"[6]던 양주의 말은 난세의 생명 경시 풍조를 여실히 보여준다. 양주는 천하의 이익이란 미명 아래 무고한 인간 생명을 수단으로 이용하는 것은 옳지 못한 일이라고 생각하면서, 물질 가치를 경시하고 생명 가치를 존중해야 한다는 '경물중생(輕物重生)'의 삶을 주장하였다. 이것은 오늘날 유용성의 원리와 '최대 다수의 최대 행복' 원칙을 강조하는 공리주의적 사고에 대한 반성이기도 하다.

이에 동양의 사상가들은 난세를 바로잡기 위한 난세의 근본 원인을 탐색하면서, 인간 생명과 그 본성에 관심을 기울였다. 그들이 진단한 난세의 원인은 인간의 욕망에 있었다. 인간의 욕망은 자기 욕망 실현에 걸림돌이 되는 다른 인간 생명들을 경시하고, 그 생명들에게 해악을 준다. 결국 인간의 욕망 실현은 국가·사회에 공존하는 수많은 생명들에게 고통과 불행을 가져다준다. 따라서 그들은 이 세상의 인간 생명과 그 본성에 대한 해명을 통하여 인간 욕망의 부당성을 찾고자 하였다. 인간 생명과 그 본성을 해명하는 일은 인간 생명의 정체성을 확인하고, 인간 정신활동 및 행위의 정당성을 확보하는 일이다. 인간 욕망으로부터 야기된 난세의 모든 문제는 인간 생명과 관련되지 않는 것이 없으며, 또 인간의 정

6 『맹자』, 「진심상」: "拔一毛而利天下, 不爲也."

신활동과 행위에서 기인하지 않는 바가 없다. 따라서 인간 생명과 그 본성을 해명해야 비로소 난세의 원인을 제대로 진단하고, 그 해결 방안을 모색할 수 있다.

동양 사상가들에 의하면, 인간 생명과 그 본성은 최고의 선이며, 자연의 질서이자 이치이다. 반면, 인간의 욕망은 자연의 질서이자 이치를 위배하는 악의 근원이 될 수 있다. 따라서 인간은 자기 생명과 그 본성의 이치에 따르고, 욕망을 제어해야 비로소 난세를 벗어날 수 있다.

동양 윤리 사상은 이러한 난세의 원인 진단과 해결 방안의 모색을 통하여 체계적으로 정리되었고, 인간 생명과 그 본성에 대한 해명을 내용으로 삼는다. 이를 바탕으로 동양 윤리 사상의 인간관과 세계관, 그리고 가치관 등이 형성되었다. 이와 같은 동양 윤리 사상은 대체로 세 가지 특징을 지닌다. 첫째는 인간 생명의 존중이며, 둘째는 인간과 자연의 조화, 그리고 셋째는 인간다운 존재의 실현이다.

1) 인간 생명 존중

먼저, 동양 윤리 사상은 기본적으로 인간의 생명을 존중한다. 이러한 사유는 난세의 원인을 인간의 욕망과 생명 경시로 진단한 것에서 비롯된다. 이기적인 인간의 욕망은 자신의 이익을 위한 행위의 근거이다. 이것은 수많은 인간의 생명에게 해악을 가하는 원인이 되고, 궁극적으로 자신의 생명까지도 해치게 된다. 결국 인간의 생명 경시는 곧 인간 세계를 파멸에 이르게 한다. 그 이유는 인간이 자신의 이기적인 욕망을 추구하고 실현할 때, 이 세계를 구성하고 주도하는 인간 생명은 자신의 사사로운 이익을 취하기 위한 수단으로 전락하기 때문이다. 이익을 위한 수단으로써 인간 생명은 그 자체로 선(善)한 도덕의 목적이 될 수 없다. 따라서 인간의 욕망은 인간의 생명 경시 풍조를 야기하는 불선(不善) 또는 악(惡)의 기원이 된다. 앞서 제시한 양주의 '경물중생' 사상은 바로 이와 같은 인간의 생명 경시 풍조를 경계한 것이다.

동양 윤리 사상에서 인간 생명은 자연의 질서 또는 이치로서 그 자체로 최고의 선이며, 인간의 욕망은 그 질서와 이치를 위배하는 악의 기원이다. 인간의 생명을 잘 보존하는 것은 자연의 질서에 따르는 선이며, 인간의 욕망을 추구하는 것은 자연의 질서를 거슬러 생명에게 해로움을 주는 악이다. 이에 대하여 유가 사상가들은 천리가 잘 보존되면 인욕이 자연히 사라진다고 생각하였으며, 도가 사상가들은 인위적인 욕망을 없게 하고 자연적인 무위의 실천을 주장한다. 또한 불교 사상가들 역시 이 세계의 생명들을 차별하려는 무명(無名)의 욕망에서 벗어나기 위한 생명의 실상, 즉 진리의 깨달음을 강조한다. 이것은 모두 인간 생명에 대한 존중을 강조하는 사상이다.

인간 생명의 존중은 인간 세계를 지속적으로 유지하기 위한 불가피한 윤리적 태도이며, 인본주의 및 인도주의의 특징을 보여준다. 더 나아가 이러한 특징은 조화로운 공동체 사회를 추구하는 방향으로 나아간다.

2) 인간과 자연의 조화

동양 윤리 사상은 인간과 자연의 조화를 중시한다. 인간과 자연의 조화는 세계를 하나의 유기체로 삼는 사상 기초에서 비롯된다. 우리가 더불어 살아가는 이 세계는 각각의 개체 생명들이 서로 대립하며 제멋대로 살아가는 개체주의나 개인주의적 공간이 아니라, 서로 연결되어 조화를 이루면서 각각 주체성을 갖고 자유롭게 살아가는 유기체적 공간이다. 즉, 인간을 비롯한 모든 존재는 상호 유기적인 관계 속에서 연결되고 공존하는 통합된 전체로서 하나의 자연이다. 그리고 이것은 일체만물의 생명이 살아 숨 쉬는 하나의 큰 자연 생명이다. 인간은 그 자연 생명의 일부이다. 이것이 바로 유기체적 세계관이다. 맹자는 만물이 모두 나에 갖추어져 더불어 있는 유기체적 세계를 강조하고 있으며, 장자 역시 만물이 서로 동등하며 더불어 살아가는 하나의 유기체적 세계를 강조한다. 석가모니 또한 모든 만물은 인연(因緣)에 의하여 생겨나고 사라진다는 연기(緣起)의 진리를 설명하면서 진리의 세계가 곧 하나의 유기체적 세계라고 강조한다.

동양 윤리 사상에서 제시되는 '만물일체(萬物一體)'·'만물제동(萬物齊同)'·'천지동근(天地同根)' 등이 바로 유기체적 세계관을 설명하는 개념이다. 유기체적 세계관에 따르면, 인간 생명은 자연 생명과 본질적으로 동일하며, 자연 속에 존재하는 모든 생명 역시 인간 생명과 동질적이다. 즉, 자연 생명은 대우주이며 인간 생명은 소우주이다. 이러한 사고가 바로 유기체적 세계관이다. 유기체적 세계에서 인간 생명은 마땅히 존중받아야 하며, 이 세계의 모든 존재 생명 역시 존중받아야 한다. 이것이 유기체적 세계관의 핵심 내용이다.

더 나아가 자연 생명의 대우주 속에서 인간 생명은 본래 자연과 일체이므로, 자연과 조화를 이루어야 하는 책무를 지닌다. 이러한 책무는 자연으로부터 부여받은 것이며, 인간이 만물의 영장으로서 당연히 따라야 하는 도덕적 명령이다. 따라서 인간은 자연과의 조화를 이룰 수 있다. 자연과 조화를 이룬다는 것은 다름 아닌 세상의 모든 생명을 존중하고 사랑하는 것이다. 자연과 조화를 완성한 생명이 바로 인간다운 생명이며 최고의 선을 이룬 '천인합일(天人合一)'의 경지이다.

반면, 자연과 조화를 이루지 못한다는 것은 자연의 질서와 이치를 위배하는 것이며, 자연 세계 및 생명을 파괴하는 것이다. 왜냐 하면, 유기체적 세계에서 인간을 포함한 만물은 유기적으로 상호 연결되어 있는 하나의 자연 생명이기 때문이다. 따라서 인간 스스로 자신의 생명뿐만 아니라 만물의 생명 역시 내 몸처럼 존중하고 사랑해야 한다. 이를 통해 인간은 자연과 조화롭게 하나 된 '천인합일'에 이를 수 있는 것이다. 자연은 어느 한 개인의 소유가 아닌 공동체의 생명 공간 그 자체이다. 인간은 그 생명 공간에서 조화로운 공동체를 완성하는 임무를 수행하며 살아야 한다.

3) 인간다운 존재의 실현

동양 윤리 사상은 인간 생명과 그 본성에 대한 해명을 통해 인간 생명과 자연이 조화를 이루는 경지로 나아가야 한다는 이론 체계의 특징을 보여준다. 하지만, 여기에 머무르지 않고 동양 윤리 사상에서 특별히 강조하는 것은 바로 인간다운 존재의 실현이다. 인간다운 존재의 실현은 공부론 또는 수양론, 그리고 방법론과 같은 동양 윤리 사상의 실천 체계에서 잘 드러난다.

동양 윤리 사상가들은 몸소 실천하는 공부 및 수양을 통하여 이상 경지를 체득, 즉 인간다운 존재를 실현하는 실천 체계를 중시한다. 그들에 따르면, 인간 생명은 삶의 주체이며, 자연 세계의 모든 생명들은 인간다운 삶을 실현하기 위한 대상이다. 삶의 주체로서 인간 생명은 실제 생활에서 모든 생명들을 존중하고 사랑하는 실천을 통하여 자연과 조화를 이룰 때 인간다운 존재가 될 수 있다. 따라서 인간다운 존재의 실현은 인간을 포함한 모든 생명을 존중하는 실천력을 체득하여 자연의 모든 생명과 조화를 이루는 이상 인격의 경지다. 이상 인격의 경지에서 사사로운 인간 욕망은 일어나지 않으며, 인간 생명은 그 주어진 책무, 즉 '천인합일'을 완수하게 된다. 이때가 바로 인간다운 존재로서의 인간 생명을 실현한 상태다. 이에 동양 윤리 사상가들은 인간다운 존재를 실현하기 위하여 다양한 공부 및 수양의 방법론을 제시하였다. 이것은 동양 윤리 사상에서 공통적으로 드러나는 실천적인 특징이다.

4) 동양 윤리 사상의 3대 주류

고대로부터 수많은 동양 윤리 사상가들은 난세 극복을 위한 다양한 방안 및 해결책, 그리고 그 이론 근거를 제시하였다. 그들의 이러한 노력은 동양 사회에 다양한 윤리 사상 및 학파들이 형성되는 계기가 되었다. 특히 '제자백가(諸子百家)'라는 용어는 고대 중국의 난세인 춘추 전국 시대에 형성된 수많은 사상가와 사상 이론, 학파들을 통칭하는 말이다. 한대(漢代) 역사가 사마천의 『사기』「태사공자서」에서 사마담은 춘추 전국 시대에 성행한 제자백가 중 유력 사상 및 학파를 여섯 가지로 파악하였는데, 그 여섯 사상 및 학파는 음양가(陰陽家)·유가(儒

家)·묵가(墨家)·명가(名家)·법가(法家)·도가(道家)이다. 아울러 음양가의 추연, 유가의 공자·맹자·순자, 묵가의 묵자, 명가의 혜시·공손룡, 법가의 한비자·이사, 도가의 노자·장자는 춘추 전국 시대 제자백가를 대표하는 사상가이다.

법가주의를 내세운 진(秦) 나라를 거쳐 한당(漢唐) 시대에 이르러 제자백가의 수많은 사상 및 학파는 대부분 소멸 및 흡수 통합되었으며, 유가와 도가, 그리고 인도의 불교(佛教)가 동양 사회 전반에 점차 대두되기 시작하였다. 이후 유가·불교·도가는 상호 대립 및 비판의 과정을 통해 각자 체계적인 이론을 갖춘 사상으로 발전하였고, 오늘날까지 동양 사회에 지대한 영향을 주면서 동양 윤리 사상의 주류가 되었다.

유가·불교·도가는 동양 윤리 사상의 3대 주류로서, 앞에서 설명한 동양 윤리 사상의 세 가지 특징을 공통적으로 갖추고 있다. 다만, 유·불·도 3가의 구체적인 이론 체계와 학문 방향은 각자 다르며, 윤리적 문제에 대한 태도 및 그 해결 방안 역시 서로 다르게 드러난다.

2 유가 윤리 사상 속의 생명 윤리

1) 유가 윤리 사상

유가 윤리 사상은 공자에 의해 창시되었다. 당시의 상황은 제후들의 세력이 막강해지면서 서로 천자의 자리를 다투었으며, 반대로 천자의 권위 및 세력이 쇠약해지면서 제후들에 대한 통제력을 상실하였다. 이로부터 국가 제도와 법률, 도덕·윤리 규범 등의 기능이 제대로 작동하지 않게 되었고 결국 난세의 시기에 이르렀다. 난세는 인간의 생명이 경시되고 공동체의 조화가 무너진 시대였다. 이 난세가 바로 춘추 전국 시대다.

이때, 공자는 난세의 문제를 진단하고 문제를 해결하기 위한 방안을 제시하였다. 그가 진단한 난세의 문제는 자기 직분 및 본분에 대한 책임감과 윤리 의식의 결여에 있었다. 따라서 공자는 난세를 극복하려면 자기에게 주어진 맡은 바의 책임을 올바르게 다하며, 그 책임을 다하기 위해서는 윤리 의식 및 도덕성이 갖추어져야 한다고 강조하였다. 이렇게 제시된 개념이 '정명(正名)'과 '예(禮)', 그리고 '인(仁)'이다.

'정명'은 자기에게 주어진 직분과 본분을 올바르게 세우는 일이며, '예'는 직분과 본분을 다하기 위한 도덕 행위의 준칙이다. 그리고 '인'은 인간 내면의 윤리 의식 및 도덕성을 의미한다. 공자에게 '정명'은 '인'을 전제로 하고, '예'는 '인'을 본질로 삼는다. 아울러 '인'은 '예'의 본질이자 '정명'의 선행조건이다. 따라서 공자는 난세에 '정명'을 실현하기 위하여 '인'을 완성하고 '예'를 회복해야 한다고 주장하였다. 공자가 말하는 '극기복례(克己復禮)'가 바로 이러한 의미를 내포하고 있다. 끊임없이 일어나는 인간의 욕망을 이겨내고 '예'의 본질을 회복하는 것이야 말로 인간 내면의 도덕적 '인'을 완성하는 것이다. 그리고 그 '인'의 완성은 곧 사회적 직분과 본분에 대한 책임을 다하는 '정명'의 기반이 된다.

이와 같은 공자의 유가 윤리 사상은 내적으로 개인의 도덕성을 수양하고, 외적으로 도덕 공동체 사회를 구현하는 것, 이른바 '수기치인(修己治人)'을 주요 과제로 삼는다. 수기(修己)는 내적으로 개인 윤리 의식과 도덕성을 수양하여 도덕 인격체, 즉 '인'을 완성하는 일이며, 치인(治人)은 외적으로 조화로운 대동(大同) 사회를 건설할 수 있도록 주어진 직분과 본분의 책무를 '예'에 의거하여 도덕·윤리적으로 다하는 것이다. 대동 사회는 도덕·윤리가 실현된 사회로서 인간 생명의 기본권이 보장되고, 개인의 능력을 유감없이 발휘할 수 있으며, 다른 사람들과 조화롭게 더불어 사는 도덕 공동체 사회이다. 이러한 도덕 공동체 사회, 즉 대동 사회를 건설하기 위한 시작과 관건은 바로 도덕 인격체를 완성하는 수기와 내성(內聖)에 있다. 그리고 그 과정은 생명에 대한 존중과 배려의 사랑을 먼저 자기 자신으로부터 시작하여 가족, 공동체 구성원, 더 나아가 국가 및 전 세계로 확장해 가는 것이다. 결국 내 자신의 생명 그 자체가 본래적·본질적으로 존엄하다는 것을 알고 사랑해야 비로소 타인 및 만물의 생명도 동질적이라는 것을 알고 사랑할 수 있는 것이다. 이것은 『논어』에서 공자가 윤리적 인격체, 즉 군자(君子)의 임무를 설명한 '자신의 생명을 닦아서 공경하고', '자신의 생명을 닦아서 타인의 생명을 편안하게 하며', '자신의 생명을 닦아서 모든 사람의 생명을 편안하게 한다'는 말과 동일한 맥락이다.[7] 또한 『대학』의 수신(修身)·제가(齊家)·치국(治國)·평천하(平天下) 역시 이러한 인간 생명에 대한 사랑의 확장 과정을 설명하고 있다. 이를 통해 우리는 유가 윤리 사상의 궁극 목적이 도덕 공동체 사회의 실현이며, 그 시작이 도덕 인격체의 완성에 있음을 알 수 있다.

유가 윤리 사상에서 도덕 인격체는 인간이 도덕적으로 생명을 살아가는 도덕 존재라는 것을 의미하며, 인간다움의 완성이다. 인간이 다른 동물들과 달리 인간이 되는 이유는 오직 인간만이 주체적으로 도덕을 실천할 수 있기 때문이다. 따라서 유가 윤리 사상의 인간 생명은 도덕 존재다.

공자 이후 유가 윤리 사상가들은 인간 생명이 도덕 존재가 되는 정당성과 당위성을 제시하기 위하여 인간 본성에 대하여 관심을 기울였다. 크게 두 가지 이론 및 방향으로 갈라지는데, 하나는 맹자의 '성선설(性善說)'이며, 다른 하나는 순자의 '성악설(性惡說)'이다.

먼저, 맹자는 인간의 본성이 본래 도덕적으로 선하다고 주장한다. 예컨대, 어린 아이가 우물 안으로 기어들어가는 상황을 보면, 인간은 누구나 '깜짝 놀라 걱정하며 불쌍히 여기는 마음(怵惕惻隱之心)'이 일어나서 그 아이를 구하려는 선한 행위가 발동한다. 맹자에 의하면, 인간은 다른 생명이 위태로운 상황을 보면 차마 그 상황을 참고 지켜보지 못하는 마음, 이른바 '불인인지심(不忍人之心)'을 갖

7 『논어』, 「헌문」: "子路問君子. 子曰, '修己以敬.' 曰, '如斯而已乎?' 曰, '修己以安人.' 曰, '如斯而已乎?' 曰, '修己以安百姓. 修己以安百姓, 堯舜其猶病諸!'"

고 있다. 이러한 '불인인지심'은 네 가지 방식으로 표현되는데, 그 네 가지는 '측은지심(惻隱之心)'·'수오지심(羞惡之心)'·'사양지심(辭讓之心)'·'시비지심(是非之心)'이다. 다른 생명의 아픔을 불쌍히 여기는 '측은지심'과 부정·불의에 대하여 부끄럽게 여기는 '수오지심', 타인의 생명을 존중·배려하는 '사양지심', 그리고 옳고 그름을 명확히 가려서 옳음을 추구하는 '시비지심'은 인간 생명의 본성이 선하다는 단서로서의 마음, 즉 '사단지심(四端之心)'이다. 맹자는 이러한 '사단지심'을 통하여 인간 본성이 선하다는 것을 해명하면서, '인(仁)'·'의(義)'·'예(禮)'·'지(智)'의 '사덕(四德)'을 인간의 본성이라고 주장하였다. 그에 따르면, '인'의 단서는 '측은지심', '의'의 단서는 '수오지심', '예'의 단서는 '사양지심', '지'의 단서는 '시비지심'이다. 따라서 '인'·'의'·'예'·'지'인 '사덕'은 인간이면 누구나 생득적으로 갖춘 선한 도덕 본성이다. 더 나아가 맹자는 도덕 본성의 특징을 제시하였다. 그것은 도덕·윤리에 대하여 사려하지 않아도 직관적으로 알 수 있는 '양지(良知)'와 경험적으로 학습하지 않아도 할 수 있는 '양능(良能)'이다. '양지'와 '양능'은 곧 도덕·윤리를 직관하고 실천할 수 있는 생득적인 도덕 능력이며, 인간 본성이다. 이것이 바로 맹자가 강조하는 '성선설'의 요지이다. 맹자의 '성선설'은 인간이 도덕 존재로서의 정당성과 당위성을 드러내고, 주체적이면서 자율적으로 도덕·윤리의 인식과 실천이 가능하다는 윤리 사상의 특징을 보여준다. 이러한 측면에서 '성선설'은 유가 윤리 사상의 정통으로 인정받는다.

한편, 순자는 인간의 본성이 본래 악하다고 주장한다. 그에 따르면, 인간은 본래 태어나면서부터 이기적인 욕망을 갖고, 자신의 안일함을 실현하고자 한다. 여기서 이기적인 욕망이 바로 인간의 본성이다. 이기적인 욕망으로서 본성은 다른 생명을 고려하지 않고 자기 일신의 안일함을 추구하기 때문에 결국 다른 생명에게 큰 해악을 가져다주고, 국가·사회의 혼란을 초래한다. 인간 본성은 곧 악의 기원이다. 이러한 이유로 인간의 본성은 악한 것이다. 따라서 순자는 과거 성인(聖人)들이 만들어낸 '인위(人爲)'의 예법으로써 인간의 악한 본성을 교화할 것을 강조하였다. 다시 말하면, 인간은 예법과 후천적·경험적 도덕교육을 통하여 악한 본성을 철저히 제어해야 한다. 이것은 공동체 사회에서 인간 생명을 보존하고 도덕적 공동체를 이루는 최선의 방법이다. 순자는 인간의 본성을 실존적인 인간의 자연성에서 찾았고, 그 본성이 악하다는 결론을 도출하였다. 그의 '성악설'은 도덕·윤리의 인식과 실천이 경험적 또는 후천적 교육으로 가능하기 때문에 타율적인 윤리 사상의 특징을 보여준다. 타율적인 윤리 사상은 인간 생명의 도덕적 주체성이 미비한 도덕 형태를 취한다. 이러한 측면에서 순자의 윤리 사상은 유가의 정통이 아니라는 비판을 받는다. 아울러 순자는 '성악설'을 사상 기반으로 삼는 한비자와 이사 등 법가 사상의 선구자 역할을 하면서 유가의 이단으로 간주되었다.

2) 유가의 생명 윤리 관점

생명공학 및 생명의료기술이 고도로 발달한 오늘날, 유가 윤리 사상은 생명을 경시한다는 비판을 받는다. 그 비판 이유는 유가가 '삼강오상(三綱五常)'이라는 '강상(綱常)' 윤리에 입각한 사유 및 윤리관을 긍정했다는 점에서 찾을 수 있다. '강'은 '군위신강(君爲臣綱)'·'부위자강(父爲子綱)'·'부위부강(夫爲婦綱)'의 '삼강'으로 군신·부자·부부의 상하 및 존비 관계에 대한 윤리 강령이고, '상'은 '인'·'의'·'예'·'지'·'신(信)'의 다섯 가지 윤리 강령이다. 이러한 강상 윤리는 음양오행(陰陽五行)의 원리에 의해 상하·존비·귀천 등 인간의 신분과 역할이 이미 결정되어있다는 한(漢) 나라의 유교 윤리 원칙이자 도덕 원리다. 이것은 곧 인간 생명의 귀천과 신분의 상하, 그리고 남녀의 차별을 인정하는 사회적 윤리 강령이 된다. 이러한 윤리 강령이 만들어낸 사회 풍조는 남성의 역할을 강조하는 가부장적 사유와 혈연을 중시하는 가족주의 윤리관이다.

가부장적 사유는 남성우월주의를 표방하여 남성 위주의 사회 구조를 조장하였다. 다시 말하면, 남성이 가정 및 국가 사회를 주도적으로 이끌어가는 중심 역할을 한다는 것이다. 따라서 강상 윤리는 남성의 생명을 중요시 하고 여성의 생명을 경시한다. 이에 유교 가정에서는 집안을 이끌어갈 남자 아이가 태어나기를 바란다. 이것이 바로 남아 선호 사상이 생겨난 원인이다. 남아 선호 사상은 현대의 의료기술 발달로 인하여 심각한 윤리적 문제를 야기한다. 바로 유교가 인공임신 중절과 유전자 조작을 적극적으로 긍정할 수 있다는 것이다. 가부장적 사회에서는 태아의 성별을 미리 감지해서 여자 아이에 대한 인공 임신 중절을 조장할 수 있다. 또한 유전자 조작의 발달로 성별을 결정할 수 있다면 남자 아이를 잉태할 수 있도록 유전자 조작을 조장할 수 있다. 이것은 생명을 경시하는 풍조로 빠질 수밖에 없는 것이다.

아울러 가족주의 윤리관은 가부장적 사유를 바탕으로 이루어진 윤리관인데, 혈연관계의 생명을 사회 구성원의 중추로 받아들여 혈연 공동체 사회를 만들어 가고자 한다. 이것은 가족 간의 장기 적출 및 이식과 인간 복제를 허용하는 윤리관으로 작동함으로써 생명 경시라는 풍조를 야기한다. 다시 말하면, 혈연관계의 가족 및 친척들의 생명을 위한 장기 기증·적출 및 이식은 적극적으로 인정되지만, 혈연관계의 아닌 다른 생명이나 집단에 대한 장기 기증·적출 및 이식은 인색하게 작동된다. 이것은 자신의 생명과 타인의 생명에 대한 차별이다. 이것은 일종의 집단이기주의 행태이다. 또한 가족주의는 인간 복제를 통하여 완전히 자신들의 혈연 공동체를 구성할 수 있는 분위기를 조장한다. 따라서 유가 윤리에서는 혈연 공동체를 구성하고 유지하기 위한 인간 복제가 인정될 수 있다.

결국 유가의 강상 윤리는 생명 경시와 집단이기주의로 빠지는 결과를 낳게 된다. 사실 이와 같은 강상 윤리의 적용은 유교의 본질에 위배된다. 강상 윤리가 비록 유교의 본질에서 비롯된 것이지만, 그것은 어디까지나 상대적인 윤리 강령이다. 강상 윤리가 보편적으로 작동하기 위해서는 유가 윤리 사상의 본질을 토대로 현실에 맞게 재해석되고 수정되어야 한다.

유가 윤리의 본질은 먼저 인간 생명의 존엄성을 중시한다는 점에 있다. 『논어』에서 공자의 마구간에 화재가 발생했을 때, 공자는 “사람은 다치지 않았는가?”라고 걱정하면서 말에 대해서는 언급하지 않았다. 이에 대하여 혹자는 공자가 인간 생명과 동물 생명을 차별하고 있다고 비판할 수 있다. 하지만, 공자가 말하고자하는 것은 생명과 생명 간의 차별이 아니라, 오히려 생명의 존엄성이다. 당시 공자가 언급하지 않았던 그 말은 물질적인 재산이었다. 공자에 의하면, 인간 생명은 누구나 동질적으로 존엄하며 그 자체로 존엄한 가치를 갖는다. 생명 그 자체는 마땅히 존중받아야 하는 윤리적 대상이며, 본래적이고 보편적인 것이다. 또한 공자의 윤리 사상을 계승한 맹자는 인간의 본성이 선하다는 ‘성선설’을 통하여 도덕 존재로서의 인간 생명을 강조하면서 인간 생명의 존엄성을 최우선으로 삼았다. 예컨대, 『맹자』「이루상」에 기록된 맹자와 순우곤의 대화는 맹자가 생명 존중을 도덕 판단 및 결정의 최우선으로 삼는다는 것을 보여준다. 순우곤은 맹자에게 물에 빠진 형수를 구할 것이냐고 물었다. 사실 오늘날의 윤리 관점에서 옳은 대답은 당연히 ‘구한다’다. 하지만, 당시 부부가 아닌 남녀가 신체를 직접적으로 접촉하는 행위는 오히려 예법에 어긋난다. 따라서 물에 빠진 형수를 직접 자신의 손으로 구한다면 그것은 당시 예법에 어긋나는 행위이다. 예법을 어기는 행위는 곧 부도덕·비윤리적인 행위이며, 처벌까지 받는다. 이러한 측면에서 순우곤이 맹자에게 던진 질문은 바로 도덕적 딜레마의 상황이다. 왜냐하면, 맹자의 ‘성선설’ 입장에서 다른 생명이 위태로운 상황을 보고도 가만히 있는 것 역시 부도덕·비윤리적 행위이기 때문이다. 하지만, 맹자의 답변은 명쾌하다. 바로 인간 생명이 예법에 우선되어야 한다는 것이다. 유가의 예법은 생명에 대한 존중과 배려의 원칙을 바탕으로 만들어진다. 맹자의 ‘성선설’은 바로 인간 생명 존중과 배려를 근간으로 삼는다. 그리고 맹자에게 인간 생명을 존중하고 배려하는 것은 곧 인간의 본성이자 도덕 원리이다.

한 걸음 더 나아가 맹자 이후 유가 윤리 사상가, 특히 송명(宋明) 시대의 주자와 왕양명 같은 유학자들은 맹자의 ‘성선설’을 계승하여 발전시켰다. 그들은 인간과 만물·자연의 본성을 모두 동질적·생득적인 도덕 본성이라고 주장하면서, 인간 생명이 도덕 생명이라고 강조하였다. 도덕 생명은 마땅히 존중 받아야하고 존중해야하는 존엄한 생명이다. 아울러 그 본질은 바로 도덕 본성이면서 보편적·본래적 도덕 원리인 이(理)이다.

인간 생명은 도덕 생명이며, 그 본질은 도덕 본성이자 도덕 원리이다. 인간은 그 본성을 내면에 갖추고 있기 때문에 마땅히 도덕적 삶을 살아야하며, 또 도덕·윤리를 자발적으로 실천할 수 있다. 그러므로 모든 생명에 대한 존중과 배려는 인간 생명의 당연한 의무이며, 인간다운 삶의 실현이자 조화로운 도덕 공동체 사회의 구현이다. 이러한 측면에서 유가 윤리 사상은 생명 그 자체를 도덕의 목적으로 삼는다.

이미 살펴보았듯이, 유가 윤리 사상은 생명 존중을 최고의 도덕 원리로 삼는다. 이러한 측면에서 유가의 생명 윤리 관점은 생명 존중이라는 윤리 원칙이 최우선적으로 고려되어야 한다. 그리고 유가에서는 생명 존중의 윤리 원칙을 바탕으로 윤리적 판단·결정·행위 하는 기준을 제시할 수 있다.

윤리적 판단·결정·행위의 기준은 『논어』·『중용』의 '충서(忠恕)'와 『대학』의 '혈구지도(絜矩之道)'의 내용에서 확인할 수 있다. '충서'와 '혈구지도'는 옳은 행위를 마땅히 해야 한다는 진실한 마음으로 다른 생명을 존중·배려하는 도덕적 실천 원칙이며, 자기 생명을 척도로 삼아서 상대방의 생명을 생각하고 배려하여 자신이 올바른 방향으로 이르게 하는 판단·결정·행위의 기준이자 윤리 원칙이다. 이것은 곧 입장을 바꿔 생각하는 '역지사지(易地思之)'의 윤리 원칙이다.

생명 존중·배려를 최우선으로 하는 '충서'와 '혈구지도'는 도덕적 판단·결정·행위의 두 가지 기준 및 윤리 원칙을 보여준다. 첫 번째는 생명에 대한 '해악 금지 원칙'이다. 자기 생명은 스스로 신체적·물질적·정신적으로 피해를 받으면 고통스럽기 때문에 피해를 원치 않는다. 이것은 다른 생명에게도 똑같이 적용된다. 따라서 다른 생명에게 신체적·물질적·정신적으로 해악을 가하면 안 된다.

모든 생명의 가치는 동등·평등하다. 따라서 공자는 "자기가 하고자 하지 않는 바를 남에게 베풀지 말라"[8]고 말한다.

두 번째는 생명에 대한 '선행 원칙'이다. 자기 생명이 행복을 추구하듯이 다른 생명도 행복을 추구하고자 한다. 생명의 가치가 평등하다는 측면에서 모든 생명은 공동체 사회에서 행복을 누릴 권리를 갖는다. 모두가 행복한 공동체 사회가 유가에서 주장하는 대동(大同) 사회다. 따라서 공자가 "자기가 서고자 하면 남을 세워주고, 자기가 도달하고자 하면 남을 도달하게 해준다"[9]고 말했듯이, 인간은 자기 생명의 행복을 위해서 먼저 다른 생명의 행복 추구를 돕는 선행을 해야 한다.

여기서 간과하지 않아야 할 사항은 '해악 금지 원칙'이 '선행 원칙'보다 우선시 되어야 한다는 것이다. 만약 '선행 원칙'이 우선시 된다면 생명 존중의 기본 원리가 훼손될 가능성이 있다. 예를 들어, 남자 아이를 갖고 싶어 하는 부부가 여자 아이를 임신했다고 했을 때, 부부의 행복을 위한 선행만이 강조된다면 인공 임신 중절이 가능할 수 있다. 이것은 앞서 설명한 '강상'의 윤리가 만들어낸 문제기도 하다. 이와 같은 인공 임신 중절은 생명을 경시하는 문제를 야기한다. 반면, '해악 금지 원칙'을 우선에 둔다면 기본적으로 인공 임신 중절이 허용되지 않는다. 생명 그 자체는 평등하기 때문이다. 중요한 사실은 남자 아이가 필요하다고 해서 여자 아이의 생명 가치가 열등한 것이 아니라는 것이다. 그것은 하나의 기호(嗜好)이지 생명에 대한 의무가 아니다. 일단 성별이 무엇이든 그 생명은 존중받아야 하며, 그렇기 때문에 생명에게 해악을 가해서는 안 된다. 더 나아가 태아의 생명을 위해 충분한 사랑을 주어야 한다. 이것이 선행의 원칙이다. 이러한 측면에서 인간 복제는 허용되지 않는다. 왜냐 하면, 인간 복제는 생명 그 자

---

8 『논어』「위령공」: "己所不欲, 勿施於人."

9 『논어』「옹야」: "己欲立而立人, 己欲達而達人.

체를 수단으로 삼는 이기적인 행위이기 때문이다. 한편, 유가의 생명 윤리에서 성범죄의 피해자에 대한 인공 임신 중절은 허용될 수 있다. 물론 서양의 의무론 생명 윤리에서 인공 임신 중절은 태아의 생명을 수단으로 삼는 것이라고 비판할 수 있지만, 유가에서 이와 같은 임신 중절은 피해자의 도덕 생명과 태아의 생명, 즉 목적과 목적의 충돌하는 딜레마 상황에서 '해악 금지 원칙' 다음의 '선행 원칙'이 적용된다. '선행 원칙'에 의거하여 피해자의 선택·판단·결정을 존중해야 한다.

'해악 금지 원칙'은 도덕 공동체 유지를 위한 가장 기본적인 윤리 원칙이다. 그러나 다른 생명에게 해악을 가하지 않는 '해악 금지 원칙'만으로는 도덕 공동체인 대동 사회를 완성할 수 없다. 서로 해악을 가하지 않는 상태에서 서로 선행을 베풀어야 모두가 행복하고 이상적인 대동 사회를 완성할 수 있다. 따라서 진정한 대동 사회는 '해악 금지 원칙'을 우선으로 삼고 '선행 원칙'을 실천한 도덕 공동체 사회다.

그 밖에 안락사의 문제와 뇌사자 장기 기증 및 이식에 문제도 이러한 두 가지 윤리 원칙을 적용하여 설명할 수 있다. 안락사의 문제를 유가의 생명 윤리 관점에서 보면, 안락사는 허용이 가능하다. 안락사의 쟁점은 삶의 질이냐 아니면 생명의 존엄성이야 하는 입장의 대립에 있다. 유가의 생명 윤리는 기본적으로 생명의 존엄성을 강조한다. 하지만, 생명의 존엄성에 이미 삶의 질이 전제되어 있다. 유가에서는 인간 생명을 도덕 생명으로 간주한다. 도덕 생명은 도덕 생명으로서 살아갈 수 있는 가능성도 포함된다. 이것은 미성숙한 어린 아이들과 같이 도덕에 관하여 자발적 이해와 실천이 부족한 생명을 포함한다는 말이다. 따라서 유가의 관점에서 불가역적으로 도덕 생명의 역할을 할 수 없는 사람에 대하여 안락사는 허용될 수 있다. 아울러 뇌사와 장기 기증·적출 및 이식도 인정될 수 있다. 이것은 도덕 생명에 대한 '선행 원칙'이 적용된다. '선행 원칙' 측면에서 도덕 생명을 살 수 없는 인간에게 안락사는 도덕 생명으로서의 삶을 존엄하게 마무리 할 수 있도록 돕는 것이며, 뇌사 역시 도덕 생명의 가능성이 없기 때문에 죽음으로 인정될 수 있다. 또한 뇌사자의 장기에 대한 기증·적출 및 이식은 다른 도덕 생명을 살리는 '살신성인(殺身成仁)'이며, 뇌사자가 도덕 생명으로서 존엄한 역할을 다하는 것이다.

사실 유가의 생명 윤리는 현실의 생명 윤리 문제에 대한 실제적이고 적극적인 대응이 제한된다. 그 이유는 유가의 생명과 오늘날 우리가 인정하는 생명에 대한 개념 규정 및 그 의미가 서로 다르기 때문이다. 유가의 생명은 도덕 생명이며, 오늘날 인정하는 생명은 살아있음 그 자체를 의미한다. 유가에서 도덕 생명의 삶은 정당하다. 물론 오늘날 우리들도 도덕성과 윤리 의식의 필요성을 공감한다. 그럼에도 불구하고, 유가와 같이 생명을 도덕 생명으로 간주하는 것은 오늘날 다원주의 공동체 사회에서 비판을 야기한다. 유가의 생명 윤리는 하나의 대안이 될 수 있지만, 그것이 반드시 옳다고 할 수는 없다. 그러므로 유가의 생명 윤리 원칙이 현실에 적용되려면, 유가 윤리 사상은 끊임없는 현실과의 대화를 진행해야 한다.

3 불교 윤리 사상 속의 생명 윤리

1) 불교 윤리 사상

석가모니에 의해 창시된 불교 윤리 사상은 인간 생명의 고통이라는 문제의식에서 출발한다. 석가모니는 격동하는 인도 사회에서 인간 생명의 실존에 대한 회의가 들었다. 그것이 바로 '생로병사(生老病死)'의 문제이다. 인간의 생명은 누구나 태어나서 늙고 병들며 결국 죽음으로 향한다. 그에 의하면, 이러한 인간 생명의 굴레는 누구도 피할 수 없는 고통이다. 간단히 말하면, 인간 생명은 고통스러운 것이다. 그렇다면 왜, 생명은 고통스러운 것인가? 석가모니는 그 원인을 진리에 대한 '무명(無明)'으로 보았다. 진리는 바로 진정한 생명 그 자체이며, '무명'은 생명 그 자체에 대한 실상을 제대로 깨닫지 못한 상태다. 인간은 생명 그 자체, 즉 진리를 온전히 깨닫지 못했기 때문에 고통이 생기는 것이다. 따라서 고통에서 벗어나려면 진리를 온전히 깨달아야 한다. 이것이 불교 윤리 사상의 문제의식이자 해결 방안이다.

불교 윤리 사상에서 진리는 우주의 실상이자 존재 생명의 실상이다. 이것은 이 우주 공간에서 일체 만물이 서로 관계를 맺고 더불어 공존하는 보편적인 존재 생명의 원리이다. 불교는 이러한 진리를 '연기(緣起)'로 표현한다. '연기'는 '인연생기(因緣生起)'의 줄임말로, 일체 만물이 '인연(因緣)'으로 말미암아 생겨나고 없어진다는 존재 생명의 진리이다. '연기'의 세계 속에서 일체의 모든 개체 생명은 '인과(因果)'의 원리에 따라 생성·변화·소멸하면서 서로 더불어 존재한다.

'연기'에 따르면, 존재 생명에는 세 가지의 속성 및 진리를 내포한다. 그 세 가지는 '제행무상(諸行無常)'과 '제법무아(諸法無我)', 그리고 '열반적정(涅槃寂靜)'인데, 불교에서는 이것을 '삼법인(三法印)'이라고 말한다. '제행무상'이란 현상계의 일체 존재는 변하지 않음이 없다는 의미며, '제법무아'는 일체 존재가 변하지 않음이 없기 때문에 고정불변한 개체 생명으로서의 '나'라는 실체 역시 없다는 것이다. 그리고 '열반적정'은 '제행무상'과 '제법무아'의 진리를 깨달아 '무명'에서 나오는 욕망의 불꽃이 꺼진 고요한 경지다.

이와 같은 '연기'와 '삼법인'을 통하여 석가모니는 깨달음을 향한 네 가지의 가르침을 설파하였다. 그 네 가지를 '사성제(四聖諦)'라고 말한다. '사성제'에서는 현상세계의 인생이 고통스럽다는 것을 아는 '고성제(苦聖諦)'와 고통의 원인을 찾는 '집성제(集聖諦)', 고통의 원인을 찾아 고통에서 벗어난 열반의 세계를 밝힌 '멸성제(滅聖諦)', 그리고 열반의 세계에 이르기 위한 구체적인 실천 방법인 '도성제(道聖諦)'를 설명하고 있다. 이것이 바로 불교의 최초 가르침이다.

'연기'와 '삼법인', 그리고 '사성제'는 불교 윤리의 기본 사상이다. 그리고 그 핵심은 이 우주가 하나의 생명이라는 데에 있다. 우주는 참된 하나의 생명이며 그 생명 속에는 수많은 개체 생명들이 공존하면서 생성·변화·소멸한다. 이것은 진리의 세계이며, 참된 하나의 생명 작용이다. 진리의 세계 속에서 개체 생명은 잠시 왔다 사라지는 '찰나(刹那)'의 존재지만, '인연'에 의해 서로 연결되어 공존한다. 인간 생명 역시 바로 진리의 세계인 하나의 생명 속에 잠시 왔다 가는 '찰나'의 존재이며, 다른 생명과 서로 '인연'에 의해 연결되어 있다. 불교에서는 개체로서의 인간 생명을 잠시 왔다 간다는 측면에서 '무상(無常)'·'무아(無我)' 또는 '공(空)'이라고 말하고, 다른 개체 생명들과 서로 연결되어 공존한다는 측면에서 '동체자비(同體慈悲)'를 강조한다. 하지만 인간이 '연기'의 진리를 깨닫지 못하면, 인간은 개체 생명의 자기중심적인 '나'에게 집착하고, 그 집착이 '분별심'을 일으켜서 '남'이라는 다른 생명에게 장벽을 세우고 문제를 일으킨다. 불교에서 모든 문제는 바로 개체 생명에 대한 집착에서 일어난 것이며, 집착은 결국 개체 생명에게 고통을 가져다준다. 그 고통의 근본적 원인이 바로 '무명'이다. '무명'은 곧 고통스러운 생명의 윤회이다. 따라서 불교는 진리에 대한 깨달음을 통해 '무명'에서 벗어나 해탈(解脫)하기를 가르친다. 만약 우주가 하나의 생명이라는 것을 깨닫는다면, 나 자신의 개체 생명에 대한 집착이 사라지고, 다른 생명들에게 끊임없는 사랑을 베풀 수 있다.

결국 불교의 깨달음은 모든 존재 생명이 '공'하다는 것과 '동체자비'의 체득이다. 이것은 우주의 존재 생명에 대한 긍정을 통하여 자기중심적인 '찰나'의 생명에서 벗어나, 자신을 포함한 모든 개체 생명을 존중·배려하는 대자비(大慈悲)의 실현이자 체득이다. 또한 그 깨달음 속에서 모든 개체 생명은 하나의 생명으로서 서로 막힘없이 조화를 이루게 된다. 이것은 한국 화엄 사상의 개조(開祖)인 의상이 "하나 가운데 일체요 여럿 가운데 하나며, 하나가 곧 일체요 여럿이 곧 하나다"[10]라고 말하는 화엄의 법계 연기에서 잘 드러난다.

2) 불교의 생명 윤리 관점

이 우주가 하나의 생명이라는 불교 윤리의 관점에서 우리는 크게 두 가지의 생명 윤리 원칙을 제시할 수 있다. 첫째는 '자비행(慈悲行)'의 원칙이고, 둘째는 '불살생(不殺生)'의 원칙이다. '자비행'은 생명에 대한 사랑과 선행을 베푸는 윤리 원칙이고, '불살생'은 생명에 대하여 해악을 주지 않는 윤리 원칙이다. 이러한 윤리 원칙은 자신의 생명과 죽음이 무엇인가를 성찰하게 한다.

불교 윤리 사상에서 생명은 현실의 개체 생명과 본질의 참된 생명으로 파악할 수 있다. 현실의 개체 생명은 '찰나'의 존재인 인간 생명이고, 본질의 참된 생명은 수많은 개체 생명들이 '인과' 원리에 의해 서로 관계를 맺고 더불어 있으며, 잠시 왔다가 사라지는 생(生)·멸(滅) 유행의 생명이다. 이미 태어난 생명은 '인연'에 의해서 생겨났고 다른 생명들과 '인과' 원리에 의해 공존하기 때문에 마땅히 존중받아야 한다. 이것은 이 세계가 참된 하나의 생명이라는 진리에서 나온 윤리 원칙이다. 따라서 인간은 항상 생명에게 신행을 베풀고 존중·배려하는 태도를 지녀야 한다. 이러한 윤리 원칙이 '자비행'이다.

불교의 생명 윤리 관점에서는 '자비행'을 통해 소극적 안락사와 뇌사자 장기 기증 및 이식이 허용될 수 있다. 소극적 안락사로 간주되는 연명의료 중단이나 호스피스·완화치료는 개체 생명이 스스로 왔다가 사라지는 '연기'의 생명 활동에 도움을 준다. 이러한 측면에서 소극적 안락사와 완화치료는 의도적 생명을 해치는 살생이 아니라 일종의 선행, 즉 '자비행'이다. 인간은 현실의 개체 생명이자 죽음을 피할 수 없는 '찰나'의 생명 존재로서 이 현실 세계에 잠시 왔다가 사라진다. 이것이 '연기'의 진리이다. 잠시 온 것은 생명의 탄생이고, 사라지는 것은 생명의 죽음이다. 죽음을 두려워하는 것은 생명의 참모습을 보지 못한 것이다. 진리의 세계에서 참된 생명은 본질적·보편적인 하나의 생명으로서 영원

---

10 『화엄일승법계도』: "一中一切多中一, 一卽一切多卽一."

하며 사라지지 않는다. 진리의 세계는 개체 생명의 탄생과 죽음이 끊임없이 반복해서 일어나는 하나의 생명 활동이다. 이때 개체 생명의 삶과 죽음은 동일한 가치를 지닌다. 이것이 바로 불교의 '생사일여(生死一如)' 관점이다. 이러한 관점에서 죽음은 두려워하거나 벗어나고자 하는 대상이 아니라 마땅히 받아들여야 하는 진리의 작용이다. 따라서 삶과 죽음에 집착할 필요가 없다.

그러나 인간 생명이 의도적·인위적으로 다른 개체 생명을 죽이는 것은 '연기'의 진리를 위배하는 행위이다. 즉, 이것은 '불살생'의 윤리 원칙에 위배된다. 인간 생명에 대하여 의도성과 인위성을 갖는 행위는 '무명'에서 나오는 욕망이다. 따라서 하나의 개체 생명은 다른 개체 생명의 생사(生死)를 의도적·인위적으로 간섭할 수 없다. 이러한 측면에서 적극적 안락사는 개체 생명이 스스로 죽음을 맞이할 수 있도록 돕는 것이 아닌 의도적·인위적인 살생이다. 불교에 의하면, 의도적이거나 인위적인 살생은 '인과' 원리에 의하여 반드시 다른 생명들에게 좋지 못한 결과 및 영향을 준다. 따라서 불교의 생명 윤리는 적극적인 안락사가 허용될 수 없다.

한편, 불교의 생명 윤리 관점에서 뇌사는 죽음으로 인정될 수 있다. 그 이유는 개체 생명은 '무명'에 의한 욕망을 갖고 있지만, 뇌사자는 아무런 의식 활동을 할 수 없기 때문에 '무명'하지도 않고 욕망도 일어나지 않는다. 다시 말하면, 뇌사 상태는 어떠한 의식 활동이 없으며, '무명'과 욕망의 주체를 상실한 죽음 상태로 볼 수 있다. 따라서 뇌사자에 대한 안락사는 허용될 수 있다. 또한 뇌사자의 장기 기증·적출 및 이식 역시 '자비행'에 근거하여 허용될 수 있다. 왜냐하면, 뇌사자의 장기 기증·적출 및 이식은 다른 개체 생명에게 '연기'의 진리를 깨달을 수 있도록 돕는 선행이기 때문이다. 하지만, 불교의 생명 윤리에서 인공 임신 중절이나 유전자 조작 등은 의도성과 인위성을 갖고 생명을 해치는 행위이기 때문에 허용되기 어렵다.

이와 같은 불교의 생명 윤리는 인간 생명에 그치지 않는다. 왜냐하면, '연기'

의 진리는 이 세상의 모든 개체 생명들이 서로 조화를 이루며 더불어 살아가는 공동체의 생명을 중시하기 때문이다. 공동체의 생명에는 인간을 포함한 동물, 식물 등 자연 환경의 모든 생명을 포함한다. 그 이유는 세상의 모든 존재는 '연기'의 진리 속에서 모두 평등한 생명 가치를 지니기 때문이다. 그러므로 불교의 생명 윤리 관점에서는 '자비행'과 '불살생' 원칙에 따라 동물의 생명을 해치지 않고 존중·사랑하며, 더 나아가 자연 환경의 모든 생명에게도 사랑을 베풀어야 한다.

4 도가 윤리 사상 속의 생명 윤리

1) 도가 윤리 사상

도가 윤리 사상은 유가와 비슷한 춘추 전국 시대의 노자와 장자에 의해 확립되었다. 도가의 시대정신과 문제의식 역시 유가 윤리 사상과 같은 국가·사회의 난세에서 비롯된다. 그렇지만, 당시의 시대를 통찰하는 시각은 유가와 상반된다. 유가에서는 난세의 문제를 인간의 윤리의식 및 도덕성 부재로 보았기 때문에 난세 극복을 위해 인간의 도덕성 회복과 도덕 공동체 사회의 실현을 강조한다. 하지만, 도가는 유가 윤리 사상이 만들어낸 도덕규범과 사회제도가 오히려 심각한 문제를 발생시킨다고 생각하였다.

도가에 의하면, 유가의 도덕규범과 사회제도는 인간이 무언가를 의도적으로 하고자하는 욕망의 산물, 즉 '인위(人爲)'이다. '인위'는 더 좋은 삶과 가치를 위한 한 개인의 욕망이자 인류 집단의 욕망이다. 그리고 그 '인위'에 의하여 탄생한 국가·사회에서는 항상 혼란과 전쟁이 발생하거나 그 가능성을 잠재한다. 그 이유는 더 좋은 삶과 가치를 추구하기 위해 인간의 생명과 생명이 서로 전쟁을 일으키고 혼란을 유발하기 때문이다. 더 좋은 삶과 가치를 추구한 것, 이것이 바로 도가에서 비판하는 인간의 '인위'이다. '인위'는 인간중심적이며 이기적인 것이다. 난세의 문제는 바로 인간의 '인위'에서 기인한다. 따라서 도가 윤리 사상은 인간의 이기적인 '인위'를 비판한다. 난세의 문제를 해결하기 위해 만든 유가의 도덕규범 및 윤리제도 역시 '인위'이다. 도덕규범과 윤리제도가 비록 문제 해결을 위해 유의미한 것이지만, 문제 해결의 궁극적인 방법은 아니라는 것이 도가의 주장이다. 왜냐하면, 유가의 도덕규범과 윤리제도 등은 인간 자신의 생명 또는 자기 집단의 생명 이익을 위해 '인위'로 만들어낸 것이기 때문이다. 인간 자신의 생명 또는 자기 집단의 생명들을 위하는 행위는 상대적으로 다른 생명 또는 다른 집단의 생명들에게 해악을 줄 수 있다. 이러한 이유로 도가는 유가의 도덕규범과 윤리제도를 비판한다.

이와 같이 도가는 인간의 '인위'가 난세를 야기했다고 주장한다. 그렇다면, 도가에서 말하는 잘 다스려지고 태평한 세상, 즉 치세(治世)은 무엇인가? 치세는 바로 모든 생명이 '무위(無爲)'하면서 '자연(自然)'스럽게 흘러가는 세상이다. '무위'는 아무것도 하지 않는 것이 아니라 자연의 본성에 따라 흘러가는 것이다. 그리고 이것은 어떠한 의도성과 인위성을 지니지 않은 있는 그대로의 '자연'이다. 따라서 도가의 치세는 맑은 물과 같이 순수하고 자연스럽게 흘러가는 '무위자연'의 실현이다. '무위자연'의 실현은 곧 최상의 '선'을 실현하는 것이다. 이것은 노자가 "최상의 선(善)은 마치 물과 같다"[11]고 한 말에서 확인된다.

도가에서 '무위자연'의 실체는 '도(道)'이다. '도'는 이 세상에서 개별적인 생명들이 유기적이면서 자유롭게 생성·변화·소멸하는 생명 활동의 모습이자 근거이다. '도'의 세계에서 인간을 포함한 모든 개체 생명들은 동질적이고 평등한 자연 생명이다. 우리가 살아가는 현실 세계가 바로 '도'의 세계이며, 생명들이 평등하고 자유롭게 공존하는 '무위자연'의 순수한 세계이다. 인간의 '인위'는 자신

---

11 『도덕경』: "上善若水"

의 이익에 따라 다른 생명들을 지배하면서 살생하는 원인이다. 따라서 도가는 인간중심적인 '인위'의 욕망을 없게 하는 것, 즉 '무욕(無欲)'이 문제 해결의 열쇠라고 강조한다. 왜냐 하면, 욕망은 인간중심적인 '인위'를 낳고, 그 '인위'가 생명들의 가치를 규정하고 차별하면서 생명과 생명 사이의 불평등 및 자연 생명 파괴의 혼란을 야기하기 때문이다. '무위자연'의 '도' 관점에서 보면, 만물이 동등한 가치를 지니고 평등하기 때문에 인간 생명은 다른 생명에 대하여 가치를 규정하고 차별할 권리가 없다. 인간을 포함한 모든 생명은 동질적 생명이자 평등한 생명이며, 하나의 자연 생명이다. 이것이 바로 장자가 강조하는 '만물제동(萬物齊同)'의 의미다. 그러므로 '무욕'하면서 '무위자연'의 '도'에 따르면, 인간은 세상의 모든 생명들과 조화롭게 하나가 된 자연 생명의 삶을 자유롭게 살아갈 수 있다. 이것은 곧 장자가 말하는 '물아일체(物我一體)'의 경지이자 '소요유(逍遙遊)'의 경지다.

2) 도가의 생명 윤리 관점

도가의 생명 윤리는 기본적으로 '무위자연' 사상을 기반으로 삼는다. 이러한 '무위자연'은 도가 생명 윤리의 원칙을 제시할 수 있는 사상의 기초이다. 앞에서 설명한 바와 같이 '무위자연'은 자연의 본성에 따라 순수하고 자연스럽게 흘러가는 '도'의 작용이다. 그 속에서 개체 생명들은 스스로 생성·변화·소멸하는 자연의 유행 과정에서 더불어 공존한다. 그리고 세상에 모든 생명들은 가치를 규정할 수 없는 자연의 생명이며, 그 자체로 평등하고 동등하다. 이러한 '무위자연'의 의미로부터 두 가지 생명 윤리 원칙을 제시할 수 있다. 하나는 '자율성 존중'의 원칙이며, 다른 하나는 '생명 동등'의 원칙이다.

먼저, '자율성 존중'의 원칙은 개체 생명이 이 세상에서 자신의 삶을 주체적으로 선택·결정한다는 윤리 원칙이다. 도가의 개체 생명은 외부의 어떠한 의도적·인위적 간섭도 받을 수 없다. 외부의 의도적·인위적 간섭은 '무위자연'의

'도'에 위배된다. 생명은 태어나는 순간 삶의 주체가 되고, 삶의 주체로서 개체 생명은 순박하고 자유롭게 살아가는 '도'를 목적으로 삼는다. 자신을 포함한 개체 생명이 순박하고 자유롭게 살도록 간섭하지 않는 것이 '무위자연'이며, '자율성 존중'의 원칙이다. 이러한 관점에서 적극적 안락사는 긍정될 수 있다. 도가의 윤리 사상에서도 생명의 죽음은 당연한 것이다. 왜냐하면, 개체 생명이 생성·변화·소멸하는 '무위자연'의 유행 속에서 생명의 죽음은 자연 생명의 근원으로 돌아가는 것이기 때문이다. 결국 도가의 죽음은 미물(微物)같은 개체 생명이 본질적인 하나의 자연 생명으로 회귀하는 것이므로 좋은 사건이다. 따라서 도가의 생명 윤리에서 본인의 의지와 결정, 즉 '자율성 존중'의 원칙에 따라 생명의 삶을 마무리하는 안락사는 허용될 수 있다. 그러나 여기서 간과할지 않아야 할 사항은 도가의 자율성이 '무위자연'의 '도'에 위배되어서는 안 된다는 것이다. 도가에서 자율성의 본질은 의도성과 인위성이 완전히 배제되어 있다. 오로지 자신의 생명에 대한 순수한 자율성이지 무언가를 위한 자율성이 아니다. 이러한 측면에서 도가의 안락사는 내 생명의 죽음을 내가 주체적으로 결정하다는 데에 초점을 둔다. 가족·친척 등에게 민폐가 되지 않기 위해 안락사를 결정하는 것은 의도성과 인위성을 갖기 때문에 '도'에 위배된다. 또한 도가의 생명 윤리 관점에서 뇌사자 장기 기증 및 이식은 기본적으로 의도성과 인위성을 가지므로 자율성의 본질에 위배된다. 따라서 허용되지 않는다. 인공 임신 중절이나 유전자 조작 등 역시 장기 기증 및 이식 문제의 동일한 맥락에서 허용되기 어렵다.

다음으로 '생명 동등'의 원칙은 이 세상의 모든 개체 생명들은 하나의 자연 생명으로서 평등하고 동등한 지위를 갖는다는 원칙이다. 이러한 이유로 인간 생명이 자신의 이익에 따라 자연의 다른 개체 생명들에게 해악을 주는 행위는 '생명 동등'의 원칙에 위배된다. 도가의 생명 윤리에서 생명이 동등하다는 의미는 개체 생명들 각각에게 '무위자연'의 자율성을 보장한다는 것으로, 그 자율성이 간섭받거나 제한받지 않는 것이다. 개체 생명의 자율성을 간섭·제한하는 것은

'인위'이며, 생명을 해치는 행위이다. 따라서 '생명 동등'의 원칙은 모든 생명이 평등하다는 관점에서 '해악 금지'의 윤리 원칙을 내포한다.

도가의 '생명 동등'의 원칙은 인류의 영역에서 확장된 동물 및 자연환경의 영역까지 확대·적용된다. 지금까지 인류 역사에서 인간은 인간이 아닌 동물 생명이나 생태계에 수많은 해악을 주었다. 동물 실험 및 학대, 도시개발로 인한 환경 및 생태계 파괴 등은 모두 만물의 영장으로서 인간 생명 중심 세계에서 발생한 문제이다. 인간 생명 중심은 인간의 생명이 편하고자 주도적으로 문명을 발전시켜 나가는 인간 우월주의 입장이다. 이러한 입장은 인간 생명이 다른 생명들 보다 존귀하다는 차별과 다른 생명을 경시하는 사회 풍조를 야기한다. 따라서 도가는 인간 생명 중심의 행태를 사회 혼란과 문제의 수범인 '인위'라고 비판한다. 그 이유는 '인위'가 '무위자연'의 '도'에서 제시된 '생명 동등'의 원칙에 위배되기 때문이다.

도가에 의하면, 오늘날 인간은 동물 실험이나 도시개발 등을 '문명'이라는 허울 좋은 개념으로 포장함으로써 자신들의 '인위'를 은폐하고 있다. 이러한 '인위'의 은폐는 여전히 지속되고 있으며, 수많은 동물들과 환경·생태계에 심각한 영향을 주고 있다. 예컨대, 동물 안락사, 동물 실험, 쓰레기, 배기가스, 핵폐기물, 무분별한 도시개발 등은 현재 우리 사회가 직면하고 있는 심각한 자연 생명 및 환경의 문제이다. 이와 같은 현실의 문제에 대하여 우리는 '자연'과 '생명'을 화두로 삼아 도가의 생명 윤리 관점에서 성찰하고, 그 문제 해결의 대안을 제시해 볼 수 있다.

토론 사항 / 토론 주제

- 고도의 생명공학과 생명의료기술 발달에 대한 유가·불교·도가 윤리 사상의 태도를 제시하고, 현실 사회의 생명 윤리 관점과 연계하여 동양 윤리 사상의 활용 및 적용 방안을 토론해보자.

- 유가·불교·도가 윤리 사상을 옹호하는 관점과 비판하는 관점을 제시하고, 동양 윤리 사상의 현대적 역할에 대하여 토론해보자.

- 오늘날 제기되는 생명의료윤리에 관한 다양한 문제들을 동양 윤리의 관점에서 조명하고 토론해보자.

더 읽을거리 또는 참고할 자료

- 한림대학교 생사학연구소 (2018),『동양고전 속의 삶과 죽음』, 박문사.
  - 동양 고전 속의 삶과 죽음이 가지는 철학적·윤리적 특징과 의미를 이해할 수 있도록 안내한다.

- 장대년 지음, 박영진 옮김 (2012),『중국윤리사상 연구』, 소명출판.
  - 중국에서 발생한 윤리사상들의 특징을 이해할 수 있도록 안내한다.

- 강건기 (2015),『불교와의 만남』, 불일출판사.
  - 불교의 형성 배경과 그 내용을 통하여 불교 윤리의 특징을 이해하도록 한다.

- 김충렬 (2004),『(김충렬 교수의) 노장철학 강의』, 예문서원.
  - 도가사상의 특징을 통하여 도가의 윤리적 관점을 파악할 수 있도록 설명한다.

제 4 장

인공지능을 적용한 의료진단과 의료윤리

김진동

학습목표

- 인공지능의 등장이 의료분야에 미치는 영향과 과정을 이해한다.
- 실제 의료분야에 적용된 인공지능의 사례를 중심으로 인공지능의 도입으로 발생할 수 있는 윤리적 문제를 알아본다.
- 의료분야에 적용된 인공지능과 윤리적인 문제를 이해함으로써 윤리적 갈등 상황에서의 도덕적 판단력을 기른다.

우리나라 최초의 인공지능 의료 진단 "왓슨"

최근 의료계는 좀 더 정확하고 정밀한 진단, 급속한 노령화, 보건의료의 경제성이란 문제들에 당면해 있으며, 이러한 문제의 해답으로 제시되고 있는 것이 근거중심의학이다. 근거중심의학이란 의사가 끊임없이 발표되는 최신의 의학적 지식과 생물학적 자료를 계속적으로 학습하고 그에 기반을 둔 진료와 진단을 하는 것을 말한다. 그러나 실질적으로 방대한 자료를 습득하는 것은 임상 현장에서 진료를 하는 임상 의사에게 불가능에 가까운 과제이므로, 대규모의 자료를 빠르고 정확하게 처리하는 인공지능 기술이 보건의료 분야에 적용되고 있다.

암 환자에게 맞는 최적의 치료법을 제시하기 위해 고안된 왓슨은 2016년 우리나라에서 의료진단에 최초로 도입한 인공지능 시스템이다. 왓슨은 선택된 환자의 진료기록을 확인하고, 이와 관련한 방대한 의학적 전문지식을 기반으로 현재 환자상태에 가장 적절한 치료법 후보를 생성하고, 각 치료법과 근거에 대한 신뢰도를 계산하여 의사에게 추천하게 된다. 그리고 의사는 왓슨이 추천한 치료법들을 확인하고 최종적으로 어떻게 환자를 진료할 것인지 선택하고 환자에게 설명하게 된다.

이렇듯 인공지능은 의료분야에서 의사의 진단을 돕는 역할을 수행하기 시작했고, 우리는 인공지능이 의료분야에서 올바르게 이용될 수 있도록 앞으로 당면할 윤리적인 문제들에 대하여 논의할 필요가 있다.

1 인공지능 도입과 윤리 문제

현대사회는 생명과학 및 의료기술의 발달로 인해 질병의 진단과 치료에 있어 혁신적인 기술을 이용할 수 있게 되었다. 그리고 이로 인하여 전에는 불가능했던 질환에 대한 예방과 치료가 가능해졌다. 의료분야의 신기술 중에서도 인공지능은 4차 산업혁명에 의해 변화를 맞이할 가장 중심적인 부분으로 주목받고 있다. 우리나라에서는 2016년 의료진단에 인공지능을 도입한 것을 시작으로 다수의 병원들이 의료 빅데이터를 분석하는 인공지능 분야의 인력을 양성하고 있고, 2017년 이루어진 인공지능에 대한 대국민 인식 현황 조사에서도 의료 및 건강 분야의 인공지능 접목이 가장 중요한 것으로 인식하고 있다고 조사되었다. 이처럼 새롭게 공존할 대상으로서의 인공지능을 윤리적 측면에서 사전적 대비가 없이 받아들일 경우, 의료서비스를 제공하는 의료진뿐만 아니라 환자와 보호자도 혼돈을 느낄 수 있으므로 이에 대한 윤리적인 대책이 필요한 시점이다. 그러므로 본 장에서는 국내 의료분야에 적용된 인공지능의 최신 동향과 윤리적인 이슈를 소개함으로써, 4차 산업혁명 시대의 새로운 의료기술에 대한 이해를 바탕으로 인공지능으로 인해 발생할 수 있는 윤리적 갈등 상황에서 의사결정을 하는 데에 도움을 주고자 한다.

1) 4차 산업혁명과 윤리 문제

2016년 '4차 산업혁명의 이해'라는 주제로 개최된 세계경제포럼(World Economic Forum)에서는 디지털, 바이오, 오프라인 등의 기술 융합으로 대표되는 4차 산업혁명이 정보통신기술의 융합으로 기술과학, 경제, 사회, 의료 등의 분야에 어떤 변화를 일으킬 것이고, 4차 산업혁명 시대를 살아가는 우리는 어떤 준비를 해야 할 것인가에 대한 논의가 이루어졌다(교육부, 2016: 6-10). 4차 산업혁명은 인공지능, 사물인터넷, 빅데이터, 모바일 등 첨단 정보통신기술이 사회경제적인 분야의 전반에 융합되어 혁신적인 변화가 나타나는 차세대 산업혁명으로 정의되고 있으며, 시사경제용어사전에서는 4차 산업혁명을 기존 산업 영역에 물리, 생명과학, 인공지능 등을 융합하여 생산에서 관리 그리고 경영에 이르기까지 전반적인 변화를 일으키는 차세대 혁명이라고 정의하고 있다. 1차 산업혁명은 철강 산업과 증기기관의 개발로 가능해진 기계생산, 2차 산업혁명은 전기 기술의 발명으로 기계생산 산업이 사회 전반으로 확장된 대량생산, 3차는 디지털 혁명으로 불리는 컴퓨터와 인터넷의 등장으로 자동생산이 실현되었다면, 4차 산업혁명은 인공지능이 구현하는 자율생산으로 대표되며, 그 키워드는 '신기술', '융합', '혁명'으로 요약된다고 할 수 있다.

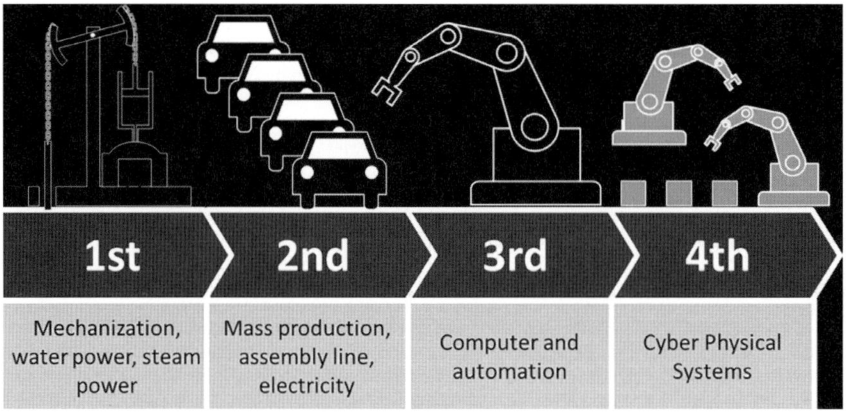

출처: Christoph Roser, https://www.allaboutlean.com

우리나라에서도 2016년 3월 구글에서 개발한 인공지능인 알파고와 이세돌 9단의 바둑대결이 일반 대중과 인공지능 간의 거리를 이전에 비해 크게 좁히는 역할을 하였으며, 이를 시작으로 4차 산업혁명이라는 표현과 인공지능에 대한 관심이 증가해왔다. 특히, 이러한 4차 산업혁명으로 인한 보건의료 분야의 신기술 창출 효과에 대해서는 의심의 여지가 없으며, 유전정보의 분석과 이에 따른 질병 진단 및 약물 처방, 빅데이터 활용, 3D 프린터를 통한 신체 보완, 그리고 인공지능을 활용한 질병 진단 등의 바이오 기술의 혁신은 보건의료 환경에도 엄청난 변화를 가져올 것이라 예상되었다. 현재 보건의료 분야에서는 데이터 마이닝(Data mining), 기계 학습(Machine learning), 딥 러닝(Deep learning) 등과 함께 4차 산업에 필수적인 빅 데이터(Big data) 분석과 인공지능의 활용이 활발하게 이루어지고 있다.

4차 산업혁명에 제반된 새로운 기술들과 보건의료분야로의 적용에 대해서는 여전히 다양한 관점이 제시되고 있다. 인공지능은 통제할 수 있고 인류에게 도움이 되도록 발전시킬 수 있을 것이라고 주장하는 페이스북 창업자 마크 저크버그(Mark Elliot Zuckerberg), 구글 창립자 래리 페이지(Larry Page) 등과 같은 의견에 반하여, 테슬라 회장인 일론 머스크(Elon Reeve Musk), 케임브리지대학교 교수 스티븐 호킹(Stephen William Hawking)을 포함한 많은 전문가들은 인공지능이 인간의 통제 범위를 벗어날 수 있으므로 인류에게 큰 위협이 될 수 있다고 문제를 제기하고 있다. 그리고 이러한 문제의 쟁점에는 4차 산업혁명으로 인한 새로운 기술들에 의해 새로운 윤리적 문제들이 나타날 것이며, 이 윤리적 문제에 대한 고민과 성찰도 시작되어야 한다는 주장들이 거듭되고 있다. 그러므로 4차 산업혁명으로 나타난 의료분야의 첨단기술과 이로 인해 발생 가능한 윤리적 문제에 대한 심도 있는 논의가 필요한 시점이다.

실제로 보건의료학계 및 교육현장에서도 4차 산업혁명 기술의 하나인 가상현실을 이용한 새로운 교육방법을 이용하고 있으며, 보건 의료 현장에서도 새로운 4차 산업 기술로 인해 발생될 수 있는 윤리적 문제에 적합하게 대처할 수 있는 보건의료인을 양성하기 위한 노력이 시작되고 있다. 또한, 윤리적인 문제에 대하여 도적적인 판단을 할 수 있는 인문적 소양과 인성을 갖출 수 있어야 하므로, 보건의료인의 기초교육을 담당하고 있는 대학에서 자율성, 인간에 대한 이해, 가치 판단과 같은 생명윤리에 대한 깊은 이해와 교육이 선행되어야 한다는 주장이 늘어나고 있다(조헌국, 2017: 53-89). 이에 따라 학생들의 윤리적 교육과정에서 4차 산업혁명시대에 따른 윤리적 이슈에 대한 대학 교육의 방향에 대해 제고하는 연구가 이루어졌으며(김수경, 2018: 330-343), 실제 교육 현장에서는 공청회 등을 통하여 시대적 흐름에 맞는 생명윤리 교육을 제공하기 위한 시도가 이루어지고 있으며, 4차 산업혁명시대의 기술과 관련된 생명윤리 교육과정을 개설하고, 공개토론회와 대학 내 온라인 공개강좌를 통해 생명윤리 교육의 접근성을 높이고 있다.

또한, 직접적으로 보건의료 분야에 시도되고 있는 의료진단의 인공지능 활용, 개인의 유전 정보에 따른 처방, 빅데이터를 활용한 의료 정보 축적, 바이오테크 기술을 이용한 신체기능의 보안 등과 같이 인간과 생명에 대한 새로운 개념을 도입하고 있는 요소에 대한 문제가 대두되고 있다. 그리고 이러한 인간에 대한 근본적인 개념을 해롭게 위협할 수 있는 요소를 비롯하여 이러한 기술의 개발로 야기될 수 있는 위험에 대한 법적 규제에 대한 논의도 시작되었다. 그리고 이러한 논의에서는 4차 산업기술과 관련하여 적합한 윤리적인 판단이 필요한 상황에 대한 검토가 미리 이루어져야 하며, 이러한 문제 상황에 대한 사후적인 법적 초치가 아닌 사전적인 규율로써의 법적 규제가 필요하다는 주장도 제기되고 있다(양종모, 2016: 537-565).

2) 인공지능의 도입과 윤리 문제

4차 산업혁명의 가장 핵심적인 소프트웨어인 인공지능 기술은 로봇공학, 빅데이터 분석, 나노 기술, 무인 수송수단 등과 같은 분야에서 4차 산업혁명을 주도하고 있다. 인공지능은 언어 이해, 학습, 문제해결과 같은 지적인 인간의 행동을 컴퓨터로 하여금 실행케 하는 기술이라고 정의되며, 인공지능은 소프트웨어이므로 그 실체가 존재하지 않는다. 인공지능의 실체는 그 목적에 따라 기능이 하드웨어에 탑재되었을 때 만들어지며, 가정용이나 산업용, 의료용 등의 모습으로 나타난다.

인공지능은 그 능력과 기능의 수준에 따라 약인공지능, 강인공지능, 초인공지능으로 분류할 수 있다. 예를 들어, 알파고와 같이 바둑이라는 한 가지 기능과 목적에 맞게 프로그래밍 된 인공지능을 약인공지능(Weak Intelligence) 또는 특수인공지능(ANI; Artificial Narrow Intelligence)이라고 분류하고, 인간 수준의 인지 능력과 기능을 갖춘 강인공지능(Strong Intelligence) 또는 범용인공지능(AGI; Artificial General Intelligence), 이보다 1,000배 이상으로 고도화된 인공지능을 초인공지능(ASI; Artificial Super Intelligence) 또는 초지능(Super Intelligence)으로 분류한다.

특히, 높은 수준의 인공지능은 인간에게 조종을 받지 않으면서 스스로 인간의 복지에 잠재적인 영향을 미칠 정도로 발전함에 따라 오늘날의 인공지능 시스템들은 스스로 도덕적 판단을 내려야 할 정도로 복잡한 수준에 다다르고 있다. 이로 인해 도덕 행위자의 범위는 인간을 넘어 인공지능 시스템으로까지 확대되고 있으며, 이러한 인공적 도덕 행위자(Artificial moral agent)로서 인공지능의 설계를 위한 윤리적 측면의 고려사항에 대한 연구들이 활발하게 이루어지고 있다(목광수, 2018: 361-391). 이러한 연구들은 인공지능이나 인공지능을 탑재한 로봇이 현실에서 당면하는 여러 선택사항에 대하여 어느 것이 윤리적으로 받아들일 만한 것인지 스스로 평가하는 능력을 갖게 되기를 바라며 시작되었다.

웬델 월러치와 콜린 알렌(2014: 138-141)의 저서인 “왜 로봇의 도덕인가?”에서는 도덕적 의사결정의 구체적인 실현을 위해 철학을 기반으로 한 인공지능 설계의 ‘하향식 접근법’ 및 ‘상향식 접근법’의 기본적인 틀을 다음과 같이 설명하고 있다. 하향식 도덕 원리는 인공지능을 설계함에 있어 알고리즘으로 전환할 수 있는 규칙이나 원칙을 마련하는 것이고, 어떠한 구체적인 윤리 이론을 택하여 그 이론을 구현할 수 있는 알고리즘을 설계하고 서브 시스템들이 서로 상호작용하는 방식을 정하는 것이다. 따라서 하향식의 윤리체계에는 황금률, 10계명, 칸트의 정언명령, 그리고 결과론적인 원칙 중심의 전통적인 윤리 규범 등이 해당할 것이며, 대표적으로 칸트(Immanuel Kant)의 의무론, 밀(John Stuart Mill)의 공리주의(utilitarianism), 아시모프의 로봇3원칙[12] 등의 적용에 많은 관심을 기울일 것이다.

실질적으로 인공지능을 구현하는 공학자는 하향식 분석을 통해 주어진 과제를 더 단순한 하위 과제로 분해하고, 이러한 하위과제들을 구현하는 모듈이 위계적인 구성을 이루어 본래의 목표를 실현하게 된다. 이러한 하향식 접근법은 인공지능이 일반적인 문제를 해결할 때 사용하는 알고리즘의 방법과 유사하다는 장점이 있으나, 전통적인 의무론의 입장에서는 인공지능은 그 자체로 자유의지나 선의지를 가질 수 없다는 비판을 받고 있으며, 공리주의 입장에서는 인공지능이 공평성과 자비심을 지닌 존재일 수 있는가라는 비판이 제시되고 있다. 특히, 딜레마 문제들을 해석할 때 의무론적이거나 결과론적인 원칙 중심의 하향식 접근법은 원칙들이 상충할 때 합리적으로 해결하지 못하거나, 특정 윤리 이론에 기반을 두고 설계될 경우 그 이론이 가진 취약점으로 인해 경직성이나, 도덕적 직관과의 상충이 나타날 수 있다는 우려도 제기된다.

반면, 상향식 접근법에서는 행위자가 행동 과정들을 탐구하고 배우며 도덕적으로 칭찬받을 만한 행동에 대해 보상을 받는 환경을 조성하는 데 초점을 둔 방식으로써, 아동이 발달하는 과정처럼 행위자가 다양한 행동 과정들에 대한 도

---

12 1942년 아이작 아시모프(Isaac Asimov)의 공상 과학 소설 '런어라운드(Runaround)'에서 처음 언급되었으며, 로봇이 따라야 할 세 가지 원칙은 다음과 같이 설정하고 1985년에 (0)번째를 하나를 더 추가하였다.

(1) 로봇은 인간에게 해를 입히거나 혹은 행동을 하지 않음으로써 인간이 해를 입도록 해서는 안된다.

(2) 로봇은 인간이 내리는 명령에 복종해야 하며, 단 이러한 명령들이 첫 번째 법칙에 위배될 때에는 예외로 한다.

(3) 로봇은 자신의 존재를 보호해야 하며, 단 그러한 보호가 첫 번째와 두 번째 법칙에 위배될 때에는 예외로 한다.

(0) 로봇은 인류에게 해를 입히거나, 혹은 행동을 하지 않음으로써 인류가 해를 입도록 해서는 안된다.(URL 1)

덕적 평가를 통해 도덕적 행위자로 성장해나가는 인간의 방식과 유사하다. 이는 프로이드(Sigmund Freud), 피아제(Jean Piaget)를 거쳐 콜버그(Lawrence Kohlberg)에서 살펴볼 수 있는 아동의 도덕성 인지발달단계를 통한 습득과정과 유사한 접근법이다. 물론 콜버그의 각 인습단계가 콜버그 후기에 와서는 상당부분 수정되기도 하고, 배려의 윤리를 강조한 길리건(Carol Gilligan)에 의해서는 거센 비판을 받았지만, 콜버그의 이성적 사고능력에 대한 강조와 아동의 단계적 발달 가능성은 인공지능의 도덕성 발달단계를 설계함에 있어 많은 개발자들이 관심을 가지고 연구하고자 하는 대상임에는 틀림없다.

특히, 상향식 접근법은 현실의 다양한 문제 상황에서 구체적인 행위 지침을 제시하지 못하는 하향식의 한계를 극복하며, 현실 경험을 통하여 개별적인 행위에 대한 규범을 배워간다는 덕 윤리와 가깝다는 장점이 있다. 그러나 전통적인 입장에서 인공지능이나 인공지능 로봇이 경험을 통해 습득하는 감정(emotion)이나 도덕감(moral sentiment), 실천적 지혜(phronesis)를 가진 존재로 보기 어렵다는 비판이 있으며, 특히 빅데이터를 통해 경험을 습득하는 방식의 인공지능 로봇은 잘못된 데이터로 인해 비윤리적인 학습이 될 수 있다는 우려가 제기되고 있다. 한 예로, 2016년 3월 MS(Micro Soft)사에서 인공지능(AI)을 기반으로 설계한 채팅 로봇 테이(Tay)의 사례를 살펴보면, 테이는 사람들과의 채팅 속에서 정보와 다양한 의견들을 주고받으며 스스로 학습하는 챗봇이였는데, 문제는 테이의 학습 메커니즘을 잘 알고 있는 일부 트위터 사용자들이 집중적으로 테이와의 상호작용 속에서 인종차별적이고 정치적으로 편향된 내용, 욕설 등을 가르쳐 테이를 인종차별 주의자이자 대량학살 지지자로 만들어 버린 것이었다. 또 다른 예로, 건양대학병원은 2017년 4월 왓슨 도입이후 약 6개월 동안 279명의 암환자에게 왓슨의 활용도를 살펴본 결과 일반 암은 그 활용도가 90%를 넘는 데 반해, 위암 환자에게는 50% 정도의 활용도만 보였다고 밝혔다(URL 2). 이는 아직 한국인 위암 환자의 빅데이터가 부족하고 서양인의 데이터로는 동양인의 사례를 충분히 해석하지 못하므로 인간의사의 진단과 왓슨의 진단이 일치하지 않는 경우가 아직은 많다는 것을 의미한다.

실질적으로 인공지능을 설계하는 공학자들은 알고리즘을 설계할 때 하향식과 상향식 접근법을 혼합하는 방법을 사용한다. 실제로 일반적인 문제를 해결할 때에는 하향식 접근법에 기반을 둔 알고리즘을 설계하고, 도덕규범들이 상호 충돌하는 문제에 대해서는 다양한 사례와 경험을 통해 다원적인 가치와 규범이 학습되는 상향식 접근법을 혼합하는 방식은 두 접근법의 한계를 극복할 것으로 기대되고 있다.

약 400년 전 데카르트(Descartes, René)에게 이와 같은 기계의 지능과 도덕성에 관한 학습방법을 질문하였다면, 물질이 지적, 도덕적 능력을 생산할 수 있다는 가능성은 형이상학적으로 터무니없는 헛소리라고 지적하였을 것이다. 하지만 지금의 인공지능기계는 데카르트 시대의 기계와는 기능의 적용범위와 능력에서 차원이 다르다. 우리는 도덕적 행위를 평가하는 관점의 차이를 칸트의 '좋은 이유'에서 찾든, 아리스토텔레스의 '좋은 품성'에서 찾든, 밀의 '좋은 결과'에서 찾든 이제는 우리 사회 깊숙이 관여하고 그 영향력을 넓혀가며, 논리적인 플랫폼에서 개발되고 있는 다양한 인공지능이 자신의 능력을 펼침에 있어서 인류에게 가져올 최대의 선한 결과와 최소의 해악이 무엇인지를 분별할 수 있어야 한다는 것에 쉽게 동의할 것이다. 아울러, 인공지능은 롤즈(John Rawls)가 언급한 '무지의 베일' 상태에서 다양한 과제에 대응하면서 폭넓은 가능성까지 계산하고 결론을 도출하기에, 감정적인 인간들이 내린 결론보다는 충분히 더 합리적이고, 효율적이며 설득력 있다고 생각할 수도 있을 것이다.

3) 의료분야의 인공지능 도입과 윤리 문제

높은 수준의 인공지능은 의료분야에 엄청난 변화를 가져올 것으로 예상되며, 4차 산업혁명의 급속한 성장은 높은 지능의 인공지능을 탑재한 로봇의사의 진화 속도도 예측하기 어렵게 만들고 있다. 머지않은 미래에 로봇의사가 진료와 진단 및 처치까지 하는 병원도 등장할 것이라고 말하는 학자들도 있으며, 무엇보다 환자 한 명마다 본인의 유전자와 증상에 맞는 맞춤형 진단과 치료방법, 나아가 맞춤형 신약까지 제공하는 미래형 병원은 인간의 수명과 의학의 미래를 완전히 바꿀 것으로 예측하고 있다. 앞서 인공지능의 도입과 윤리 문제에서 살펴보았듯이, 이러한 급격한 변화 속에서 인공지능의 도덕적 판단은 매우 중요한 문제이며, 특히 보건의료분야는 의료 윤리 전반에서 도덕적 원칙들이 상충하는 행동을 낳게 되는 상황이 무수하게 존재할 수 있고, 이것이 인공지능의 판단에 영향을 주어 경제적인 손실뿐만 아니라 인간의 건강이나 생명과 직결될 수 있으므로 더욱 중요시 되고 있다.

병원의 집중치료시설에서 환자들에 대한 치료 절차들을 결정하는 데 도움을 주기 위해 도입된 컴퓨터 기반 시스템인 의사결정 지원 도구(Decision Support Tools, DST)를 예로 살펴보면, 제작사는 환자의 정보를 기반으로 치료와 진단 절차를 개선함으로써 환자에 대한 의료 서비스를 정량적으로 개선하기 위하여 이 시스템을 고안하였다. 그러나 중환자 담당 의료진이 이러한 DST의 권고에 따라 수동적으로 환자의 위험도를 판단하고 진단하는 것이 관례가 된다면, 숙련된 내과의사라 할지라도 DST의 권위에 도전하기 어려워지고 결과적으로 컴퓨터에 기반을 둔 예측이 환자의 진단과 치료를 지배할 수 있다는 우려가 나타난다. 나아가, DST가 환자의 생명유지 장치를 끄는 데 이용되거나 의식이 없는 중환자의 치료에 관한 결정을 내려주는 데에까지 이용된다면, 그 오용에 대해 경계할 필요성도 제기되고 있다. 하지만 DST를 이용하는 의사가 환자들에게 더 신속하고 나은 혜택을 준다면 긍정적이라고 보는 의견 또한 높게 지지되고 있다(웬델 월러치&콜린 알렌, 2014: 138-141).

위와 같은 컴퓨터 기반 DST는 데스크 탑 컴퓨터처럼 특정한 위치에 놓여 있는 기계에 불과지만, 인공지능에 기반을 둔 의료기계는 로봇의 형태로 제작되어 많은 면에서 인간 의사와 유사한 방식으로 의료활동을 하게 될 것으로 예측되고 있다. 이러한 로봇의사는 인간의 생명과 건강을 증진시키는 의료적 목적을 잘 수행하도록 제작된 의료 인공지능 기계로 정의되며, 앞으로 인간 의사가 진단과 치료법을 제시하는 역할을 보고하거나 대행하게 될 것으로 예측되고 있다(맹주만, 2018: 271-308). 그리고 대부분의 의사결정 과정에 인공지능의 참여가 당연시될 시대에는 로봇의사의 판단이 의료적 의사결정에서 가장 중요하게 고려해야 하는 문제가 될 것이다. 즉, 인공지능이 내린 진단 및 치료방향이 인간 의료진이 내린 결론과 다를 경우 의사와 환자, 보호자는 누구의 치료방향을 선택할 것인가 하는 문제에 자주 봉착하게 될 것이고, 결국 빅데이터를 활용한 로봇의사의 진단과 처방에 더 큰 신뢰를 가지게 될 가능성이 크다는 것이다. 이에 따라 로봇의사의 진단에 따를 경우 의료기관들은 오진에 대한 책임문제에 대해서도 다양한 어려움이 생길 것이다.

최근에는 실제로 생명과학, 암, 노인성 질환, 재생의학 분야에 투자하는 홍콩의 투자 금융회사에서는 인공지능 알고리즘을 이사로 임명했으며, 이것은 인공지능이 이미 의사결정자에게 중요한 정보를 제공할 뿐만 아니라 주어진 문제 해결에 대한 최선의 결정을 내리는 역할을 하고 있음을 의미한다. 또한, 컴퓨터 과학자와 철학자가 함께 설계한 의료윤리 전문가 시스템인 메드에덱스(MedEthEx)는 어느 정도 기본적인 도덕적 추론에 관여하며, 정신적인 문제가 있는 환자를 맡고 있는 의사에게 적절한 행동 과정을 윤리적으로 선택하도록 돕기도 한다.

2016년 우리나라에서 의료진단에 최초로 도입한 인공지능 기술인 왓슨 포 온콜로지(Watson for Oncology)는 2012년 IBM과 '메모리얼 슬론 케터링 암센터(Memorial Sloan Kettering Cancer Center)' 의사들이 함께 암 환자에게 맞는 최적의 치료법을 제시하기 위해 고안된 인공지능 시스템이다. 국내 최초로 왓슨을 도입한 길병원에서는 환자의 신뢰를 높이기 위하여 왓슨을 도입하였으며, 이를 통하여 대형병원으로의 환자 쏠림 현상을 완화할 뿐만 아니라, 암환자들에게는 암 치료의 적기를 놓치지 않고 치료받을 수 있는 기회를 제공하고자 했다고 밝혔다.

| IBM의 왓슨 포 온콜로지(Watson for Oncology)

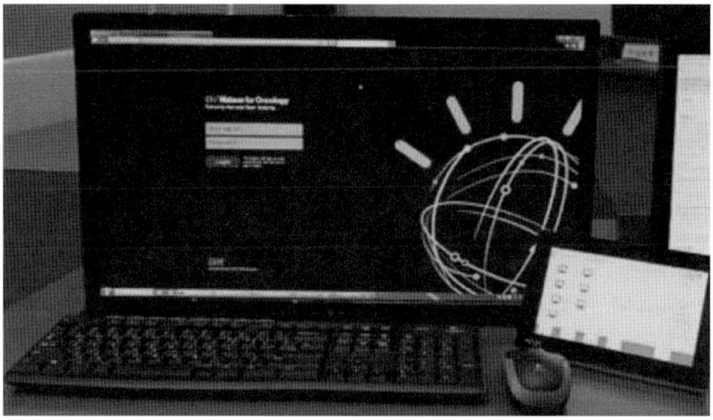

출처: 길병원 웹사이트, http://www.gilhospital.com

| 국내 병원의 왓슨 도입 현황

발표	적용	지역	병원명	서비스명(공급회사)
'16.9	'16.12	인천	가천대 길병원	Watson for Oncology(IBM)
'17.1	'17.1	부산	부산대학교병원	Watson for Oncology(IBM) Watson for Genomics(IBM)
'17.3	'17.4	대전	건양대학교병원	Ailbril(SK C&C㈜) Watson for Oncology(IBM)
'17.3	'17.4	대구	대구가톨릭대학교병원 계명대학교 동산의료원	Watson for Oncology(IBM)
'17.4	-	서울	중앙보훈병원	Watson for Oncology(IBM)

출처: 이다은, 2017 재구성

실제 왓슨의 진료는 환자와 보호자가 진료실에 들어오면 서로 다른 분야의 전문의 대여섯 명이 돌아가며 환자의 내원부터 수술 경과까지 환자가 받은 조직검사, 수술경과 징후 등 각자 환자를 진료했던 결과를 설명하고, 5분 정도 진료

검토를 마친 왓슨은 영어로 빼곡히 채워진 의학 논문의 형태로 환자에게 권고하고, 의료진은 이것을 환자에게 해석해준다. 길병원이 2016년 도입한 이후, 부산, 대전, 대구 소재의 병원들이 잇따라 진료 현장에 왓슨을 도입해 활용하고 있으며, 국내 대형병원들도 의료 빅데이터를 활용한 인공지능 기반 소프트웨어를 개발하고 있다.

최근 한국 의료계에서는 인공지능이 현재 의사의 역할에 어떤 영향을 미치고 이를 대비하여 어떠한 준비를 해야 하는가에 대한 연구가 보고되고 있으며(박동균, 2017: 235-238), 단계적으로 강화되는 인공지능의 도입과 환자의 권리에 대한 논의 또한 시작되었다. 실질적으로 과거 전염병이나 급성 질환의 치료가 중점이 되었던 시기의 의사가 환자를 진단하고 지침을 지시하는 관계였다면, 만성질환이 급증한 현대의 의사는 환자와 같이 치료에 참여하는 동반자적인 관계로 변모하였다. 나아가 인공지능 시대의 의사는 인공지능과 함께 상호작용하며 환자를 치료하는 관계로 바뀌어 갈 것이며, 이러한 변화에 적응하지 못하는 의사는 환자의 선택을 받지 못할 수 있다는 주장도 있다. 그러나 우리나라의 인공지능 도입은 아직 초기이며, 인공지능이 의료 현장에서 어떤 모습으로 자리 잡게 되고 어떠한 윤리적인 문제에 직면하게 될지 더 지켜보아야 한다.

2 의료분야의 인공지능 실태와 윤리 문제

2019년 3월 세계 보건기구(WHO)는 국가들이 디지털 기술과 인공 지능의 기회를 평가, 통합, 규제 및 극대화 할 수 있도록 지원하는 것을 목표로 하는 새로운 디지털 건강 부서의 설립을 발표했다. 이러한 국제적인 기구의 노력은 범국가적인 차원에서 보건의료분야에서 활용되는 인공지능 기술을 관리하고 감독하겠다는 의지를 보여주고 있으며, 향후 인공지능을 탑재한 디지털 기술에 기반을 둔 건강 제품들이 쏟아져 나올 것을 대비한 것으로 보인다. 이제 우리는 소위 빅데이터 혁명 속에서 생명의료 분야에 인공지능을 사용하는 것에서 발생할 수 있는 새로운 윤리적 문제들과 직면해 있으며, 구체적으로 의료 연구, 임상, 공공 건강 분야에서 어떻게 윤리적으로 인공지능을 도입하는 기초를 쌓을 것인지에 대하여 논의해야 한다.

1) 의료 분야에서의 인공지능 실태

생명의료 연구는 새로운 의약품을 개발하고, 임상실험을 통해 그 효과를 검증하여 얻은 데이터를 체계적으로 수집하여 진단에 적용하는 방식으로 이루어졌으며, 최근에는 환자의 임상데이터뿐만 아니라, 유전정보, 생활방식, 인구사회학적 특성을 모두 수집하여 통합적으로 분석하는 정밀 진단이 도입되고 있다. 인공지능은 이렇듯 정밀한 진단이 요구되는 분야에서 개별 환자의 전자의무기록, 유전정보, 건강 정보 데이터의 동시 분석을 가능하게 하여 좀 더 신속하게 검사나 치료 방법을 제공할 수 있다. 실제로 현재 가천대 길병원에서 사용하고 있는 인공지능인 Watson for Oncology는 300개 이상의 의학저널, 200개 이상의 의학교과서, 1억 페이지가 넘는 의약품과 관련된 정보 등의 의료정보를 분석하고, 실제 20,000명 이상의 환자 사례를 분석하여 최적의 치료법을 선택하며, 지금도 지속적으로 새로운 의학논문과 임상 자료들을 축적하고 있다.

인공지능은 방대한 분량의 의료분야 문헌을 검색하여 잠재적으로 치료 가능한 약물을 발견하고 실험에 필요한 용량까지 예측할 수 있을 것이며, 실질적인 환자 본인의 의료 데이터를 사용하여 개별 환자에 대한 진단이나 예후, 치료, 재활을 예측하는 데에 이용 될 수도 있다. 예를 들어, 인공지능 기술이 특정 만성질환에 걸릴 위험이 있는 사람들을 예측하고 관리 할 수 있도록 지원함으로써 건강관리 시스템을 개선할 수 있다. 실제로 대형병원에서는 병원 내 사망률, 재입원률, 입원기간 및 최종 퇴원을 정확하게 예측하기 위해 인공지능 기술을 적용하고 있으며, 나아가 암환자에게 합리적인 화학 요법을 제시하기 위하여 사망의 위험정도를 식별하는 데에 인공지능 기술을 이용하고 있다.

의료 분야에서 인공지능을 활용하는 데에 가장 유망한 응용 분야 중 하나는 영상 진단 분야이다. 인공지능을 통하여 X-레이, 자기공명영상, 신체 부위의 이미지 및 병리학 슬라이드와 같은 다양한 유형의 의료 이미지를 해석하고 시각적 패턴을 인식하는 것은 이미 진단 분야의 중요한 한 부분이다. X-레이 스캔을 통하여 손목 골절을 진단하거나 자기 공명 영상을 통하여 심장병이나 당뇨병성 망막증을 진단하는 소프트웨어는 모두 딥러닝 기술을 이용하였고, 이미 FDA의 허가를 받은 응용 프로그램이다. 이러한 인공지능 시스템을 이용한 진단이 인간 의사와 비교하여 동등하거나 우수하다는 결과는 있으나, 아직까지 임상 치료에 사용할 정도로 확립되지는 않았다. 최근에 개발된 인공지능을 기반으로 한 영상 진단 응용 프로그램은 휴대용 장치에서 환자가 직접 작동할 수도 있다. 예를 들어, 스마트 폰에 앱을 설치하고 카메라를 통하여 환자가 본인의 피부조직을 검사하면 인공지능 기반 알고리즘을 통합하여 피부암의 존재를 감지할 수 있다. 또 다른 예로, 2017년 개발된 스마트 알약은 섭취 가능한 센서를 포함하고 있어 환자가 처방전을 준수하도록 환자의 기기로 신호를 보내기도 하는데, 캐나다 국가대표 선수단은 무더운 여름에 개최될 예정인 2020년 도쿄 올림픽에서 올림픽 기간 중 웨어러블 디바이스를 선수들에게 먹이고 심부체온을 수시 체크하여 최상의 컨디션을 유지하는 데 쓰일 예정이라고 한다.

2) 의료 분야에서 인공지능 개발의 윤리 문제

의료 분야에 적용하기 위한 인공지능 기술을 개발하는 것에 대해 세계적으로 우려하는 문제는 인공지능의 알고리즘을 훈련시키는 데이터의 대표성과 윤리성이다. 현재 대표적인 인공지능의 알고리즘으로 사용되는 의료 데이터는 백인성의 비율이 과도하게 높으므로 이러한 데이터로 훈련된 인공지능 기술을 다양한 인종에게 적용할 수 있는가하는 문제가 제기되고 있다. 그리고 이보다 더 이슈가 되고 있는 것은 환자의 관점에서 인공지능의 훈련에 사용된 데이터들이 사전 동의가 충분히 이루어졌는가하는 개인 정보 보호 및 신뢰성에 대한 문제이다.

과거 임상실험에 이용되는 데이터는 서면으로 연구대상자의 동의서를 받고 수집되었으나, 인공지능의 학습을 위해 수집되고 있는 방대한 데이터의 경우, 앞으로 어떤 목적과 조건 하에서 데이터를 이용하고 처리할 것인지의 경계를 정하기가 점점 더 어려워지고 있다. 그리고 이렇게 수집된 데이터는 또 다른 데이터 세트와 연결되어 무한대로 이용될 가능성도 있으므로 의료분야의 방대한 빅데이터 연구에 대한 개인정보보호와 윤리적인 문제가 필연적으로 발생한다.

그러나 역설적으로 의료분야의 연구자들은 정확하고 효율적인 진단과 처방을 위한 인공지능 알고리즘의 구현을 위해 다양한 인구집단의 대규모 데이터정보가 정부나 민간 기관을 통해 수집되어야 한다고 주장하며, 현재 의료 기관 및 스마트 기술 분야 기업들은 정부 기관의 감독 하에 수백만의 시민들의 데이터를 수집하고 분석하는 연구를 시도하고 있다. 결과적으로 아직까지 인공지능 기술을 위하여 환자들의 데이터를 사용하고, 그 데이터에 의하여 훈련된 인공지능 기술을 임상 진단에 적용하는 것에 대한 윤리적인 쟁점은 남아 있는 것이다.

3) 의료 현장에서의 인공지능과 윤리 문제

실제 임상 현장에서 환자의 진단에 인공지능을 도입하는 데 있어서 발생할 수 있는 윤리적인 문제는 매우 다양하며, 그러한 문제들은 인공지능을 어떠한 용도로 사용하며, 인공지능을 환자의 어떠한 부분까지 결정하게 할 것인가에 따라 다르다. 다시 말해서, 인공지능이 진단하고 결정하는 범위가 환자의 생명에 관여하는 의료 업무까지 확대될 경우 인공지능의 도입과 관련한 윤리적인 문제는 더 다양하고 심각하게 논의되어야 한다. 구체적으로, 인공지능에 의해 자동화된 의료 서비스 환경에서 환자의 치료에 대한 우선순위를 정해야 할 때, 어떤 환자가 먼저 치료 받고 어떤 환자에게 어떠한 화학 요법이 제공되는지와 같은 결정은 비용 효율성을 따를 가능성이 있다는 문제가 있다. 그러므로 이러한 인공지능의 결정에 대하여 의료서비스 운영자가 각 환자의 개별적인 상황에 따라 객관적인 기준을 수정하거나 보완할 수 있는 환경이 조성되어야 한다. 예를 들어, 환자의 입원에 대한 인공지능의 결정 알고리즘에 예상되는 입원 기간이나 치명도, 사망률 등의 위험도를 고려하는 시스템을 추가한다면 내원하는 환자들 중 가장 취약한 환자, 즉 치료가 더 필요한 중증 환자를 구별할 수도 있을 것이다.

그 외에도 임상 현장에서 진단 목적으로 인공지능을 사용하는 것과 관련하여 환자에게 인공 지능의 사용을 공개하고 사전 동의를 받아야 하는지 여부, 인공지능의 알고리즘을 의무적으로 공개하도록 해야 하는가 등 많은 윤리적인 문제들이 논의된다. 또한, 가장 중요한 윤리적인 문제 중 하나는 의사가 가지고 있던 의학적 권위가 인공지능으로 이동하는 것으로, 이러한 현상은 기본적으로 의사의 진단에 도움을 주기 위해 도입된 인공지능 시스템이 의료적인 결정에 중심적 역할을 하게 된다면, 의사와 환자의 관계가 근본적으로 바뀔 수 있다는 것을 의미한다. 특히, 인공지능에 의한 진단은 의사와 환자가 대면하지 않고 로봇을 이용한 원격 관리 또는 스마트폰을 통해 이루어 질 수 있으므로 환자 관리를 간편하게 할 수 있다. 이러한 비대면 진료는 이동성이 제한된 노인들에게 더 나은 치료를 제공하는 데 매우 유용할 수 있으나, 환자의 사회적 고립을 증가시켜 건강에 부정적인 영향을 미칠 수도 있다는 우려가 있다. 한 예로 사회학자 셰리 터클(Sherry Turkle)은 미국 매사추세츠 공과대학(MIT)의 인공지능연구소 로봇 연구팀이 만든 키스멧[13]처럼 인간과 로봇의 상호작용을 위해 만든 로봇 인형을 요양원 거주자에게 일정기간 빌려주었다. 그리고 약속한 시간이 지나 다시 수거하는 과정에서, 놀랍게도 요양원의 많은 거주자들이 함께 있던 로봇 인형에 깊은 애착을 보이며, 계속해서 사용하려고 하는 경향을 보였다고 한다. 만약 로봇 인형이 더 지속적이고 강한 상호작용 역할을 하였다면 요양원 거주자는 더 깊은 애착관계를 가질 수도 있으므로 로봇의 설계에 있어서 더욱 신중을 기해야 할 것이며, 그 부작용도 더 커질 수 있음을 간과해서는 안 될 것이다. 아울러, 많은 요양원 거주자에게는 인간 의사의 진단과 치료가 단순히 질병을 완화하는 수준이 아닌 어떤 형태로든 상호작용 하고자하는 사람들의 욕구를 채워주는 중요한 기능이 있다는 것을 알아야 할 것이다.

4) 정신 건강 분야에서의 인공지능과 윤리 문제

환자의 심리적인 상태를 감지할 수 있는 인공지능 알고리즘은 정신 건강 분야에 혁명을 가져다 줄 것으로 기대되고 있다. 예를 들어, 사용자의 스마트폰 검색 및 타이핑 패턴을 분석하여 감정 상태를 감지할 수 있는 어플, 더 나아가 스마트폰의 센서를 통해 사용자의 호흡 패턴, 피부 반응, 목소리 톤, 수면 패턴, 표정, 소셜 미디어 흔적에 이르기까지 모든 것을 포착하여 디지털 방식으로 기분과 정신 건강을 추적하는 기술도 보고되고 있다. 그 외에도 사용자의 얼굴을 인식하여 머신러닝 기술에 기반을 둔 알고리즘으로 우울증을 진단하거나, 사용자의 음성 분석 알고리즘을 통하여 정신 건강을 확인하는 연구 분야에 대한 관심도 높아지고 있다. 그러나 아직은 이러한 도구가 환자의 치료적인 맥락에서 사용된다고 하더라도 개인의 정서적 상태와 정신 건강에 대해 지속적으로 모니터링 한다는 것이 자유주의 가치와 상충되는 심리적인 감시와 같은 상황을 만들어낼 수 있기 때문에 윤리적 관점에서 확실히 문제가 될 수 있을 것이라는 우려 또한 증가하고 있는 추세이다.

---

13 매사추세스공대(MIT) AI연구실에서 인간과 로봇의 상호 작용을 연구하기 위하여 터키어의 '행운'이라는 의미를 갖는 키스멧(kismet)을 개발하였다. 사람의 말과 행동에 따라 표정과 움직임이 달라지며 인간과 상호 작용이 가능한 프로그래밍된 감성 지능형 로봇이다. 안구에 들어있는 CCD 카메라와 소형 무선 마이크로부터 주위의 상황을 인식하고 눈썹, 눈꺼풀, 안구, 입술, 귀 등 인간과 같은 얼굴 모양을 사용하여 기쁨과 슬픔, 놀라움, 웃음 등의 표정을 표현한다.(URL 3)

토론 사항 / 토론 주제

- 이바 스미트(Iva Smit)의 '로봇, 퀴바디스'의 인공지능에 대한 비판적인 견해에 대하여 긍정과 부정의 두 가지 방향으로 토론해보자.
  초지능적이고 자기복제를 하면서 모든 중요한 결정을 스스로 내리는 인공물의 출현 가능성은, 로봇이나 다른 형태의 자율적 인공지능이 결국에는 세상을 장악하고 지배하거나 심지어 인류를 멸망시킬 것이라는 우려를 불러일으킨다. 일부 과학자와 기술자는 그런 발전이 자연스럽거나 필연적이라고 보는 반면, 다른 이들은 비록 가능성이 있기는 하지만 필연적으로 일어나리라고 보지 않으며 또한 로봇의 세계 장악 시나리오가 과장돼 로봇 연구와 인공지능에 대한 부정적인 대중적 이미지로 이어지고, 급기야 추가적인 AI 개발을 가로막을 수 있다고 본다.

- 2007년 미국 국립보건원의 연구팀은 환자가 치료에 대하여 원하는 바를 환자의 가족이 정확히 예측할 확률이 75% 정도인 것으로 보고했다. 그렇다면, 인공지능 의사가 의식불명으로 위독한 환자가 치료 방법으로 무엇을 선호할지 환자의 가족보다 정확히 예측할 수 있을까? 미국 국립보건원의 생명윤리학자인 데이비드 웬들러와 동료들은 치료법의 성공여부에 대한 자료와 단순한 규칙을 적용해 어떤 환자가 특정한 치료법을 수락할지 여부를 예측하는 프로그램을 만들었고, 의식불명의 환자가 정상적인 인지능력을 회복할 1%의 가능성이라도 있으면 그 치료법을 선택하도록 했다. 그리고 실제로 이 프로그램은 환자의 가족만큼 정확히 환자가 원하는 바를 예측했고, 해당 연구팀은 환자의 나이, 성별, 직업과 같은 정보들을 고려한다면 인간의 판단을 훨씬 능가할 수 있을 것이라고 여겼다.
  그렇다면, 당신이 유언장을 써놓지 못한 채 의식불명 상태에 빠졌을 때, 치료에 관한 결정을 가족이 하는 것과 인공지능이 하는 것 중 어느 것이 더 나은 것이라고 생각하는지 토론해보자.

더 읽을거리 또는 참고할 자료

- 목광수 (2018), "인공적 도덕 행위자 설계를 위한 고려사항: 목적, 규범, 행위지침", 『철학사상』 제69호, 361-391.
  - 이 논문은 과학기술의 발전 과정에서 인간과 인공지능의 상호작용과, 현실적 차원에서 도덕적 고려 대상이 되어가고 있는 인공지능에 대하여 논의하고 있으며, 인공적 도덕 행위자를 설계하기 위해 고려해야 할 도덕 철학적 사항들이 무엇인지에 관하여 모색해서 제안하고 있다.

- 최윤섭 (2018), 『의료 인공지능』, 클라우드나인.
  - 이 책은 의료 인공지능의 기술적 측면과 의료계 안팎에서 제기되는 인공지능과 관련된 여러 이슈를 깊이 있게 다루며, 의사는 인공지능으로 대체될 것인가, 어느 진료과가 먼저 영향을 받을 것인가, 인공지능을 어떻게 규제할 것인가, 인공지능의 효용과 안전성을 어떻게 증명할 것인가, 의료 사고의 책임은 누가 지는가 등 의료 인공지능을 둘러싸고 제기되는 다양한 이슈를 자세히 제시하고 있다.

- 웬델 월러치·콜린 알렌 지음, 노태복 옮김 (2014), 『왜 로봇의 도덕인가』, 메디치미디어.
  - 이 책은 로봇 윤리라는 신흥 분야에 관한 최초의 입문서이자 로봇의 도덕에 관한 포괄적인 안내서로써, 공상과학 소설에서 첨단 로봇공학의 과제에 이르기까지 다양한 흥미로운 소재를 통해 왜 로봇의 도덕에 관한 연구가 지금 필요하며 그것에 관련된 기술적 사안은 무엇인지를 상세하게 설명하고 있다. 또한, 컴퓨터가 도덕적 결정을 내리는 것이 필요하다면 공학자와 철학자는 이를 어떻게 설계해야 하는가에 대하여 다양한 분야의 최신 연구 성과를 토대로 체계적이고 명료하게 서술하고 있다.

제 5 장

인간 생명의 시작과 도덕적 지위

이남원

학습목표

- 생명의료윤리학은 인간생명의 시작 문제를 인간의 도덕적 지위와 연관해서 다룬다는 점을 이해한다.
- 생명의료윤리학에서 인간의 도덕적 지위는 인간의 생명권과 밀접하게 연관되어 있음을 이해한다.
- 수정논증과 분절논증의 주장이 무엇인지를 이해한다.

1 인간이란 무엇인가?

인간의 생명이 언제 시작하는가를 논하기 전에 인간이란 과연 무엇인가를 잠정적으로나마 이해할 필요가 있다.

독일의 현대 철학자 막스 쉘러(Max Scheler: 1874~1928)가 1928년 그의 저서인 『우주에서의 인간의 지위』(*Die Stellung des Menschen im Kosmos*)를 내면서, 철학적 인간학(Philosophical Anthropology)은 독립된 한 분과 학문으로서 본격적으로 출발하게 된다. 그러나 인간학적 전회(轉回)의 효시인 소크라테스(Socrates, 기원전 470-399) 이후의 고대 철학자들은 항상 인간이 무엇인지를 이해하려고 했고, 인간 이해에 대한 답을 제시하기 전에 다른 문제에 접근할 수 없었다.

예를 들어 아리스토텔레스는 인생의 궁극목적을 다루는 학문을 윤리학이라 보고, 인생의 궁극목적은 행복이라는 답변을 제시한다. 그러면 인간의 행복은 어떻게 해서 도달될 수 있는가? 그는 인간 기능의 탁월성에서 행복의 개념을 찾고 있다. 식물도, 동물도 아닌 인간의 도덕적 성취가 그의 윤리학의 주제인 셈이다. 그래서 그는 윤리학적 탐구에 앞서서 인간이 무엇인지를 탐구한다. 그에 따르면 인간은 이성적 존재이자, 공동체적 존재이다.

파스칼(Blaise Pascal, 1623년-1662)은 인간의 존엄성을 인간이 사유하는 존재라는 데서 찾았다. "인간은 자연에서 가장 연약한 것, 갈대에 불과하다. 하지만 그는 생각하는 갈대다. 그를 으스러뜨리는 데 전 우주가 무장할 필요는 없다. 그를 죽이는 데 한 줌의 증기, 한 방울의 물이면 충분하다. 하지만 만약 우주가 그를 으스러뜨린다 해도, 그는 여전히 그를 살해한 그것보다 고귀하리라. 왜냐하면 그는 그가 죽는다는 것을 알고, 우주가 그보다 유리한(우월한) 위치에 있다는(have advantage over) 걸 알지만, 우주는 이에 대해 아무것도 모르기 때문이다. 그러므로 우리의 존엄성은 전부 사유 안에 있다. 그것으로 우리는 스스로를 고양해야 한다. 우리가 채울 수 없는 공간과 시간에 의해서가 아니라. 그러니 제대

로 사유하도록 노력하자. 여기에 도덕의 원리가 있다."(URL 1)

데카르트(René. Descartes, 1596-1650)와 칸트는 인간과 동물의 차이점을 인간의 자아의식(自我意識)에서 찾았다. 특히 칸트는 도덕을 인간의 가장 큰 특징이자 위대함으로 보았다. "내가 그것들을 더욱 자주, 더욱 진지하게 생각하면 할수록 항상 새롭고 더욱 높아지는 감탄과 경외로 나의 마음을 가득 채우는 두 가지가 있다. 그것은 나의 위에 있는 별이 빛나는 하늘과 나의 안에 있는 도덕법칙이다."(Kant, 1788: 186) 위의 견해들은 모두 인간이 이성적 존재라는 전제에서 출발한다. 그러나 현대 과학이 발달하면서 인간을 물리적 존재로 파악하거나 동물적 존재로 파악하려는 경향이 나타난다. 진화론은 인간이 일종의 동물이라는 점을 명확하게 밝혔다. 또한 인간은 자연의 물리적 질서의 부분이며, 다른 유기체들이 그렇듯이 물리적이고 화학적인 법칙들에 종속된다. 다른 대상들처럼 인간은 크기와 무게와 모양과 색을 지니며, 공간과 시간을 차지한다. 생명을 유지하기 위해서 어떤 특별한 조건들이 충족되어야 한다. 인간은 이질의 물질들을 자기의 신체 속으로 흡수하고, 신체 속에서 그들을 그의 생명과정에 필요한 합성물로 변화시킨다. 호흡을 하고 소화를 시키는 동안 그리고 분비선의 활동의 결과로 화학적 변화가 일어난다. 인간의 신체를 분석해보면 공기나 물이나 흙이나 별들에서와 같은 화학적 요소가 발견된다. 이처럼 몇몇 과학들은 인간을 그의 물리적이고 화학적인 성분에서 이해한다(Titus, 김영필·문성학·이남원·이윤복 옮김, 1992: 135-136).

현대의 철학적 인간학자들은 모두 현대의 과학적 성과들을 받아들인다. 그렇다고 인간은 일부 과학자들의 주장처럼 단지 동물이나 자연물이기만 한가? 다수의 현대 철학적 인간학자들이 받아들이고 있듯이 인간의 가장 중요한 특징은 초월성이다. "인간은 자연의 힘과 그의 생물학적 충동에 의해 결정되는 필연성의 존재이다. 그러나 그는 그러한 자연적 과정을 초월하고 그것을 조종한다."(Titus, 김영필·문성학·이남원·이윤복 옮김, 1992: 138) 이 점을 니버(R. Niebuhr,

1892-1971)는 다음처럼 이야기한다. "한편 모든 그의 자연적 재능과 결정, 그의 육체적이고 사회적인 충동, 그의 성적이고 인종적인 차이, 한 마디로 자연의 질서에 편입된 존재로서의 그의 특성은 인간의 본질적 본성에 속한다. 다른 한편, 그의 본질적 본성은 또한 정신의 자유, 자연과정의 초월, 그리고 궁극적으로는 자기 자신의 초월도 포함한다."(Niebuhr, 1957: 36)

이상의 논의를 종합해보면 인간을 이해하는 몇 가지 핵심 단어들이 있다. 이성, 공동체적 존재, 사유, 자아의식, 자유, 도덕적 존재, 초월 등이다. 도덕적 존재(도덕적 지위를 갖는 존재)의 예를 들어보기로 한다. 인간과 인간이 아닌 것(예컨대 동물)을 구별할 수 있는 기준은 무엇인가? 여기서 한 가지 대답할 수 있는 것은 인간은 도덕적 지위를 가지고 있다는 것이다. 소수의 학자들(예를 들어 동물해방론자나 생태중심주의자들)의 주장을 제외한다면, 대체로 다음과 같은 기준들이 제시될 수 있다. 철학자 워런(M. A. Warren)은 다음을 인간의 특성으로 간주한다. 자신의 존재의 외적 또는 내적 대상과 사건에 대한 의식, 특히 고통을 느끼는 능력(소위 고등동물을 이 항목에서 제외되지 않는다), 추론 즉 새롭고 비교적 복잡한 문제들을 해결하는 고도로 발달된 능력, 스스로 동기를 부여하는 활동, 의사소통능력, 자기 개념, 그리고 자기 인식의 현존(Waren, 1973: 43-61). 분명히 말해서 고통을 느끼는 능력을 제외하고, 다른 항목들은 인간에게만 적용된다.

어쨌든 워런이 이야기하고 싶어 하는 것은 위의 다섯 가지의 대단히 높은 수준의 기준들을 충족시키는 존재만이 인간이라는 것이다. 문제는 배아 또는 태아가 과연 이런 인간다움의 기준들 중 무언가를 만족시키는가 하는 것이다. 인간을 특징 짓는 정신적 삶이 아주 복잡하고 온전한 기능을 하는 뇌와 중추신경계를 필요로 하지만, 어떤 유형의 태아도 위의 다섯 가지 기준 중 어떤 것도 만족시킬 수 없을 것이다. 그래서 자유주의적 견해를 가지고 있는 학자들은 태아는 결코 인간다움의 특징을 가지고 있지 않기 때문에, 태아에 대한 어떤 임신중절도 허용된다고 주장하게 된다(Barcalow, 이남원 외 옮김, 2009: 318). 이에 반해 보수주의자들은 전혀 다른 주장을 하게 될 것이다.

생명의료윤리학에서 인간생명의 시작에 대한 논의는 반드시 인간의 도덕적 지위의 문제와 연관되어 있다. 단지 생명과학의 관점에서도 인간생명이 언제 시작되는가를 논하는 것이 가능하다. 그러나 생명의료윤리학은 인간생명의 시작 문제를 항상 인간의 도덕적 지위의 측면에서 논하고 있다.

2 도덕적 존재로서의 인간: 권리와 책임

인간이 도덕적 존재라는 것은 무슨 의미인가? 인간은 어떤 면에서 누구에게도 침범당해서는 안 될 권리를 가지고 있으며, 동시에 그에 대해 책임져야 할 의무를 가지고 있다. '권리가 있는 곳에 항상 책임이 도사리고 있다'고 하면서 권리와 책임을 동전의 앞뒷면과 같은 것으로 간주하는 사람들도 있다. 그러나 권리와 책임은 어느 정도 분리가 가능하다. 예를 들어 어린이는 어른 못지않은 소위 생명권(근대의 철학자와 정치학자들은 이 생명권을 자연권, 즉 태어날 때부터 주어지는 권리)을 가지고 있으나, 여러 측면에서 책임을 묻지는 않는다. 정신이 희미해진 환자는 정상적인 사람에 못지않게 생명권을 가지고 있으나, 그에게 이런 저런 책임을 물을 수는 없다.

책임의 문제에서 중요한 것은 이성의 능력이다. 이성적 능력은 지적 능력과 일부 연관성을 가지고 있기는 하지만, 이성적 능력이 곧 지적 능력인 것은 아니다. 지적 능력이 뛰어난 어린아이에게 여러 가지 면에서 책임을 면제해주지만, 지적 능력이 떨어져 정신지체를 가진 어른에 대해서도 여러 책임을 면제해준다. 그러나 어린아이도 정신지체를 가진 어른도 정상인 못지않게 생명권을 갖는다.

생명의료윤리학에서 인간생명의 시작에 대한 논의의 대상이 되는 것은 대체로 배아 또는 태아인데, 배아나 태아에게 책임을 물을 수는 없지만, 배아나 태아의 생명권에 대한 논의는 언제나 가능하다. 그래서 생명의료윤리학에서 인간생명의 시작에 대한 논쟁은 항상 배아나 태아가 도덕적 지위를 갖는가의 문제로 환원될 수 있다.

생명의료윤리학에서 인간생명의 시작에 대한 논의의 대상이 되는 것은 대체로 배아(胚芽) 또는 태아(胎兒)이다. 따라서 인간생명의 시작과 관련한 논의를 이해하기 위해서는 배아 및 태아의 개념에 관한 이해가 먼저 이루어질 필요가 있다. 엄격한 구분에 의하면 수정이 이루어진 시점에서 2주 후부터 8주(임신 10주)까지는 배아(embryo), 수정 8주(임신 10주) 이후부터 출생 때까지는 태아(fetus)로 구별된다. 한편, 태아는 임신 초기부터 출생 시까지의 임신된 개체를 의미하는 용어로 사용되기도 한다. 여기서 임신 초기란 임신 기간을 삼분기(trimester)로 나누어 보는 관점에 의한 것이다. 이에 최종 월경주기의 첫째 날부터 출산 예정기인 42주를 각각 14주씩 삼등분하여 초기, 중기, 후기로 구분하는데 배아기(embryonic period)를 지나 태아기(fetal period)가 시작되는 첫 14주까지의 시기가 임신 초기이다. 여기에서 서술할 때는 분명히 구별할 필요가 있을 때를 제외하고는, 논의의 편의를 위하여 배아와 태아의 개념을 분명히 구별하여 사용하지 않을 것이다. 그러나 엄격히 이야기한다면 앞서 살펴본 기준에 따라 구별되기 때문에 이 두 개념은 다른 의미를 지니고 있다.

인간생명이 언제 시작되는가의 문제는 생물학적 문제이기도 하지만, 윤리학적 문제이기도 하다. 우리는 배아나 태아에게 책임을 물을 수는 없지만, 배아나 태아의 생명권에 대한 논의는 언제나 가능하다. 따라서 생명의료윤리학에서 인간생명의 시작과 관련한 윤리학적 문제는 인간생명의 도덕적 지위가 언제 발생하는가의 문제와 직접적으로 연관되어 있다. 이러한 인간 생명의 시작에 관한 관점 또는 입장의 차이에 따라 인간생명의 도덕적 지위에 관한 주장은 극에서 극으로 달라질 수 있다. 가장 보수주의적인 입장을 견지한 사람이라면 배아나 태아는 수정된 순간부터 인간생명이 시작되었다고 주장할 것이다. 따라서 그는 수정된 순간부터 배아나 태아는 도덕적 지위를 가지고 있으며, 누구도 배아나 태아의 생명권을 침해할 수 없다고 주장할 것이다. 한편, 가장 자유주의적 입장을 견지한 사람이라면 어떤 시점(時點)에 있더라도 태아는 인간일 수 없으며, 산모의 뱃속을 벗어날 때 비로소 생명권을 가진 인간으로서의 삶을 시작한다고 주장할 것이다. 다소 자유주의적인 견해를 가진 사람은 태아 가운데 어느 정도의 기간을 보낸 시점을 인간 생명의 시작이라고 보고, 거기에 도덕적 의미를 부여하려 할 것이다. 여기서 여러 상이한 입장의 갈래가 생겨난다.

다니엘 칼라한(D. Callahan)은 임신중절에 관한 그의 고전적인 연구에서 태아의 위치설정에 대한 주장을 세 학파, 즉 유전학파, 발달학파, 사회결과학파로 나누어 설명한다. 유전학파(the genetic school)는 인간 유전인자를 지닌 모든 존재를 사람으로 규정한다. 따라서 유전학파는 수정되는 바로 그 순간에 유전자형이 결정된다고 본다. 이는 임신이 이루어지는 순간부터 태아는 인간이라는 것을 의미한다. 발달학파(the development school)는 수정이란 개별적인 인간에 대해 단지 유전적인 기초를 설정해 주는 것에 지나지 않으므로, 하나의 태아가 인간으로 생각되려면 어느 정도의 발달이 필요하다고 주장한다. 사회결과학파(the school of social consequences)는 "생명이 언제 시작되는가"보다 "인간적인 생명이 언제 시작되는가"의 문제에 더 관심을 갖는다. 이 학파에 따르면 태아가 인간인지 아닌지의 여부는 이 결정이 사회에 미치는 결과를 고려하여 판단된다. 즉 어떤 종류의 태아를 인간으로 결정할 경우 많은 사회적 문제가 발생할 것이 예측된다면, 이러한 태아를 인간으로 규정하면 안 될 것이다(Shannon & DiGiacomo, 황경식·김상득 옮김, 1988: 53-54).[14]

언제 인간생명이 시작하는가의 논쟁은 주로 치료복제와 임신중절과 관련해

14 사회결과학파는 앞의 두 학파인 유전학파 및 발달학파와 같은 논리적 지위에 있지 않기 때문에 본 논의에서 제외하고자 한다.

서 생겨난다. 치료를 위한 복제기술을 사용하고자 하는 사람들은 성인들의 질병 치료를 위해서 배아를 활용할 것을 주장하지만, 이때 상당수의 배아가 죽게 된다. 보수주의자들은 배아의 죽임을 배아의 생명권의 박탈로 간주한다. 보수주의자에게는 임신중절이 배아나 태아의 생명권을 박탈하는 일종의 범죄행위이지만, 자유주의자에게는 임신중절이 어떤 때는 산모의 자유를, 어떤 때는 산모와 그 가족들의 행복을 가져다주는 축복으로 여겨진다.

3 유전적 동일성: 수정(受精)논증

보수주의자의 논증은 개략적으로 다음과 같이 제시된다.

수정논증의 예시

전제1: 무고한 사람을 죽이는 것은 도덕적으로 나쁘다.

전제2: 배아나 태아는 무고한 사람이다.

전제3: 임신중절(또는 치료복제)은 배아나 태아를 죽이는 것이다.

결론: 그러므로 임신중절(또는 치료복제)은 도덕적으로 나쁘다.

이 논증에서 전제1은 일반 도덕원칙2이고, 전제2[15]와 전제3[16]은 사실판단3이며, 결론은 도덕판단이다. 이 논증은 형식적으로 타당한(valid) 논증이다. 즉 만약 명제(판단) 전제1, 전제2 전제3이 모두 참이라면 결론은 참일 수밖에 없는 논증이다. 그러나 이 논증이 건전한(sound) 것인지에 대해서는 논란의 여지가 있을

15 도덕(가치) 판단이면서 '모든 ~는 ~이다'의 형식을 가지고 있는 원칙을 말한다. 이 판단 혹은 원칙을 정식으로 표현하면 '무고한 사람을 죽이는 모든 행위는 도덕적으로 나쁘다'이다.

16 사실판단은 가치판단에 대립된다. 임신중절이 태아를 죽일 수밖에 없다는 것은 사실(fact)에 근거한 판단이다.

수 있다. 건전한 논증이란 전제들이 모두 참인 명제이고, 타당한 형식을 가진 논증이라 할 수 있다. 전제1은 대부분의 사람들에 의해서(상식에 의해서) 참인 것으로 받아들여질 수 있다. 전제3은 사실판단으로서 대부분의 사람들에 의해서 받아들여지는 것이 아니라, 그 자체가 사실에 관한 판단이며, 따라서 참인 판단이다(이것은 '모든 인간은 죽는다'와 같이 참인 사실판단이다). 따라서 이 논증의 건전성을 논박하기 위해서는 전제2가 거짓임을 밝히면 된다. 자유주의자들은 모든 태아가 과연 인간이라 불릴 수 있는지를 따진다. 즉 자유주의자들은 수정의 순간부터 태아가 인간이라는 보수주의자들의 견해가 잘못된 것임을 보여주고자 노력하였으며, 인간생명은 언제 시작되는가를 문제로서 제기하기에 이르렀다. 물론 임신중절의 정당성 여부는 이에 관련된 논의에 국한된 것은 아니다. 왜냐하면 '산모의 자유'라는 개념이 임신중절의 정당성 여부에 상당히 많은 영향을 끼치기 때문이다. 이 문제는 다른 장에서 다루어지기 때문에, 본 장은 임신중절의 정당성 여부와는 관계없이 '인간생명의 시작 시기'에 논의를 제한할 것이다.

모든 태아(배아)가 인간이라는 관점을 가진 보수주의자라면, 그는 임신중절에 대해서 반드시 반대하는 입장을 취하겠지만, 배아줄기세포를 이용한 모든 실험에 대해서도 당연히 반대의 입장을 취한다. 생명복제기술에는 배아줄기세포(embryonic stem cell)를 이용하는 것과 성체줄기세포(adult stem cell)를 이용하는 것, 이 두 가지가 있다. 성체줄기세포는 제대혈(탯줄혈액)이나 다 자란 성인의 골수와 혈액 등에서 추출해낸 것으로, 뼈와 간, 혈액 등 구체적 장기의 세포로 분화되기 직전의 원시세포이다. 성체줄기세포는 증식이 어렵고 쉽게 분화되는 경향이 강하지만, 여러 종류의 성체줄기세포를 사용하여 실제 의학에서 필요로 하는 장기를 재생할 뿐 아니라 이식된 후 각 장기의 특성에 맞게 분화될 수 있는 특징을 지니고 있다. 반면에 배아줄기세포는 수정 후 10일 안에 배아에서 추출한 아직 분화가 시작되지 않은 세포로서, 다양한 조직세포로 분화할 수 있는 능력을 지니고 있다.

배아복제에서의 배아는 엄밀히 말해 전배아(pre-embryo) 즉 착상 이전의 수정란을 의미하며, 개체복제는 배아를 여성의 자궁에 착상시켜 하나의 완전한 개체가 이 세상에 태어나게 하는 것을 의미한다, 따라서 배아복제뿐 아니라 중간단계인 태아복제도 개체복제에서 활용된다. 인간복제는 두 가지 유형이 있는데, 치료용 인간복제와 생식용 인간복제가 그것이다. 전자는 인간의 질병을 치료할 목적으로 인간복제를 하는 것, 예를 들어 팔의 재생과 같은 것을 의미하는 반면에, 후자는 새로운 개체를 출산시키려는 목적으로 행해지는 인간복제를 의미한다. 만약 배아가 인간이라는 보수주의적 입장이 받아들여지면, 배아복제를 이용한 많은 유용한 실험들은, 특히 치료의 목적으로 활용되는 배아복제는, 결국 배아의 파기를 가져오므로 윤리적으로 비난을 받게 될 것이다.

언제 인간의 생명이 시작되는가의 문제는 단순히 사실에 관한 논쟁(과학적 논쟁)에 그치는 것이 아니라, 배아를 죽이는 것이 과연 윤리적으로 받아들일 수 있는가의 논쟁을 야기할 수밖에 없다. 임신중절과 치료복제에 관한 윤리적 논쟁은 인간의 생명이 언제 시작되는가의 사실에 관한 논쟁과 복잡하게 얽혀 있다. 인간의 생명이 언제 시작되는가에 관한 논쟁에서 사회결과학파가 제외되는 것은 바로 이런 이유에서이다. 사회결과학파는 '바람직한 인간'이란 개념을 이미 전제하고 있으며, 이런 전제는 생명의 시작에 대한 과학적·윤리적 논쟁과는 무관하게 제기된다. 물론 '바람직한 인간'을 인간 조건으로 보는 관점 자체가 윤리적으로 비난받을 수 있다. 사회에서 필요하지 않은, 따라서 바람직하지 않은 인간, 예를 들어 존재 그 자체가 사회적으로 큰 부담이 되는 인간은 더 이상 인간일 수 없으며, 따라서 언제든 제거 가능하다는 논리가 성립한다. 이것은 인권과 관련하여 큰 논란을 불러일으킬 수 있는 문제이다.

4 잠재성의 문제

치료복제를 위해서든 임신중절을 위해서든 배아나 태아를 죽이는 행위는 도덕적으로 그르다는 주장은 배아나 태아는 언제나 인간이라는 전제가 깔려 있다는 점을 앞에서 살펴보았다. 배아나 태아는 또는 상당할 정도로 성장하기까지의 태아는 인간의 중요한 특징으로 간주되는 많은 것들, 예컨대 쾌락과 고통을 느끼는 지각능력, 의사소통능력, 자아의식 등을 가지고 있지 않기 때문에 결코 인간으로 간주되지 않는다는 주장에 따르면, 배아나 태아를 죽이는 행위는 도덕적으로 그르지 않다. 전자를 대체로 보수주의적 입장, 후자를 대체로 자유주의적 입장이라고 한다.

자유주의자의 입장을 논박하기 위해 보수주의자들은 태아를 '잠재적 인간'으로 간주할 것을 제안한다. 비록 태아는 여러 가지 점에서 현실적인 인간이 가지고 있는 많은 특징들을 가지고 있지 않지만, 정상적으로 성장할 경우 장차 현실적 인간이 되며, 그런 의미에서 태아는 잠재적인 인간으로서 현실적인 인간과 같이 도덕적으로 존중받아야 한다는 것이 보수주의자들의 생각이다. 이런 식의 주장을 '잠재성 논증'이라 부른다.

그러나 보수주의자들의 이러한 입장은 '잠재성'의 의미를 두 가지로 나누는 견해에 의해서 어려움에 봉착하게 된다. '될 잠재성'과 '산출할 잠재성'이 바로 그것이다. 배아나 태아는 특별한 난관에 봉착하지 않는다면 일정한 시간이 지나 아이로 태어날 것이다. 그런 의미에서 배아나 태아는 아이가 '될 잠재성'을 가지고 있다. 다시 말해 보수주의자들은 태아가 언젠가 온전한 인간으로 될 잠재성을 가지고 있으며, 그렇기 때문에 인간으로 간주되기에 무리가 없다는 주장을 펴고 있다.

보수주의자들의 '될 잠재성' 논증을 반박하는 개념인 '산출할 잠재성'을 고려해보자. 이 잠재성은 어떤 것이 무엇이 될 수 있는 가능성이 아니라 무엇이 어떤 결과를 산출하는 힘을 의미한다. 쌀은 언젠가는 우리의 식량이 될 가능을 가능성을 가지고 있다. '될 잠재성'의 관점에서 배아는 언젠가는 완전한 인간 개체가 된다는 의미에서 자아동일성을 유지하지만, 배아는 인간 개체를 산출할 가능성을 가지고 있지는 않다. 반면에 정자나 난자는 단독적으로 개체의 인간이 될 잠재성을 가지고 있지 않다. 그러나 정자와 난자의 결합은 인간 개체를 산출할 잠재성을 가지고 있다.

이로부터 두 가지 관점이 탄생한다. 배아라는 하나의 개체가 하나의 현실적 인간이 되기 때문에, 현실적인 하나의 인간이 도덕적 지위를 가진다면, 배아 또는 현실적 인간이 될 수 있는 배아의 능력은 도덕적 지위를 가지며, 따라서 존중되어야 한다는 관점이 가능하다. 다른 한편 배아가 현실적 인간이 될 잠재성을 가지고 있고, 정자나 난자가 서로 결합하여 현실적 인간을 산출할 잠재성을 가지고 있다면, 그 결과는 같은 것이기 때문에, 배아와 정자·난자의 쌍 사이에는 중요한 도덕적 차이가 생기나지 않는다(김상득, 2000: 134).

보수주의적 입장에서 보면 '될 잠재성'만 고려되어야 하고, '산출할 가능성'은 배제되어야 한다. 그러나 이런 입장에 대해 비판적인 사람들은 '될 잠재성'과 '산출할 잠재성'은 동일한 결과, 즉 현실적인 개체 인간을 낳기 때문에, 배아와 정자·난자 쌍은 동일한 도덕적 가치를 지닌다고 주장한다. 결과의 가치를 중시하는 사람들은 배아의 훼손과 난자의 훼손을 동일한 차원에서 바라본다. 그러나 이런 관점은 상식과 너무나 어긋난다. 세포를 활용하여 생명체를 복제할 수 있다면, 세포 또한 개체 생명체를 산출할 잠재성을 가진다고 볼 수 있으며, 그렇다면 개개의 세포도 배아와 동일한 도덕적 가치를 가지는가? 결과론적 관점에서 배아와 난자·정자·세포는 동일한 도덕적 가치를 지닌다. 버려지는 수많은 정자와 난자, 온몸을 구성하는 무수한 수의 세포가 도덕적 가치를 지닌다는 주장은 상식과 너무나 어긋난다. 만약 그렇다면 배아에 대해 도덕적 가치를 부여하는 것도 상식에 어긋나는 일일까? '될 잠재성'에만 의미를 부여하는 보수주의자들은 '산출할 잠재성'까지도 잠재성에 포함시키는 주장에 대해 반대할 것이다.

5 수적 동일성의 문제: 분절논증

배아가 '될 잠재성'을 가지고 있기 때문에, 도덕적으로 존중되어야 한다는 주장은 자아동일성에 기초해 있다. 배아 a는 별다른 사고가 발생하지 않는다면 성인 A로 성장하게 된다. 이때 a는 A와 유전적 속성에서 일치하고, 수적으로 동일하며, 발전에서 연속성을 유지한다. 우리는 이때 a가 A로 '될 잠재성'을 가지고 있다고 말한다.

다른 한편 정자 또는 난자 a는 성인 A로 성장할 잠재성을 지니고 있지 않다. 정자 또는 난자 a는 성인 A와 연속성에서도 유전적 특성에서도 수적 동일성에서도 자아동일성을 유지하지 않는다. 정자나 난자는 수정되어 만들어진 수정란과 염색체에 있어 수가 다르다(인간의 세포는 46개의 염색체로 이루어져 있다. 이 중 23개는 난세포에 의해서 23개는 정자에 의해서 구성된다). 반면에 예를 들어 초등학생인 철수는 대학생인 철수와 유전적 특성에서도 수적 동일성에서도 연속성에서도 자아동일성을 유지하고 있다. 초등학생 철수는 여러 가지 경험과 변화에도 불구하고 바로 그 대학생 철수인 것이다. 배아 a와 성인 A도 이와 비슷한 관계에 있다. 그러나 난자 a는 성인 A와 그런 관계에 있지 않다. 즉 난자 a와 성인 A는 유전적으로 동일하지 않다.

'될 잠재성'과 '동일성 논증'에 근거해서 배아에 대해 도덕적 지위를 부여해야 한다는 입장은 일란성 쌍생아에 관한 연구에 의해 수정되어야 한다는 주장이 제기되었다. 정자와 난자의 결합에 의해 생성된 수정란 즉 초기 단계의 배아는 대부분 수적 동일성을 유지하지만, 일란성 쌍생아의 경우 수적 동일성을 유지할 수 없다. 우리는 초기 단계의 배아가 일정한 시기에 이르기까지 몇 개로 분화될 수 있는지 알 수 없다. 원시선(Primitive streak , 原始線)은 수정 후 대략 14일 경이 되면 나타나고, 수정 후 6, 7일 경 시작된 착상(着床)이 완료되는 시기 역시 수정된 지 14일 경이다. 이 연구는 하나의 배아가 성장된 개체와 수적 동일성을 갖는 시기가 원시선의 형성 시기와 같다는 사실을 적시해준다.

이 관점에 따를 경우 수정 후 배아가 완전한 의미에서 동일성을 유지하는 시기는 원시선의 형성 이후라고 말할 수 있다. 원시선 이후 더 이상 수적 동일성에서의 변화가 일어나지 않으며, 따라서 불변적인 개체가 나타나는 시점은 수정된 시기가 아니라 분절이 끝나는 시기라고 할 수 있다. 이런 논변을 '분절논증'이라 한다. 이 논증에 따르면, "착상 전의 배아와 그 이후 성장할 인간 개체 사이에는 수적 동일성이 유지되지 않는다. 만약 우리가 분절논증의 지지자들처럼 수적 동일성을 정체성의 핵심으로 이해한다면, 착상 전의 배아는 산출할 잠재성만을 갖고 있다고 결론지어야 할 것이다. 이것은 곧 배아가 정자나 난자와 유사한 지위를 갖고 있다는 것을 의미할 것이다."(최경석, 2006: 83-84) 즉 분절논증은 수정논증에 심각한 타격을 줄 것이다.

예시: 발달학파의 다양한 견해

발달학파에 따를 경우, 수정논증이나 분절논증 이외에 인간생명의 시작에 관한 다양한 견해가 가능하다. 다음은 이 다양한 견해를 나열한 것이다(임종식, 1999: 198-209).

- **착상시점:** 수태 후 8일 경 다세포 접합체는 나팔관을 거쳐 자궁벽에 착상(着床)한다. 이 시점을 생명의 시작으로 보는 관점은 이 시점이 생화학적으로 볼 때 접합체가 호르몬 메시지를 통해서 태아가 인간 사회의 한 일원으로서 출현했음을 알리는 시점이며, 따라서 태아가 생화학적으로 모체와 구별되고 독립된 개체임

을 알 수 있는 시점이라고 본다. 호르몬의 분비가 인간으로 존재하기 위한 필요조건이지만 충분조건은 될 수 없다는 비판이 있을 수 있다.

- **심장박동시점:** 수태 후 대략 2.5주가 되면 심장의 박동이 시작되며, 5.5주가 되면 태아의 심장박동은 성인의 그것과 기본적으로 흡사하게 된다. 심장박동의 시점을 생명의 시작으로 보는 관점은 심장정지를 죽음의 시점으로 보는 관점을 전제하고 있다. 이 관점에 대한 비판은 심장박동은 성장 단계의 하나일 뿐, 박동 이전이나 박동 이후에 어떤 본질적인 차이도 없다는 점을 지적한다.

- **뇌파 탐지 시점:** 수태가 시작된 후 대략 8주 이후 뇌파가 탐지되는 시점을 인간생명의 시점으로 보는 견해가 있다. 이 견해는 뇌의 기능이 멈추는 시점(뇌사)을 죽음의 시점으로 보는 관점을 전제하고 있다.

- **낯익은 인간의 모습을 갖추는 시점:** 이 견해가 가지는 문제점은 낯익은 시점이 매우 주관적 측면을 지닌다는 것이다. 우리는 태아관찰법과 같은 기술이 발달하면 할수록, 보편화하면 할수록 태아에 대해 더 낯익게 느낄 것이다.

- **지각력을 갖추는 혹은 고통을 느끼는 시점:** 쾌락이나 고통은 인간의 삶을 결정하는 중요한 요소이다. 인간은 쾌락과 고통의 경험을 통해서 다른 사람을 도울 수도 있고, 보다 풍요로운 삶을 누릴 수도 있다. 남을 도와야 한다는 도덕적 의무는 고통과 쾌락의 경험 없이는 불가능할 것이다. 그러나 이런 의문이 제기될 수 있다. 마취 상태에 있어 쾌락과 고통을 느끼지 못하는 사람은 인간이 아닌가? 식물인간은 인간이 아닌가?

- **태동시점:** 수태 후 대략 16-17주가 되면 태아는 모체로부터 독립된 개체로 존재하며, 영혼을 소유하게 된다는 관점이 있다. 태동이란 산모가 태아의 움직임을 감지할 수 있음을 의미한다. 그러나 태동의 시기와 강약 또는 유무는 산모의 복부

지방 상태나 태아의 위치에 따라, 그리고 태아의 크기나 힘의 세기 정도에 따라 달라진다. 산모가 태동을 느끼지 못한다면 그 태아는 인간이 아닌가?

- **체외에서 생존 가능한 시점:** 이 견해는 상당히 유력한 논거를 가지고 있지만, 심각한 반론이 가능하다. 즉 체외에서 생존 가능한 시점은 상당 부분 의료기술에 달려 있다. 이론상으로만 본다면 단세포 접합체도 수태시점부터 체외생존이 가능하다.

6 태아의 도덕적 지위에 관한 다른 몇 가지 이론

1) 공리주의적 입장

공리주의자들은 '최대다수의 최대행복'의 원칙에 따라서 윤리적 평가를 한다. 즉 행복 양의 증가 또는 고통 양의 감소는 선이고, 행복 양의 감소 또는 고통 양의 증가는 악이라는 것이다. 이런 입장을 따를 경우 다소 제한된 범위이기는 하지만 임신중절이나 복제기술이 허용될 것이다.

산모가 죽거나 태아가 죽는 상황을 고려해보자. 산모와 태아를 모두 살리는 것이 최선이고(태아도 도덕적 지위를 가지고 있는 인간이라는 전제 하에서), 산모와 태아를 모두 죽이는 것은 최악이다. 둘 중 하나를 살린다면 누구를 살려야 할 것인가? 이해관계에 처해 있지 않은 거의 모든 사람들은 산모를 살리고 태아를 죽여야 한다고 주장할 것이다. 이에는 잠재적 인간과 현실적 인간 사이에 도덕적 가치가 다르다는 의미가 깔려 있다. 현실적 인간인 산모의 죽음은 산모 자신의 불행뿐만 아니라 주위의 사람들에게 엄청난 슬픔과 불행을 가져다준다. 산모의 남편과 어머니와 아버지와 오빠는 대성통곡할 것이고 그 기간은 길 것이다. 태아의 죽음은 이들에게 약간의 그리고 짧은 아픔과 아쉬움만 줄 것이다. 그러면 누구를 죽이는 것이 마땅한가? 답은 명약관화하다.

복제실험에서 많은 배아가 버려지게 되지만, 그 실험을 통해서 난치 또는 불치병에 걸린 많은 사람들이 고통을 겪지 않을 또는 죽지 않을 희망을 가질 수 있다면, 복제실험을 계속하는 것이 더 정당하지 않을까?

이런 입장은 공리주의이론 일반이 가지고 있는 난점을 고스란히 가지고 있다. 다수를 위해 소수를 희생시키는 것이 과연 도덕적으로 정당한가의 문제를 안고 있다. 다수 직장인을 출퇴근길에 기분 상하게 하지 않기 위해 소수의 거리 부랑아들을 몽땅 수용소에 가두는 것은 도덕적으로 정당한가? 부랑아도 그렇지 않은 사람 못지않게 도덕적 지위를 가지고 있을 것이다. 생명권을 포함한 인권은 절대적인 가치를 지닌 소위 자연권이기 때문에, 어떤 경우라도 폄하되어서는 안 될 것이다.

2) 유전적 동일성

보수주의자들은 분절논증을 받아들이지 않고, 수정논증을 고수할 것이다. 가장 강력한 논거는 유전적 동일성이다. 수정논증을 비판하고 있는 사람들은 수정논증의 근거가 자아동일성 또는 수적 동일성 또는 개체 동일성에 있지만, 이런 동일성은 일란성 쌍생아의 연구에 의해서 유지될 수 없다는 점이 분명해졌다고 주장한다. 수정이 되었더라도 원시선이 생겨날 시점에 배아는 두 개의 개체로 성장할 가능성이 있다. 따라서 원시선이 생겨나기 전 배아는 자아동일성 또는 개체(수적) 동일성을 유지할 수 없다.

그러면 원시선이 생겨나기 전 배아와 그 배아의 성장에 의해서 탄생한 온전한 인간 사이에는 전혀 동일성이 유지되지 않는가? 여기서 등장한 개념이 유전적 동일성이다. 일란성 쌍생아의 연구는 자기동일성이 확립된 인간 존재자의 삶이 언제 시작되었느냐를 보여주었을 뿐, 인간이란 생명체의 삶이 언제 시작되었는지를 보여주지는 못했다(최경석, 2006: 83-84).

분절논증의 지지자들은 원시선 이전의 배아가 자아동일성을 가지고 있지 못하다는 논거를 들어, 그 배아는 정자나 난자와 같은 지위를 가지고, 따라서 그 배아에게 도덕적 지위를 부여하는 것은 부당하다고 주장한다. 그러나 정자나 난자와 배아는 염색체 수에 있어서 다르기 때문에, 그 둘의 지위가 같은 것은 아니다. "정자나 난자가 인간 생명체가 아닌 이유는 인간 개체를 산출할 수 있는 잠재성의 유무 여부에 있는 것이 아니라, 생물학적으로 완전한 인간 종의 유전자를 지니고 있지 않기 때문이다. 그에 반해 배아는 단순한 세포들의 집합, 즉 세포덩어리가 아니다. 배아는 생물학적으로 완전한 인간 종의 유전자를 지니고 있으며, 성숙한 인간 존재가 되기 위한 생명 활동을 벌이는 단일 생명체이다."(최경석, 2006: 109)

유전적 동일성 논증의 지지자들은 인간 생명의 정체성을 개체적 동일성에서 보는 것이 아니라 유전적 동일성, 유전적 연속성에서 보고 있다. 배아는 인간의 유전자를 가지고 있기 때문에, 인간으로 간주되어야 하며, 따라서 배아의 생명권은 존중되어야 한다는 것이 이 논증의 핵심이다. 이 입장을 고수할 경우 인간 생명권을 저해하는 임신중절이나 배아복제실험은 당연히 중단되어야 한다.

토론 사항 / 토론 주제

- 잠재적 인간과 현실적 인간의 차이점을 살펴보고, 이 개념들이 인간의 시점 문제와 연관되어 있는 이유를 토의해본다.

- 인간 시점에 대해 보수주의적 입장과 자유주의적 입장이 어떻게 다른지를 토의해본다.

더 읽을거리 또는 참고할 자료

- 김상득 (2000), 『생명의료윤리학』, 철학과현실사.
  - 생명의료윤리 전반에 대한 이해를 제공하고 있다.

- 임종식 (1999), 『생명의 시작과 끝』, 로뎀나무.
  - 생명의 시점 문제에 대한 상세한 논의를 살펴볼 수 있다.

- 최경석 (2006), 『인간 생명의 시작은 언제인가 - 배아줄기세포 연구와 생명윤리』, 프로네시스.
  - 수정논증과 분절논증에 대한 상세한 논의를 살펴볼 수 있다.

제 6 장
인공임신중절의 윤리적 쟁점

김홍수

학습 목표

- 생명윤리학의 관점에서 인공임신중절에 대한 한국사회 및 세계적 차원의 전개과정과 쟁점을 이해하고 설명한다.
- 인공임신중절에 대한 보수주의-자유주의-절충주의 입장을 상호 비교해서 이해하고 설명한다.

1975년 프랑스와 2019년 한국의 '사건'

인공임신중절, 임신중절, 낙태, 필자는 이런 주제를 글로 쓰거나 논의할 자격이 있을까? 21세기도 20년, 이 시점에서, 한국에서 50대 중반, 난 어쩌면 DNA 속에서도 여성에 대해 보수적인 뿌리를 갖고 있는 것은 아닐까를 자문해 본다. 필자는 대학에서 민주주의와 페미니즘 정치를 다룰 때 양성 평등론의 입장에서 성찰적 자세를 가지려고 노력했다. 그런데 '임신중절'라는 주제 앞에서는 왠지 망설여진다. 이런 한계를 가지면서도 임신중절을 주제로 한 사회·윤리적 논쟁을 정리하는 것은 생명에 대한 경외심을 넘어, 오늘 한국사회를 살아가는 시민으로서 여성문제에 대한 공감적 이해가 무엇보다 필요하다는 판단에서이다.

아니 에르노(Annie Ernaux)는 프랑스 현대문학에서 독보적인 위치를 차지하는 작가로 평가받고 있다. 가난한 노동자 가정에서 태어나 그것을 극복하고자 하는 삶을 생생하게 작품으로 발전시켰다는 평가를 받는다. 그의 자전적 소설 <사건>은 그녀가 대학생 시절이었던 1964년 임신중절의 경험을 개인적·사회적 맥락에서 감정을 절제한 채, 당시의 경험과 기억을 되살리려 노력했다는 평가를 받고 있다. 당시 프랑스에서 낙태는 불법이었다. 에르노는 당시 자신의 상황을 이렇게 적고 있다. "대학교 기숙사 화장실에서 나는 삶과 죽음을 동시에 잉태했다. 나는 태어나 처음으로 세대를 거듭하며 여성들이 거쳐 간 사슬에 엮여 있다는 느낌이 들었다." 또한 그녀는 "임신중절이 나쁘기 때문에 금지되었는지, 금지되었기 때문에 나쁜지를 규정하는 것은 불기능하디. 우리는 법에 비추어 판단했고 법을 판단하지는 않는다."라고 적었다. 프랑스에서는 1975년 낙태가 합법화되었다. 당시 매년 250명의 여성이 불법 임신중절 도중 사망한 것으로 알려져 있다(경향신문, 2019.1.1.).

언론계는 2019년 한해 10대 뉴스로 4월 11일 헌법재판소의 낙태에 대한 위헌 판결을 선정했다. 헌법재판소는 임신중절 수술을 받은 여성과 수술을 한 의료인 등을 낙태죄로 처벌하는 형법 조항에 대한 헌법불일치 결정을 내렸다. 한마디로 위헌판정이다. 2020년 12월까지 국회가 법을 개정하도록 주문했다. 임신한 여성의 자기결정권을 태아 생명권보다 더 존중했다는 평가이다. 2020년 12월까지 구체적인 법 개정 절차가 남아 있다. 낙태죄 폐지는 1953년 형법이 제정될 때 낙태를 범죄로 규정한 지 66년만이다. 그동안 천주교 등 낙태죄 폐지를 반대하는 단체와 진보적 여성단체 등 낙태죄 폐지를 찬성하는 단체를 중심으로 수십 년간 심한 갈등을 겪어 왔다. 향후 구체적인 입법과정까지 이 갈등은 더욱 거세질 것이다.

생명윤리학은 생명공학기술의 발전에 따른 윤리적·사회적 쟁점을 탐구한다. 의학기술의 발달에 따라 기존 생명윤리도 입장을 달리하기도 한다. 낙태, 임신중절이 합법화되었다고 해서 윤리적 딜레마가 해결된 것은 아니다. 앞으로 임신중절을 사회적인 맥락에서 윤리적인 렌즈로 쟁점을 찾고 함께 토론해야할 시점이다.

1 인공임신중절 논쟁의 긴 여정, 임산부의 자기 결정권과 태아의 생명권

인공임신중절은 낙태와 같은 의미를 갖고 있다. 영어로는 abortion이다. 임신중절은 임신 중 자연스럽게 유산되는 자연임신중절과 원치 않는 임신으로, 임신 중 인공적으로 유산 또는 조산시키는 인공임신중절로 나눌 수 있다. 사회적 이슈가 되는 것은 인공임신중절이다. 언론이나 사회적 이슈로서 임신중절은 인공임신중절을 의미한다. 인공임신중절의 사전적 의미는 "태아를 인공적으로 자궁에서 없애 버림" 또는 "자연 분만을 기다리지 않고, 임신 중에 인공적으로 태아를 유산 또는 조산시키는 일"로 규정하고 있다. 우리나라 형법에서는 낙태로, 모자보건법에서는 인공임신중절로 정의한다(『다음백과』). 낙태는 태아를 없애 버린다는 부정적인 의미를 담고 있다. 최근 학계, 언론계, 여성계는 낙태보다는 인공임신중절을 중립적·객관적인 용어로서 널리 사용하고 있다. 이 글에서는 인공임신중절을 자연임신중절과 구분해야 할 경우를 제외하면 임신중절로 줄여 사용하되, 경우에 따라서는 낙태를 사용한다.

임신중절 논의는 1960년대 유럽과 미국에서 페미니즘의 맥락에서 여성의 행복 추구권이 강조되면서 활발하게 되었다. 낙태는 당연히 불법이었고 여성의 선택권이나 권리보다 태아의 생명권이 강조되었다. 그러다가 1970년대 들어오면서 나라마다 차이가 있지만 미국과 유럽에서는 법적으로 임신 6개월 이전까지 임신중절을 허용하는 방향에서 법적 개정이 이뤄졌다. 그러나 윤리적인 차원에서 아직도 논쟁 중이며, 우리나라의 경우는 2019년 4월에 와서 낙태죄가 위헌이라는 판결이 내려졌다.

1) 인공임신중절에 대한 한국사회의 쟁점과 현황

한국사회에서 낙태, 인공임신중절, 임신중절은 금기어였다. 전통적으로 한국은 유난히 남성선호, 남성우월적인 문화를 가지고 있었고, 이로 인해 여성의 모성애와 책임이 지나치게 강조되기도 했다. 이는 한국사회에서 임신중절에 대한 부정적이고 문화가 형성된 원인이기도 했다.

낙태죄는 형법에서 낙태한 여성과 낙태 시술을 한 의료진을 모두 처벌하는 내용을 담고 있다. <형법 269조>는 임신한 여성이 약물 등 방법으로 낙태할 경우 1년 이하의 징역 또는 200만 원 이하의 벌금으로 처벌하며, <270조>는 의사가 임신한 여성의 동의를 받아 낙태시킬 경우, 2년 이하의 징역으로 처벌하는 '동의낙태죄' 또는 '업무상낙태죄' 조항이다. <모자보건법> 제14조에서는 조건적 임신중절수술을 허용하고 있으며, 이 경우 위법이 되지 않는다. ① 본인 또는 배우자가 대통령령이 정하는 우생학적 또는 유전학적 정신장애나 신체질환이 있는 경우 ② 본인 또는 배우자가 대통령령이 정하는 전염성 질환이 있는 경우 ③ 강간 또는 준강간에 의하여 임신된 경우 ④ 법률상 혼인할 수 없는 혈족 또는 인척간에 임신된 경우 ⑤ 임신의 지속이 보건의학적 이유로 모체의 건강을 심히 해하고 있거나 해할 우려가 있는 때 의사가 본인과 배우자(사실상의 혼인관계에 있는 자를 포함함)의 동의를 얻어 임신중절 수술을 시행할 수 있다(『다음백과』 "낙태죄").

임신중절이 여성의 반인권적인 요소와 형법의 낙태죄 폐지에 대한 요구는 여성계를 중심으로 오래 전부터 있어 왔다. 헌법상 낙태죄에 대한 위헌 소송은 7년 전인 2012년에도 있었다. 당시 헌법재판소는 결정문에서 낙태죄에 찬성하는 의견도 있었으나 "태아가 비록 생명 유지를 위해 모에게 의존해야 하지만 그 자체로 모와 별개의 생명체이고 특별한 사정이 없는 한 한 인간으로 성장할 가능성이 크므로 태아에게도 생명권이 인정되어야 한다."면서 "태아가 독자적 생존능력을 갖추었는지 여부를 그에 대한 낙태 허용의 판단기준으로 삼을 수는 없다"고 판단했다. 또한 현실적으로 낙태를 허용하게 되면 낙태가 더 만연하게 될 것이고 보았고, 태아의 생명권 보호라는 공익을 임산부의 사적 자기 결정권보다 더 중시했다(『다음백과』 "낙태 금지법").

헌법재판소의 임신중절에 대한 합법 판결 이후 여성계에서는 형법의 낙태죄 폐지와 모자보건법의 개정 등 낙태죄의 위법성과 원하지 않는 임신으로 인한 개인적, 사회적 피해를 인권의 차원에서 지속적으로 제기했다. 이런 여성계의 움직임은 2017년 9월 30일 청와대 청원게시판에 '낙태죄 폐지와 자연유산 유도약(미프진) 합법화 및 도입을 부탁드립니다'라는 제목으로 등록되었다. 청원 제목에서와 같이 청원의 핵심은 두 가지다. 하나는 형법의 낙태죄로 인해 원치 않는 임신은 여성당사자와 태어나는 아이, 그리고 국가 모두에게 비극적인 일이므로 폐지되어야 한다는 주장이었다. 다른 하나는 현재 119개국에서 합법으로 인정하는 자연 유산 유도약인 '미프진'의 국내 시판을 허용하라는 주장이었다. 이 청원은 한 달 동안 약 24만 명이 동의하여 임신중절 이슈가 공론화되었다.

청와대 청원에 앞서 2017년 9월 여성단체들의 연대체인 '모두를 위한 낙태죄 폐지 공동행동'은 "형법상 낙태죄가 여성을 협박하고, 돈을 뜯어내고, 데이트 폭력, 가정 폭력을 신고하지 못하게 하는 협박수단으로 악용되고 있다"고 비판했다(유민 등, 2018: 117). 이렇게 낙태죄 폐지를 찬성하는 사람들은 모든 여성은 원하지 않는 임신을 중단할 권리가 여성 자신에게 있다는 점을 강조한다. 출산은 단순히 한 생명의 탄생을 넘어 임신 여성의 삶을 완전히 변화시킬 수 있는 중대한 일임에도 불구하고, 국가가 임신 여부를 결정할 자유를 박탈해 여성의 자기결정권을 침해하는 것은 민주국가에서 일어날 수 없는 일이라고 주장한다. 또한 인도주의실천협의회는 "태아가 안전하고 건강하게 자랄 수 있는 환경이 조성되지 않은 채 태아의 생명권만 주장하는 것은 무책임한 일"이라고 지적한다. 반면, 낙태죄 폐지를 반대하는 사람들은 낙태죄 폐지가 생명에 대한 경시풍조와 함께 임신중절이 더 많아질 것을 우려한다. 한국 천주교에서는 '태아도 생명'이라는 구호 아래, 성장할 수 있는 환경이 좋지 않다고 낳지 않는다면 성장 과정에서 발생할 수 있는 태아의 삶을 원천적으로 봉쇄하는 것이라고 주장했다. 천주교 서울대교구장 염수정 추기경은 낙태죄 폐지는 결국 생명 윤리를 경시하는 사회 풍속이 생길 것이며, "국가와 사회는 낙태 합법화에만 몰두할 것이 아니라 임신한 여성과 태아 모두를 낙태로부터 지켜내기 위해 노력해야 한다."고 의견을 내세웠다. 낙태죄를 폐지하는 대신, 미혼모에 대한 배려 확대, 남성에게도 임신·출산·양육에 관한 책임을 지우는 법적·제도적 장치 마련, 저소득층 부부들의 출산과 양육 지원, 안정적인 교육 정책 마련, 성·생명·사랑에 대한 올바른 교육 등의 사회적 제도를 갖춘다면 생명을 지킬 수 있다고 강조했다.

2017년 청와대가 청원답변에서 임신중절에 대한 실태조사를 하겠다고 밝힌 이후 한국보건사회연구원은 2019년 2월 '2018년 인공임신중절 실태조사'를 발표했다. 이 조사는 2018년 9월-10월 2개월 간 만 15세-44세 여성 1만 명 대상으로 온라인으로 실시했다. 2011년 이후 7년 만이다. 조사에 응답한 여성 1만 명 중 성경험 여성은 7,320명(73%), 임신경험 여성은 3,792명(38%)이었다. 인공임신중절을 경험한 여성은 756명으로 성경험 여성의 10.3%, 임신경험 여성의 19.9%로 나타났다. 인공임신중절을 하게 된 주된 이유로는 '학업, 직장 등 사회활동에 지장이 있을 것 같아서', '경제상태상 양육이 힘들어서(고용불안정, 소득이 적어서 등)', '자녀계획(자녀를 원하지 않아서, 터울 조정 등)'이 각각 33.4%, 32.9%, 31.2%(복수응답)로 높게 나타났다. 인공임신중절의 방법은 수술만이 90.2%, 약물 사용자는 9.8%이고, 약물사용자 74명 중 53명이 약물로 인공임신중절이 되지 않아 의료기관 등에서 추가 수술을 했다고 응답했다. 2017년 인공임신중절율은 전체 임신의 4.8%, 임신중절 건수는 약 5만 건으로 추정했다. 이는 2005년 29.8%(342,433건), 2010년 15.8%(168,738건)에 비해 확연히 감소 추세를 보이고 있다(한국보건사회연구원, 2019). 그러나 의료계 안팎의 관련자에 따르면 국내 불법 임신중절까지 포함하면 한해 최소 10만 건을 넘을 것이라는 관측이다. 임신중절이 불법인 현재의 상황에서 음성화되어 있기 때문이다.

인공임신중절 감소 원인으로는 ① 피임 실천율 증가 ② 응급(사후) 피임약 처방 건수 증가 ③ 만 15-44세 여성의 지속적 감소 등을 들 수 있다. 또한 인공임신중절 문제와 관련한 정책 수요로는 “피임·임신·출산에 대한 남녀공동책임의식 강화(27.1%)”, “원하지 않는 임신을 예방하기 위한 성교육 및 피임교육(23.4%)” 등을 지적했다. 또한 조사 당시 낙태죄를 규정하고 있는 <형법> 제269조와 270조를 개정해야 한다는 응답이 75.4%, 모자보건법은 48.9%가 개정이 필요하며 40.4%는 내용을 모른다고 응답했다(한국보건사회연구원, 2019).

2) 인공임신중절의 해외 상황

1960년대가 임신중절을 포함하여 페미니즘에 대한 논쟁의 시기라면, 1970년대는 임신중절이 합법화되는 시기였다. 1973년 ‘로 대 웨이드(Roe v. Wade)’ 판결은 미국의 임신중절과 관련한 가장 상징적인 사건이다. 1970년대 필명이 ‘제인 로(Jane Roe)’였던 미국의 젊은 여성이 낙태를 범죄로 규정했던 법을 상대로 소송을 제기했고 변호를 맡은 변호사가 ‘헨리 웨이드(Henry Wade)’였다. 로 대 웨이드 판결은 헌법에 기초한 사생활의 권리가 임신중절의 권리를 포함하는지에 대한 미국 대법원의 가장 중요한 판례가 되었다. 1973년 미국 연방 대법원은 로 대 웨이드 사건에 대해 여성은 임신 후 6개월까지 임신중절을 선택한 헌법상의 권리를 가진다고 판결했다. 이는 임신한 여성이 임신을 종결할지 말지의 결정은 사적인 문제라고 판결한 사례로서, 이후 미국뿐만 아니라 세계적으로도 역사에서 중요한 지침으로 작용했다(Emmett Barcalow, 2009: 312).

당시 미국 대부분의 주에서는 임신한 여성의 생명에 유험한 상황이 아니면 원칙적으로 임신중절은 금지되었다. 로 대 웨이드 사건은 임신중절에 대해 일차적으로 여성의 사생활의 권리를 인정했지만, 그 권리가 절대적인 것은 아니며 어떤 상황에서는 정부의 간여를 인정했다. 다음의 판결문에서 잘 알 수 있다.

> 사생활의 권리를 인정하기로 한 법원의 결정은 그 권리에 의해 보장되는 영역에서의 정부의 통제가 적절하다는 것 또한 인정한다. 주정부가 아마 건강의 보호

> 차원에서, 의학적 표준의 유지 차원에서, 잠재적 생명의 보호 차원에서 중요한 이익이 있다는 점을 주장하는 것은 정당화될 수 있다. 임신의 어떤 지점에 이르면, 이들 각각의 이익은 낙태를 결정 못하게 하는 통제 요인들을 충분히 유지하지 않을 수 없게 만든다. 그러므로 여기서 말하는 사생활의 권리는 절대적인 것이라고 말할 수 없다(Emmett Barcalow, 2009: 313).

로 대 웨이브 판결은 낙태를 임신한 여성의 사생활의 헌법적 권리에 대한 침해라는 관점에서 위헌으로 판결하면서도, 동시에 위의 내용에서 알 수 있듯이 사생활의 권리가 절대적인 것이 아니라 임신의 어떤 지점에서 임신중절을 금지할 수 있다는 점도 분명히 했다. 이 판결은 태아를 '인간'이라는 범주에 포함하지 않았으며, 그렇기 때문에 헌법상 보장된 산모의 사생활 권리가 존중되어야 한다는 점을 강조했다. 다시 말하면 "태아는 인간이 아니기 때문에 그리고 오직 인간만이 생명의 권리를 가지고 있기 때문에, 그리고 오직 인간만이 생명의 권리를 가지기 때문에, 태아는 헌법적으로 보장된 생명의 권리를 가지지 않는다는 것이다."(Emmett Barcalow, 2009: 313) 따라서 로 대 웨이드 사건은 임신중절의 권리가 여성의 절대적인 권리는 아니라 하더라도 헌법적인 권리라는 점은 인정했다.

다른 한편, 이 사건은 임신중절에 대한 여성의 권리를 우선하면서도 동시에 절대적인 권리가 아니라는 점에 주목할 필요가 있다. 인간의 생명은 수태 순간부터 시작된다는 점은 인정되는 사실이고 "태어나지 않았다는 것은 법적으로 말한다면 온전한 의미에서 결코 인간으로서 인정된 적이 없다는 것을 의미한다."점이다(Emmett Barcalow, 2009: 314). 다시 말하면 임신한 첫 3개월 동안에는 임신을 계속할지 혹은 중단할 지에 대한 여성의 자기 결정에 국가가 간섭할 수 없지만, 그 기간이 지난 후에는 임신중절에 대한 정부의 통제가 임신한 여성의 권리를 침해하기보다는 여성의 건강을 보호하는 것과 합리적으로 연관되는 경우에 낙태를 통제할 수 있다고 판단했다.

로 대 웨이드 판결은 임신으로부터 3개월까지는 언제든지 임산부의 결정으로 낙태가 가능하지만 3개월에서 6개월까지의 기간은 산모의 건강보호를 위해서만 국가 통제가 필요하며, 임신 6개월 이후는 극히 산모의 생명이나 건강 보호를 위해서 꼭 필요한 예외가 아닌 이상 태아는 잠재적 인간 생명을 가진 존재로서 보호하기 위해 국가 통제 혹은 임신중절은 금지할 수 있다는 판결이었다. 임신 6개월 이후, 혹은 출산 3개월 전부터 임신중절을 금지시킨 것은 태아가 자궁 밖에서도 생명체로서 존중받을 수 있는 기간임을 인정하기 때문이다(Emmett Barcalow, 2009: 314-315). 이 사건과 관련하여 임신중절 반대론자들은 당연히 태아는 수태 순간부터 '사람'으로서 인정되어야 한다고 주장했다. 그렇기 때문에 태아의 생명 권리는 임산부의 사생활 권리보다 더 중요하고, 기본적인 권리로서 보장되어야 하며, 국가는 당연히 임신 순간부터 임신중절을 허용해서는 안 되며 태아 보호에 대한 관심은 당연하다는 점을 강조했다.

이 판결 이후 미국을 비롯한 세계는 태아의 생명을 우선하면서 임신중절 반대를 주장하는 프로라이프(pro-life) 운동과 여성의 선택을 강조하는 프로초이스(pro-choice) 운동이 지속되고 있다.

미국 가톨릭을 중심으로 한 '임신중절 반대'운동은 빈곤, 인종차별, 환경위기, 사형제도 등과 함께 '일관성 있는 생명윤리'(consistent ethic of life) 개념을 강조하며 활동하고 있다. 특히 미국은 보수적인 공화당과 진보적인 민주당의 양당제로서 공화당인 트럼프 대통령 집권 이후 임신중절 규제가 강화되는 추세임을 알 수 있다. 트럼프의 임기 첫해인 2017년 미국 전역 19개 주에서 임신중절을 규제하는 법률 63건이 통과됐고, 2018년 1분기에 37개 주에서 임신중절 제한 규정 308개가 통과된 것으로 보도되고 있다. 특히 조지아 주와 텍사스 주 등 11개 주에서는 6주 이후 임신중절을 금지하는 '태아 심장 박동법'을 채택했거나 현재 논의 중이다. 또한 임신중절율도 '로 앤 웨이드' 판결로 임신중절이 합법화된 후

최저를 기록한 것으로 나타났다. 세계적인 임신중절 지지 단체인 거트마커 연구소(Guttmacher Institute)는 미국의 임신중절 건수가 최근인 2017년 86만2000건으로, 이는 2014년(92만6000건)에 비해 6만여 건, 100만 건이 넘었던 2011년에 비해서는 15만여 건이 줄어든 수치다. 이런 움직임에도 불구하고 미국의 여론조사 기관인 갤럽에 의하면, 1977년 미국 전체 인구의 22%가 무조건적인 임신중절 합법화를 지지했고, 2019년에는 25%로 오히려 늘어났다는 점도 분명해서 큰 변화가 없다는 근거도 있다(가톨릭신문 2020.1.1.).

1970년대 이후 세계적으로 낙태법 폐지에 대한 여론이 높았고, 각국의 임신중절로 인해 여성들에 가해지는 차별을 넘어 임신한 여성의 건강과 선택권을 강화하는 방향으로 진행되었다. 대표적으로 유엔은 안전하지 못한 인공임신중절을 공중보건의 위협으로 간주했다. 유엔은 1979년 재생산·성적 건강과 권리를 여성인권의 기본적인 권리로 규정하고, 성관계·임신·출산·임신중절에 대해 여성 자신이 자유롭고 책임 있게 결정할 수 있다는 점을 선언했다. 아울러 각 나라에 대해 임신중절을 처벌하는 법조항 제거를 권고했다. 유엔 여성차별철폐위원회는 2011년 한국 정부에 대해 임신중절을 처벌하고 있는 형법 삭제를 권고하기도 했다(유민, 2018: 115).

아래 <표 1>은 2018년 현재 OECD 회원국의 임신중절에 대한 허용사유 현황이다. 임신중절의 허용 사유로는 임산부의 생명보호, 임산부의 신체적·정신적 건강, 강간 또는 근친상간, 태아의 장애, 경제적 또는 사회적 사유, 임산부의 본인 요청 등 7가지로 나눌 수 있다. 회원국 36개국 대부분은 임신 후 일정 시점까지는 7개 영역에서 대부분 임신중절을 허용하고 있다. 이중 임신중절을 절대적으로 금지한 국가로 칠레를 들 수 있다. 아일랜드는 2018년 5월 국민투표를 통해 임신중절 금지를 규정한 헌법 규정 폐지가 결정된 상태로 임신 12주(3개월) 이내 수술은 제한을 두지 않고, 12주-24주 사이엔 특정 사유에 대해 낙태를 허용하는 법안이 제출된 상태이다(한국보건사회연구원, 2018: 23). 영국은 강간 또는 근친

| <표 1> OECD회원국 임신중절 허용사유 등 현황(2018년 현재) 단위: 1,000명당 건수

국가명	모체 생명 보호	모체의 신체적 건강	모체의 정신적 건강	강간/ 근친 상간	태아의 장애	경제적 또는 사회적 사유	본인 요청	인공임신중절 (낙태)률 (15-44세)
1. 캐나다	0	0	0	0	0	0	0	12.1('12)
2. 미국	0	0	0	0	0	0	0	11.8('15)
3. 영국	0	0	0	X	0	0	X	13.0('15)
4. 덴마크	0	0	0	0	0	0	0	15.5('10)
5. 아이슬란드	0	0	0	0	0	0	X	12.0('13)
6. 노르웨이	0	0	0	0	0	0	0	12.0('15)
7. 터키	0	0	0	0	0	0	0	3.9('11)
8. 스페인	0	0	0	0	0	0	0	9.0('14)
9. 포르투갈	0	0	0	0	0	0	0	9.0('12)
10. 프랑스	0	0	0	0	0	0	0	15.0('15)
11. 아일랜드	0	X	X	X	X	X	X	-
12. 벨기에	0	0	0	0	0	0	0	9.3('11)
13. 독일	0	0	0	0	0	0	0	7.2('12)
14. 그리스	0	0	0	0	0	0	0	7.3('08)
15. 스웨덴	0	0	0	0	0	0	0	18.0('15)
16. 스위스	0	0	0	0	0	0	0	5.0('14)
17. 오스트리아	0	0	0	0	0	0	0	1.4('00)
18. 네덜란드	0	0	0	0	0	0	0	8.0('14)
19. 룩셈부르크	0	0	0	0	0	0	X	-
20. 이탈리아	0	0	0	0	0	0	0	9.4('12)
21. 일본	0	0	X	0	X	0	X	10.4('08)
22. 핀란드	0	0	0	0	0	0	X	8.0('15)
23. 오스트레일리아	0	0	0	0	0	0	0	10.6('13)
24. 뉴질랜드	0	0	0	0	0	X	X	12.0('15)
25. 멕시코	0	0	0	0	0	0	0	9.7('12)
26 .체코	0	0	0	0	0	0	0	10.5('12)
27. 헝가리	0	0	0	0	0	0	0	14.0('14)
28. 폴란드	0	0	0	0	0	X	X	0.1('12)
29. 한국	0	0	0	0	0	X	X	15.8('10)
30. 슬로바키아	0	0	0	0	0	0	0	8.0('14)
31. 칠레	X	X	X	X	X	X	X	0.5('05)
32. 슬로베니아	0	0	0	0	0	0	0	10.4('12)
33. 이스라엘	0	0	0	0	0	X	X	12.5('12)
34. 에스토니아	0	0	0	0	0	0	0	17.0('15)
35. 라트비아	0	0	0	0	0	0	0	15.0('12)
36. 리투아니아	0	0	0	0	0	0	0	9.2('12)

출처: 한국보건사회연구원 2019: 23

상간, 일본은 모체의 정신적 건강과 태아의 장애를 임신중절 허용 사유에 포함하지 않는 점이 눈에 띈다. 경제적 혹은 사회적 사유로 인한 임신중절을 허용하지 않은 국가는 아일랜드, 뉴질랜드, 폴란드, 한국, 칠레, 이스라엘을 들 수 있다. 전체적으로 임신중절의 허용사유 중 허용하지 않는 항목으로 가장 높은 것은 경제적 또는 사회적 사유와 임산부 본인 요청인 것으로 나타난다.

세계의 다수 국가들은 합법적인 임신중절의 시기를 정하고 있다. 미국 만 23주, 영국 만 24주, 프랑스는 만 12주 미만의 임신중절을 전면 허용하고, 독일은 12주 미만에 의사 상담 후 요건을 갖추면 허용한다. 스웨덴은 임신 18주까지는 여성이 원할 경우, 18주 이후에는 보건당국의 허가를 받아 합법적인 낙태가 가능하다. 일본의 '모체보건법'도 '사회경제적 사유'를 인정한다. 반면 아일랜드와 중남미 일부 국가 등 가톨릭 전통이 깊은 나라들은 임신중절, 낙태를 철저히 금지한다. 우루과이는 2012년, 아일랜드는 2013년 산모의 건강이 위태로운 경우 등 임신중절을 제한적으로 허용하고 있다.

2 인공임신중절에 대한 윤리적 접근의 기준

임신중절은 앞서 고찰한 로 대 웨이드 판결이나 2019년 헌법재판소의 '낙태죄' 위헌 판결이 합법·불법의 법적 문제로 끝나는 것이 아니다. 인간 생명을 어떻게 규정하는가? 여성이 출산을 거부할 수 있는 권리를 인권으로 간주할 것인가? 그리고 이 권리는 뱃속 태아의 생명권과 어떤 관련성을 갖는가? 하는 윤리적인 문제와 그 관련성이 있다. 실제 임신중절의 이슈는 실제 삶에 있어서는 법적인 문제보다도 윤리·도덕적인 문제가 더 중요하다.

임신중절에 대한 생명윤리는 인간 생명에 대한 근본적인 질문과 관련되어 있다. 이 논의를 요약하면 두 가지로 정리할 수 있다. 하나는 태아에게 성인과 같은 생명권을 인정해야 하는가라는 점이다. 이를 좀 더 구분해 보면 "언제 인간의 생명이 시작되는가?" 또는 "태아는 어떠한 도덕적 지위를 갖는가?"로 나눌 수 있다. 다른 하나는 임신중절과 관련하여 임신한 여성의 사적권리 혹은 여성의 행복권을 얼마만큼 존중되고 인정해야 하는가이다. 다른 각도에서 말하면 여성의 사적 권리와 태아의 생명권 중 어느 것을 우선해야 하느냐의 문제이다. 이 두 가지는 서로 연결된 논의로서 임신중절에 대한 법적·사회적 논쟁의 근거이자 기준으로 작용하고 있다.

① 태아의 지위와 관련하여 어디서부터 사람으로 인정할 수 있는가?

삶은 생로병사의 과정이다. 생명의 탄생은 삶의 출발이다. 생명윤리는 인간으로 존중받아야 할 생명 지위와 관련하여 임신에서 출산까지의 과정에서 어느 단계에서 인간인지 정확히 구분할 수 없다는 점에 주목한다. 인간은 엄마 배 속에 수정되는 순간부터 인간 생명체로서 존중받아야 한다는 입장이 있는가 하면, 출산 이전까지는 인간 생명체로서 인정할 수 없다는 입장이 있을 수 있다. 태아란 임신 초기부터 출생 시까지의 임신된 개체를 의미한다. 태아는 수정으로부터 단계에 따라 시기별로 구별하기도 한다. 인간 생명은 정자와 난자가 만나는 수정란에서 임신 8주까지를 배아기라고 한다. 수정은 남성과 여성이 각자의 정자와 난자에서 융합되어 여성의 몸에서 결합되는 순간을 말한다면, 착상은 임신 2주까지 접합체로서 여성의 자궁에 안정적으로 자리를 잡는 것을 말한다. 임신 8주부터 출산까지를 태아기라고 한다. 인간 생명의 시작과 관련하여 수정부터 출산까지의 입장을 좀 더 세분하면 다음과 같다(공병혜 외, 2019: 99; 유민, 2018: 104).

a. **수정:** 정자와 난자가 만나는 수정 순간부터 인간생명이 시작된다.
b. **착상:** 수정란이 수정 일주일 전후에 여성의 자궁에 착상될 때 인간의 생명이 시작된다.

c. **신체기관 형성:** 배아기에 배아발생이 시작되고 신체기관이 형성될 때 인간생명이 시작된다.

d. **유정성:** 태아가 기쁨과 고통의 감정을 느끼는 시기부터 인간 생명이 시작된다.

e. **체외생존가능성:** 임신 24주 이상 경과하여 태아가 자궁 밖에서 생존이 가능한 시점부터 인간 생명이 시작된다.

f. **출생:** 태아가 여성의 자궁 밖으로 출생해야 비로소 인간 생명이 시작된다.

단순히 생명체가 아닌 인간의 인격적 권리를 가진 생명체로서의 지위를 어느 단계에서 얻게 되는가에 대한 판단은 생명과학의 문제가 아니라 생명윤리의 문제임은 분명하다. 물론 생명과학의 발달로 수정에서 출생까지 생명체의 발달과정이 좀 더 정교해질 수 있다. 또한 일반적인 사회적 이슈처럼 사회구성원들의 다수결에 의한 합의에 의해 결정할 수 있는 사안도 아니다.

이와 관련하여 다른 동물의 유전자와 달리 인간의 유전자로서 수정 그 존재 자체로 존중되고 인간으로 간주해야 한다는 주장이 있는가 하면, 출산 이전까지는 산모인 여성의 몸속에 있는 '세포 덩어리'에 불과하다는 주장까지 있다.

철학자 워런(Mary Anne Warren)은 인간 개념의 핵심적인 특징으로 ① (그런 존재의 외적/내적 대상과 사건에 대한) 의식, 특히 고통을 느끼는 능력 ② 추론(새롭고 비교적 복잡한 문제들을 해결하는 고도로 발달된 능력) ③ 스스로 동기를 부여하는 활동 ④ 의사소통 능력 ⑤ 자기 개념, 그리고 자기 인식의 현존으로 제시했다(Emmett Barcalow, 2009: 317-319). 워런은 인간만이 5가지 모두를 충분히 높은 수준에 이르는 기준들 대부분을 만족시키는 존재라고 주장한다. 이런 기준에서 보면 태아는 인간다운 핵심 기준에 많이 부족하다. 반면, 또 다른 입장은 수정란은 산모와 다른 유전자를 가진 독립된 생명체이며, 수정란은 출생한 신생아가 신체적 연속성을 지니며, 인간의 수정란 없이 인간의 탄생이 없듯이 온전한 인간의 모습은 바로 태아가 인간의 잠재적 능력이 있기 때문이라는 점을 강조한다(공병혜 등, 2019: 101).

출생 전 태아의 인간에 대한 지위 문제는 시대, 지역에 따라 어느 단계에서 단순히 인간의 생명체가 아닌 인격체로서 인간으로 규정할 것이냐는 윤리적 판단의 중요한 기준이 되고 있다.

② 임신한 여성의 신체적 자율권과 태아의 생명권

출생 전 태아를 인간으로서 어떻게 지위를 부여할 것이냐는 문제는 임신한 여성과 관계없이 수정에서 출생 전 태아 그 자체에 대한 윤리적 판단이다. 이와 연장선에서 임신중절의 중요한 윤리적 판단 기준은 바로 그 태아를 임신한 여성의 자기 결정권을 얼마나 존중해 줘야 하는가의 문제이다. 임신한 여성이 임신중절을 할 것이냐 말 것이냐의 권리를 얼마나 보장해 줄 것이냐의 문제이다. 동시에 이것은 그 임신한 여성의 배 속에 있는 태아의 생명권과 직접 관련되어 있다.

임신중절과 관련하여 임신한 여성의 자율성을 얼마만큼 인정할 것인가 하는 문제는 윤리학적 쟁점이었다. 법적인 차원에서 세계의 많은 나라에서 일정시기까지 임신중절을 허용하고 있다. 그러나 출산 전 태아의 생명권을 인정할 경우 임신중절 문제는 단순히 임신한 여성의 신체적 자율권이나 행복추구권에 제한을 줄 수밖에 없다. 로마 가톨릭 교회는 수정 이후 태아의 존재 자체를 인간으로 존중받아야 한다고 주장한다. 이는 태아의 생명권이 임산부의 신체적 자율권이나 행복추구권보다 앞선다는 입장이다.

이 문제는 두 가지 입장으로 나눌 수 있다. 임신한 여성의 권리는 태아의 존재를 어떻게 규정하느냐와 관계없이, 태아는 여성의 소유물로서 임신한 여성의 선택권이라는 입장이 있다. 한편, 태아에 대한 인간적 권리를 어떻게 규정하느냐에 따라 여성의 자기 결정권과 행복 추구권을 규정하는 경우이다. 전자의 경우는 여성이 원하는 임신인가 원하지 않는 임신인가? 원한 임신이라도 이혼 등 여러 가지 상황에 따라 인공임신중절을 선택할 수 있는 다양한 가능성이 있다. 그렇지만 그 모든 결정은 임신한 여성에게 주어져야한다는 입장이다. 반면, 후자는 태아를 인간 생명체의 권리를 부여할 경우로 임신한 여성의 신체적 자율권과 충돌하게 된다. 태아의 인간 생명체로서의 권리는 수정되는 그 자체로서 존중받아야 한다는 주장 이외에도 태아 그 자체가 인간으로서의 잠재성을 갖고 있다는 점과, 태아 없이 출산 이후의 인간이 있을 수 없다는 '인간발달 과정의 연속성'에 주목하고 있다.

| <표 2> 인공임신중절 및 낙태죄 관련 찬반 논쟁의 쟁점들

쟁점	인공임신중절 반대 측	인공임신중절 찬성 측
인간생명의 시작	정자가 난자가 수정된 순간부터 인간생명으로 보고, 태아도 살 권리가 있으며 생명을 죽일 수 있는 권리를 가지고 있는 사람은 아무도 없다. 생명의 존엄성을 강조한다.	수정란에서부터 배아기 태아기까지 어느 시점을 인간 생명으로 볼 것인지 명확하지 않고, 세포덩어리뿐 그 자체를 생명이라고 규정하기는 어렵다. 출생 이후부터 생명체로 간주한다.
여성의 자기 결정권	태아는 제3자의 생명이다. 임산부가 태아를 희생시키는 것은 행복추구권을 넘어선 살인이다. 태아의 생명권은 어떤 권리로도 침해 당해서는 안 된다.	임산부가 원하지 않는 태아를 희생시킬 수 있는 것은 여성의 행복추구권이다. 사회·경제적 사정에 의해서도 인공임신중절을 할 수 있는 권리를 가진다. 여성의 삶, 생명권도 태아 못지 않게 중요하다.
불법임신 중절 고발	고발을 통해 인공임신중절이 어려운 사회분위기가 형성돼야 피임·계획임신이 많아지고 결국 인공임신중절이 줄어든다.	인공임신중절 시술이 음성화돼 인공임신중절 여성의 건강이 위태로운 환경에 처해진다. 인공임신중절 비용이 올라가 저소득층 여성이 피해를 입는다.
인공임신 중절 합법화	생명경시 풍조가 있고, 피임에 대한 인식이 미약한 상황에서 인공임신중절을 합법화하면 임신중절을 만연화시킨다. 처벌 건수가 적더라도 사문화된 것이 아니라, 헌법정신에 따라 유효하다.	임신 초기에 한해 임산부 결정에 따라 인공임신중절이 합법적으로 가능해야 불법·음성적인 임신중절이 줄어든다. 낙태죄는 이미 사문화되었으며, 여성과 의사들을 범죄자로 내몰 뿐이다.

출처: 유민, 2018: 131

일반적으로는 생명권이 신체의 선택 자율권보다 앞선다. 그러나 임신중절의 경우는 간단하지 않다. 또한 앞서 살펴본 태아에 대한 인간 생명 권리의 시작과 여성의 신체적 자기 결정권(행복권)과 태아의 생명권에 대한 윤리학적 기준 논의는 현실에서 불법임신중절에 대한 고발과 나아가 임신중절에 대한 합법화라는 사회적, 법적 논의와 연결되어 있다. <표 2>는 이상의 논의들을 정리한 것이다.

3 인공임신중절에 대한 윤리적 입장

앞장에서 임신중절에 대한 접근 기준으로 살펴본 태아에 대한 인간생명의 권리와 임신한 여성의 신체적 자기결정권(행복추구권)과 태아의 생명권은 개인과 집단, 시간과 공간에 따라 견해를 달리했다. 이들 기준에 대한 대표적인 윤리적 입장은 크게 보수주의, 자유주의, 절충주의로 나눌 수 있다. 이들 세 입장은 상대적이며 각 입장의 내부에서도 세부적인 차원에서 견해를 달리하기도 한다.

1) 보수주의

임신중절에 대한 보수주의는 기본적으로 인간은 수정되는 순간 생명체로서 도덕적 권리를 가지며, 태아의 생명 자체는 임신한 여성의 신체적 선택권에 우선한다는 입장이다. 왜냐하면 수정되는 순간 유전적으로 호모 사피엔스 종의 일원이며, 인간의 수정만이 인간의 유전적 정보를 갖고 있기 때문이다. 태아가 인간의 유전적 정보를 갖고 있기 때문에 수정되는 그 순간부터 인간생명에 대한 도덕적 권리를 갖는다. 또한 인간 생명으로서의 권리 주장과 관련하여 태아의 발달 단계에서 "영혼이 깃드는 시기"가 언제인가의 문제이다. 로마 가톨릭의 가르침은 수정 순간에 영혼이 생겨나기 때문에 태아는 수정 순간부터 생명의 권리를 갖는다고 주장한다(Emmett Barcalow, 2009, 316-317).

따라서 생명의 권리는 가장 기본적인 권리이기 때문에, 그것은 임신을 끝낼 것인지 결정짓는 산모의 권리에 우선한다. 따라서 태아가 헌법적 취지 내에서 사람으로 간주되어야 하고, 당연히 생명의 권리는 헌법적으로 보호되어야 한다고 믿는다(Emmett Barcalow, 2009, 316-317). 임신중절에 대한 보수주의의 기본 입장은 임신중절은 어떠한 상황에서도 허용할 수 없으며, 임신중절 수술은 우리가 무고한 인간을 죽이는 것은 잘못이고 처벌받는 것처럼, 인간의 태아를 제거하는 것은 살인이고 도덕적으로 잘못된 것이라고 주장한다. 보수주의의 주장 근거를 세분화하면 다음의 세 가지로 분류할 수 있다(공병혜, 2019: 101).

a. 수정란은 산모와 다른 유전자를 지닌 독립된 생명체다(유전자 논증).
b. 수정란은 출생한 신생아가 신체적 연속성을 지닌다(연속성 논증).
c. 수정란은 인간 생명이 될 잠재성을 지니고 있다(잠재적 논증).

유전자 논증은 앞서 설명한 보수주의의 기본적인 입장이다. 정자와 난자의 수정은 다른 동물의 수정과 달리 인간의 DNA를 갖고 있을 뿐만 아니라 수정란은 산모와 다른 유전자를 지닌 독립된 생명체이기 때문에, 산모라도 하더라도 태아를 마음대로 할 수 없다는 주장이다. 하나의 유전형을 가진 수정란은 배아와 태아, 그리고 출생아의 과정에서 유전적 변화가 없다는 점을 강조한다. 태아는 산모와 독립된 존재가 아니고 임신 3개월까지는 인간의 형체도 갖고 있지 않기 때문에 임신중절의 선택권을 산모가 갖는다는 자유주의자들의 주장에 대한 근본적인 반론이다.

연속성 논증은 자유주의가 인간생명의 출발점을 출산 이후로 잡는 것에 대한 반론으로서 인간존재는 수정란 없이 배아나 태아가 될 수 없으며, 인간 생명은 정자와 난자의 수정 이후는 배아, 태아, 유아기, 성인으로 하나의 연속적인 과정으로 봐야 한다는 입장이다. 그렇기 때문에 수정 이후 어느 단계를 구분하여

이 단계 이후는 인간생명으로 간주하고 이전에는 인간생명이 아니라는 논리는 잘못되었다고 본다. 따라서 이러한 입장에서는 "태아와 출생아는 자궁 안에 있든 밖에 있든 동일한 존재이며, (우리가 볼 수 있든 없든) 동일한 인간적 특징을 지니며, 동일한 정도로 무엇을 알고 또 고통을 느끼는 능력을 갖는다."라고 주장한다(Peter Singer, 2013: 229).

잠재적 논증은 연속성 논증과 연결된 것이다. 인간의 수정란은 다른 동물과 달리 인간의 유전자를 갖고 있고, 이는 수정란이나 배아 자체가 인간의 잠재성을 갖고 있기 때문에 인간 생명으로 봐야 한다는 주장이다. 수정란은 한 개체를 형성하는 데 생명체로서 지녀야할 특성을 필요하고도 충분하게 갖고 있으며, 구체적 기관의 구조와 스케일의 차이만 있다고 본다. 그렇기 때문에 간혹 배아나 태아가 출산 이후 인간과 달리 인격성을 가졌느냐를 들어 인간 생명으로 볼 수 없다는 주장은 인간의 특성을 잘못 이해한 결과라는 것이다(공병혜, 2019: 64-67). 이런 맥락에서 수정란에서 유아의 과정은 점진적인 과정이므로, 유아를 죽이는 것은 살인으로 간주하고 태아를 죽이는 것은 임산부가 원하는 대로 자유롭게 선택할 수도 있다는 자유주의자들의 주장을 보수주의 입장에서는 반박하고 있는 것이다(Peter Singer, 2013: 234).

아울러, 보수주의자들은 현실적인 차원에서도 임신중절을 허용했을 때 생명에 대한 존중감이 확연하게 저하됨으로써 임신중절 수술이 증가할 것이라고 주장한다.

2) 자유주의

자유주의는 1960·70년대 세계적으로 임신중절 불법화가 당연시되었던 현실에서 여성의 인권과 신체적 선택권 및 여성의 행복권 차원에서 이론과 현실측면으로 적극 주장한 입장이다. 임신중절에 대한 자유주의자들의 주장 근거는 크게 출산 이전의 수정란, 배아, 태아는 인간 생명으로 간주할 수 없으며, 출산 이후를 인간 존재로 인정해야 한다는 주장과, 출산 이전의 태아를 인간생명의 존재로 인정한다고 해도 여성인 임산부의 권리가 태아의 생명권보다 우선한다는 주장으로 나눌 수 있다.

임신중절에 대한 자유주의자들은 인간의 자율성과 선택권 존중을 핵심으로 출발한다. 임신중절은 태아의 발달 단계 그리고 낙태를 하려는 이유와 무관하게 항상 도덕적으로 허용될 수 있다. 이는 여성들이 자신의 몸을 통제할 도덕적 권리를 가진다는 입장에 근거를 두고 있다. 그들은 어떤 발달의 단계에 있든 태아는 산모가 자신의 신체를 통제할 권리에 우선하는 생명 권리를 결코 가지지 못한다고 주장한다. 태아가 수정 순간에 살아 있고 그것이 유전적으로 인간이라는 것에는 동의하지만, 사람들만이 생명의 권리를 위시한 도덕적 권리들을 가지고 있고, 태아는 사람이 아니라고 주장한다. 그들은 사람이라는 개념이 생물학이나 유전학에 근거하고 있는 것은 아니라고 주장한다(Emmett Barcalow, 2009, 317).

그렇다고 해서, 자유주의자들이 수정에서부터 출생 이전의 태아를 무시하거나 존중하지 않는 것은 아니다. 물론 앞서 언급한 바와 같이 태아의 발달 상태와 관계없이 임신중절은 임산부의 자율적 선택에 맡겨야 한다는 주장도 있지만, 다른 한편으로는 태아가 인간으로서의 가능성은 존중하지만 임신중절과 관련하여 산모의 자율권과 태아의 생명권이 충돌할 경우에 산모의 자율권과 행복 추구권을 우선한다. 다시 말하면 태어날 가능성이 있는 태아보다 현재 임산부의 삶을 존중하고 임신을 지속할 것이냐 중단할 것이냐의 선택권도 임산부의 행복 추구권으로써 존중되어야 한다는 입장이다. 임신중절은 법의 문제가 아닌 사적인 도덕이나 부도덕의 영역이기 때문에 법이 허용되어야 한다는 논리이다. 피터 싱어는 밀의 『자유론』에서 주장한 '위해의 법칙'과도 연결하여, 임신중절은 '피해자 없는 범죄'로 다원주의 사회에서 서로 다른 도덕적 견해를 가진 사람을 용인해야 하며, 임신중절 결정은 여성에게 맡겨야 한다고 주장한다(Peter Singer, 2013: 234- 243).

1960년대 이후 인간생명의 시작을 출산으로 보며 임산부의 신체적 자기결정권을 태아의 생명권보다 우선했던 자유주의 입장은 좀 더 다양한 이론적·현실적 근거를 제시하며 그 정당성을 주장하고 있다. 가장 대표적인 것이 정당방어권, 이중효과의 원리, 그리고 임신중절의 불법화가 갖는 현실적인 실효성을 들 수 있다.

임신중절에 대한 논쟁의 한 가운데서 임산부의 정당방어권의 논리를 가장 먼저 설득력 있게 주장한 사람은 미국의 여성철학자 주디스 톰슨(J. J. Thomon)이다. 그녀는 1971년 「임신중절에 대한 옹호」라는 논문을 통해 임산부의 정당방위 권리를 기초로 태아의 생명권과 임산부의 자기 신체적 선택권에 대한 논의를 제시했다. 그는 임산부의 자기 결정권을 존중해야한다는 점을 다음의 가상의 상황을 들어 설명한다.

> 아침에 잠에서 깨어보니 당신은 의식을 잃은 바이올린 연주자와 침대에 같이 등을 맞대고 누워 있다. 의식을 잃은 그 바이올린 연주자는 저명한 음악가이다. 그가 치명적인 신장 질환을 앓는다는 진단을 받자 <음악 애호가 협회>는 가용한 모든 의무 기록을 조사한 뒤, 그와 딱 맞는 유형의 혈액을 소유한 사람이 당신뿐임을 알아냈다. 그래서 그들은 당신을 납치하였고 바이올린 연주자의 순환계와 당신의 순환계가 어젯밤 관으로 연결되었으며, 그리하여 당신의 신장은 당신 자신의 혈액은 물론이고 그의 혈액에서도 독소를 뽑아내는 데 사용되고 있다. 병원장은 당신에게 이렇게 말한다. "그래요, 유감스럽게도 <음악 애호가 협회>가 당신을 이렇게 만들었습니다. 우리가 먼저 알았다면 절대 이런 일을 허용하지는 않았을 것입니다. 아무튼 일은 이미 저질러졌고, 바이올린 연주자와 당신은 관으로 연결되어 있습니다. ... 딱 9개월 동안만 이럴 겁니다. 그가 병에서 나을 그때가 되면 당신은 안전하게 관을 뽑을 수 있습니다." (J. J, Thomson, 2018: 11-12)

톰슨은 당신은 '임산부'를 바이올린 연주자는 '태아'를 의미하고 있다. 톰슨은 태아를 인간 생명으로 인정한다고 하더라도 위의 사례에서 보듯이 '착한 사마리아인'을 강요할 수 없다는 주장이다. 누군가가 자신의 생존을 위해 나의 장기를 절대적으로 필요로 한다고 해서 그 사람이 나의 장기를 떼어주어야 할 도덕적 의무는 없다. 마찬가지로 톰슨은 태아가 생명권을 갖고 있다고 하더라도 산모가 임신을 지속해야 할 도덕적 의무를 지는 것은 아닌 '의무 이상의 행위'라고 주장한다(공병혜, 2019: 106). 특히, 톰슨은 위의 사례처럼 자발적 임신이 아니거나 의도한 것이 아닐 경우, 그녀에게 더 이상 임신을 지속해야 할 도덕적 의무가 없음을 분명히 했다. 또한 여성이 자발적으로 임신인 경우는 어떨까? 톰슨은 원하는 임신이었지만 임신 중간 남편이나 남자 친구가 떠난 경우 등, 예를 들면 당신이 바이올리니스트의 생명을 구하기 위해 9개월 동안 같이 연결되어 있기로 자발적으로 선택했다가 중간에 마음이 변해서 중단한다고 해서 그녀를 비난할 수 있는가를 질문한다. 톰슨은 그런 경우도 선택의 결정을 그녀가 할 수 있다고 주장한다.

임신중절에 대한 이중효과의 원리는 어떤 한 행위는 긍정적인 효과와 부정적인 효과를 초래할 수 있다. 또는 직접적인, 간접적인 결과를 산출할 수 있다는 두 가지 효과를 말한다. 이럴 때에 행위는 의도된 효과가 예견되기도 하지만, 어떤 때는 욕구된 것은 결코 아닌 효과를 결과로 도출될 수도 있다(공병혜, 2019: 102). 이를 좀 더 구체화하면, 의료행위의 결과가 나쁜 결과를 초래하였다고 하더라도 다음의 네 가지 조건이 적합하다면 그 행위는 '윤리적으로 합당하다' 혹은 '행위가 정당하다'고 할 수 있다. 이중효과의 원리란 첫째, 기본행위 자체가 선해야 한다. 둘째 행위의 의도가 선해야 한다. 셋째, 나쁜 결과가 좋은 결과의 수단이 되어서는 안 된다. 넷째, 좋은 효과가 나쁜 효과보다 앞서야 한다. 임신중절과 관련하여, 자궁암에 걸린 산모의 자궁제거수술로 인한 태아의 죽음은 산모를 살리려는 선한 의도이며, 태아의 죽음이 산모를 살리는 수단도 아니다. 또한 의료행위를 통한 산모의 생명이라는 선한 결과는 태아의 죽음이라는 나쁜 결과를 능가한다(의학신문, 2011. 06. 07). 산모의 생명과 태아의 생명이 상충할 경우, 여성이 자신이 살고자 치료하는 과정에서 태아의 죽음을 초래하는 임신중절은 도덕적으로 허용되어져야 한다는 것이다(공병혜, 2019: 103).

마지막으로, 자유주의자들은 태아의 도덕적 생명권을 인정하여 임신중절을 불법화하는 것이 실제 현실적으로 효과가 있는가에 대해서도 의문을 갖고 있다. 자유주의자들은 보수주의와는 달리 임신중절에 대한 법적인 제한이 실제로 실효성이 없고 오히려 음성화된 불법임신중절 수술로 인해 임산부의 생명권이 위협받고 있다고 주장한다. 즉, 임신중절을 금하는 법이 인신중절을 중지시키지 못하며, 오히려 임신중절이 음성화되어 실효성이 없다는 점을 강조한다. 또한 임신중절을 원하는 여성은 민간요법을 시도하거나 무면허 의사에게 수술을 맡겨 임산부의 생명이 훨씬 더 위험에 처해, 젊은 여성들이 사망하는 사례가 많음을 제시한다(Peter Singer, 2013: 234- 243).

3) 절충주의

임신중절에 대한 절충주의는 온건 자유주의와 온건 보수주의 입장을 견지하고 있다. 도덕과 현실, 법과 현실의 논리에서 현실을 강조하면서 도덕과 법의 유연한 적용을 강조하는 입장이다. 보수주의는 수정과 함께 생명의 권리를 주장하고 자유주의는 출산 이후 인간생명의 권리를 인정했다. 절충주의는 수정에서 출생까지 그 어느 발달단계로 구분하여 임신중절의 허용여부를 판단해야한다고 주장한다. 또한 현실적인 상황, 사안에 따라 임신중절을 유연하게 적용해야 한다고 본다.

앞서 1973년 미국의 '로 대 웨이드' 사건에 대한 대법원의 판결이 대표적이다. 임신 첫 3개월 동안에는 임산부가 임신을 계속할지 혹은 중단할지에 대해 임산부의 결정을 절대적으로 존중하며, 3개월에서 6개월까지는 주정부의 낙태에 대한 통제가 임신한 여성의 건강을 보호하는 것과 합리적인 연관성을 가지는 선에서 임신중절을 통제할 수 있다. 예를 들면 산모의 건강이 좋지 않다든지, 임신중절을 하더라도 수술할 수 있는 안전한 병원에서 자격을 가진 의사로부터 수술을 받는 것 혹은 클리닉처럼 일정한 의학적 시설에서만 임신중절을 허용하는 것 등이다. 그렇지만 6개월 이후는 산모의 생명이나 건강을 보호가 꼭 필요한 경우를 제외하고는 원칙적으로 임신중절은 금지한다(Emmett Barcalow, 2009, 315).

여기서 임신중절의 금지 기준은 태아의 체외 생존가능성이다. 또 다른 논자들은 임신중절의 허용여부를 수정란으로부터 태아의 인간으로서의 잠재성이 더 현실화될수록 태아의 생명은 더 가치 있고 존중받고 보호받을 가치가 있게 된다. 대부분의 절충주의자들은 임신 초기 3개월 이내의 임신중절은 도덕적으로 허용하고 있고, 임신 6개월 이후의 임신중절은 산모의 생명이나 신체적 건강을 보호해야 하는 절박한 상황이 아니면 허용하지 않고 부도덕하다고 주장하는 데 동의한다. 임신 3개월부터 6개월까지는 다양한 의견 차이가 있다. 그러나 여기서도 태아가 사고·감정·느낌·지각력의 발달 정도가 더 커지면 커질수록 도덕적 지위는 높아지고 임신중절에 제한이 높아진다(Emmett Barcalow, 2009, 324-325).

다른 한편, 절충주의는 임신중절의 이유와 관련해서도 현실적인 사안에 따라 달라진다. 강간이나 근친상간으로 인한 여성의 임신은 심각한 심리적 영향이 있기 때문에 태아의 발달단계에 관계없이 임신중절을 허용한다. 10대들의 임신은 가족적·사회적·경제적 어려움과 함께 교육받을 기회 문제, 원하지 않거나 계획하지 않은 임신의 가능성이 많아 임신중절에 허용해야 한다는 입장이다. 그러나 남아선호 문화에 의한 임신중절에는 태아의 발달 단계에 관계없이 허용될 수 없다. 이처럼 절충주의자는 임신한 여성의 생명이나 육체적 건강 보호를 위해 필요하다면 임신의 어떤 단계에서도 임신중절은 도덕적으로 허용될 수 있다고 주장하고 있다(Emmett Barcalow, 2009, 326-327).

4 결론: 임산부의 자기 결정권과 태아의 생명권의 현실적인 조화

현 단계 임신중절 이슈는 생명존중이라는 큰 개념을 전제로 해서 임산부의 자기 결정권과 태아의 생명권을 동시에 합의할 수 있는 방안 마련이 필요하다. 가톨릭계에서 주장하는 태아의 절대적인 생명권과 수정 이후 어느 단계에서라도 임산부가 임신중절을 선택할 수 있는 '행복한 임신중절'이 합의할 수 있는 원칙을 균형 있게 합의할 수 있는 방법, 그것도 현실에서 실현 가능한 방법을 찾아보고자 한다.

오늘날 응용윤리, 실천윤리, 생명윤리에 접근하는 윤리이론은 의무론, 공리주의, 덕 윤리가 지배적인 담론이다. 공리주의는 인간의 행위를 평가하기 위한 근거로서 좋은 결과를 강조하고, 의무론은 도덕의 근거로서 보편적 법칙에 인간에 대한 존중에 초점을 두며, 덕 윤리는 도덕적 문제를 유덕한 품성이나 동기를 지닌 도덕적 행위자의 관점에서 바라본다는 차이가 있다(박찬구, 2013: 24).

2019년 4월 임신중절이 헌법재판소로부터 위헌 판결을 내렸다. 이제 임신중절에 대한 앞의 어떤 윤리학적 입장을 견지하든 패러다임 전환 앞에 직면해 있다. 향후 임신중절 이슈는 기존 형법과 모자보건법을 대체하는 현실에서 실현가능한 방안이 제시될 것이다. 이 방안에는 다음과 같은 이슈가 각계각층의 여론이 균형 있게 반영되어 사회적 합의를 이루는 것이 필요하다.[17]

첫째, 임신중절의 시기에 대한 합의이다. 앞서 고찰한 바와 같이 1970년대 서유럽과 미국은 임신중절을 합법화하면서 임신 주수 제한 규정과 요건이 제시되었다. 세계보건기구(WHO)는 임신 초기에 '안전한 임신중절' 접근성을 높이기 위해 임신중절 합법화의 필요성을 요청하고 있다. 또한 국제산부인과학회 윤리

17 이 방안은 고경심, "안전한 임신중절 위한 사회적 합의가 필요하다" 칼럼에서 많은 시사점을 받았음을 밝힌다(URL 5).

지침은 임신 첫 14주 이내를 권고하고 있다. 이는 '여성의 요청' '사회·경제적 이유'에 따른 수술 가능한 시기를 임신 14주 이내에 두는 국가가 다수인 점도 같은 맥락임을 알 수 있다. 임신중절 주수 제한과 요건은 각 나라의 의료 상황과 국민들의 의료정보 이해 능력, 그리고 여성들의 행복 보장과 사회적 요구 등이 종합적으로 고려되어야 한다.

지난 헌법재판소 판결은 임신 22주를 임신중절 수주 제한 시기로 언급한 것은 세계보건기구가 임신 22주로, 국제산부인과학 교과서가 임신 20주로 정한 것을 참고했던 것으로 보인다. 미국과 서유럽에서도 임신중절 수술에 대한 입장이 다양하다. 우리나라의 의료시설이 결코 다른 선진국과 떨어지지 않는다고 하더라도 제도와 문화, 나아가 실제 태아의 신체적 기관이 20주가 지나야 초음파로 발견되는 점 등을 종합적으로 고려하여 결정해야 할 것이다.

둘째, 임신중절이 합법화된 만큼, 임신중절에 대한 의료인에 대한 교육 및 훈련이 체계적으로 제공되어야 한다. 임신중절 수술은 공식적으로 불법이었지만 실제로는 행해졌다. 그렇다 보니 의과대학 교육과 산부인과 전공의 훈련 매뉴얼이 체계적으로 제공되지 못했다. 당연히 숙련된 양질의 의료 인력은 부족했다. 또한 환자에 대한 친절하고 이해 가능한 설명도 부족했다. 이에 대한 보완책을 위해, 보건복지부, 대학의 의료 관계자 등이 나서서 사회적 합의를 통해 제도적 장치를 마련하여야 한다.

셋째, 임신중절 환자가 안전하고 실제 의료서비스를 제공받을 수 있는 접근성에 대한 제도가 마련되어야 한다. 현행 모자보건법상 임신중절 수술을 할 경우 배우자 동의 요건이 있어야 가능하다. 여성의 입장에서는 임신중절의 당사자는 본인인데 정작 수술이 가능하기 위해서는 배우자의 결정이 있어야 했다. 당연히 임산부의 자율적 결정을 차단하는 성차별적 요소였다. 아울러 임신중절 소외계층인 청소년과 장애인, 성소수자, 에이치아이브이(HIV) 감염인, 성폭력 피해자, 저소득층 여성과 부부 등 사회적 약자에 대한 적절한 조치가 필요하다. 선진국의 경우 이런 사회적 약자에게는 본인들의 부담 가능한 지불 수준을 마련하기 위해 공공 재원에서 지원하는 제도적 장치를 마련하기도 한다고 알려져 있다. 우리나라의 경우 임신중절 수술의 의료보험 적용 문제를 포함해서 공공 재원 지원 등 종합적인 제도 장치에 대한 합의가 필요하다.

넷째, 국가차원에서 공신력 있는 임신중절 가능 병원 지정과 함께, 종교적 신앙 등으로 임신중절을 원치 않는 의사들의 진료거부권도 진지하게 모색되어야 한다. 국가차원에서 임신중절 수술을 공인받을 수 있는 시설과 의료진 구축에 대한 조건을 마련해야 한다. 국제산부인과학회의 윤리지침에서는 종교적 신앙 또는 윤리적 신념에 따라 수술을 원치 않는 의사는 수술이 가능한 동료 의사나 병원에 의뢰할 것을 의무로 하고 있다. 우리나라에서도 임신중절 수술을 원치 않는 의사들의 경우는 해당 여성에게 환자로서 수술에 대한 정보 제공과 설명 의무를 부과하고, 가능한 동료 의사나 병원을 의뢰하는 것을 의무로 하는 방안을 마련해야 한다.

다섯째, 임신중절 이슈를 해당 여성의 행복 추구권과 태아의 생명권을 함께 존중하고 이해하는 공동체 문화를 형성하는 공교육이 실시되어야 한다. 임신중절이 합헌으로 결정되는 데는 당사자인 여성단체들 뿐만 아니라 임신한 당사자의 권익과 태아의 생명이 동시에 존중되어야 한다는 각계각층의 노력이 있었다. 그 중에서도 다른 선진국보다 늦게 합헌 결정이 이뤄진 것은 현실에서는 불법이지만 임신중절이 이뤄지고 있는데도 공론화를 꺼려하고, 해당 당사자가 아니기만 바라는 문화가 있었음을 부인할 수 없다. 이젠 임신중절 이슈가 당당하게 공론화되고 교육되어 인간의 행복 추구권이라는 큰 틀에서 접근될 시점에 와 있다.

토론 사항 / 토론 주제

- 2019년 4월 11일 헌법재판소에서 판결한 낙태죄에 대한 위헌 판결이 갖는 의미를 기존 형법 및 모자보건법의 내용을 중심으로 핵심논점을 이해하고 설명해 보세요.

- 임산부의 사적 생활의 자기 결정권과 태아의 생명권을 둘러싼 윤리적 접근의 원칙을 제시하고 설명해 보세요.

- 임신중절에 대한 보수주의, 자유주의, 절충주의의 윤리적 쟁점을 상호 비교적 관점에서 설명해 보세요.

더 읽을거리 또는 참고할 자료

- Sandel, Michael J., 안진환·이수경 옮김 (2010), 『왜 도덕인가?』, 한국경제신문.
  - 마이클 샌델 교수의 정의론적 관점에서 임신중절에 대한 윤리적 쟁점을 현대적인 관점에서 설명하고 있다.

- EBS 2017년 7월 3일 방영, "까칠남녀: 낙태가 죄라면", http://home.ebs.co.kr/gender/main [검색일: 2020-01-06]
  - 원치 않는 임신을 하게 된 청소년의 실제 사례와 임신 현황, 그리고 이에 대한 윤리적·법적 쟁점을 당사자들의 생생한 목소리와 함께 다루고 있다.

- KBS 2019년 4월 6일 방영, "생방송 심야토론 - 낙태죄, 위헌인가? 합헌인가?", https://youtu.be/6Ski_X5O4NM [검색일: 2020-01-06]
  - 헌법재판소의 낙태죄에 대한 판결을 앞두고, 낙태죄에 대한 위헌여부와 함께 임산부의 자기 결정권(행복추구권)과 태아의 생명권의 윤리적 쟁점을 다루고 있다.

제 7 장

생명 복제와 유전자 조작의 윤리적 쟁점들

김현수

학습목표

- 생명 복제의 의미와 윤리적 쟁점의 핵심을 안다.
- 유전자 조작의 의미와 윤리적 쟁점의 핵심을 안다.
- 생명 복제와 유전자 조작의 현황과 윤리적 쟁점의 핵심을 안다.

복제인간과 인간이 공존하는 세상: "인간보다 더 인간처럼"

핵전쟁 이후 혼돈과 무질서에 휩싸인 미래 어느 시점의 지구, 인간은 오염된 지구에서 벗어나 살아남기 위해서 우주의 행성을 개척하게 되었다. 그리고 어느 생명공학 회사는 '인간보다 더 인간처럼' 이라는 문구를 내걸고 우주 저편에 파견되어 인간의 노동을 대신해 줄 복제인간을 만들어 낸다. 이 복제인간을 일컫는 말은 '레플리컨트(Replicant)'.

레플리컨트는 고도의 유전과학을 통해 만들어졌기 때문에 인간과 똑같은 외형을 지녔고, 인간과 똑같이 느끼며 생각할 수 있는 존재이지만, 특정한 부분의 지능과 힘에 있어서는 인간보다 더욱 뛰어난 능력을 지니도록 설계되었다. 이렇게 만들어진 이유는 레플리컨트들이 인간을 대체하여 다른 행성에서 일하는 것을 목적으로 하여 만들어졌기 때문이었다. 그렇기 때문에 이들이 지구로 들어오게 되면 심각한 사회적 혼란이 발생할 우려가 있었고, 따라서 레플리컨트들이 지구로 오는 것은 금지되어 있었으며 그 수명 또한 4년으로 제한되어 있었다.

그러던 중, 지구 밖에 파견되어 있는 레플리컨트 중 일부가 세력을 만들어 반란을 일으키는 사건이 발생한다. 반란을 일으킨 레플리컨트들은 4년으로 제한되어 있는 수명을 연장하기 위하여 자신들을 만들어낸 창조자인 공학자를 만나려고 지구로 날아온다. 그리고 생명공학 회사의 회장과 공학자를 만난 레플리컨트들은 생명 연장의 방법이 없음을 듣고 분노하며 이들을 죽인다. 그리고 이 사건을 해결하기 위하여 레플리컨트들을 추적하고 처형하는 임무를 띤 특수경찰이 투입된다.

1 생식과 생명 복제의 기술적 배경

1) 생식의 의미와 방법

생식(生殖, reproduction)은 생물이 다음 세대를 만들어 내는 방식을 의미한다. 생물이 다음 세대를 만드는 것은 개체수를 증가하는 것을 목적으로 하는 것이 보통이기 때문에, 개체의 수를 늘리는 방법을 생식이라고 일컫기도 한다. 이러한 생식의 방법에는 무성생식, 유성생식, 무수정생식 등이 있다.

먼저, 무성생식(無性生殖, asexual reproduction)은 다른 개체의 유전 물질이 개입하지 않고 일어나는 생식이다. 즉, 암수의 구별이 없이 모체의 체세포 일부가 떨어져 나오거나 몸의 일부가 갈라져 나와 새로운 개체를 만드는 생식법을 말한다. 보통 식물에게서 이루어지며 모체와 새로운 개체 사이에 핵상이나 유전자형의 변화가 없는 것이 특징이다.

다음으로, 유성생식(有性生殖, sexual reproduction)은 암수의 구별이 있는 두 생식 세포가 결합하여 새로운 개체를 만드는 생식이다. 이는 생식세포가 정자(정핵)과 난자(난세포)로 분화하여, 이들 배우자가 융화 또는 접합하는 '수정'을 통해 새로운 개체를 만드는 생식법을 말한다. 두 배우자가 있다는 것은 유전적으로 차이가 있음을 의미하는 것으로, 염색체 수가 체세포의 절반인 암수 생식세포의 결합으로 수정란이 형성된다.

마지막으로, 무수정생식(無受精生殖, apomixis)은 생식세포를 만들기는 하지만 암수의 생식세포가 하나로 합쳐지는 과정 없이 배(胚, Embryo)가 만들어지는 생식이다. 이러한 방법에는 난세포가 정자의 수정 없이 세포분열을 시작해 개체로 발생하는 처녀생식과, 정세포 혼자 발생을 시작해 배발생을 완결하는 형태의 웅성단위생식이 있다. 무수정생식 역시 모체와 새로운 개체 사이에 핵상이나 유전자형의 변화가 없다.

이와 같은 생식은 생명체가 유전 정보를 다음 세대에 전달하고 개체수를 증식하는 방법으로써 자연의 질서에 해당한다. 특히 동물들에게서 주로 나타나는 유성생식의 경우 그 증식은 생식세포의 감수분열로 인하여 자성(암컷)과 웅성(수컷)의 서로 다른 유전자를 가지고 있는 난자와 정자라는 생식세포가 만나 새로운 개체의 기원이 되는 형식으로 이루어진다. 이러한 특징은 정상적인 개체가 갖는 염색체 수(2n)의 절반이 되는 각각의 배우체의 핵형(n)이 만나게 되면서 그 후손들로 하여금 다양한 유전형질을 갖게 한다.

2) 생명 복제의 의미와 동물 복제의 기술

생물학에서 복제(複製, cloning)는 생물 개체가 자신과 동일한 개체를 생산하는 것을 의미하는데, 주로 생명공학과 관련하여 DNA 조각이나 세포, 유기체를 복제하는 과정으로서 무성생식에 의한 증식의 한 형태인 생물 복제 또는 생명 복제를 의미하는 것으로 사용된다. 복제를 의미하는 clone이라는 단어는 줄기 또는 가지를 뜻하는 그리스어의 κλῶνος에서 유래한 것인데, 이는 잔가지를 이용해 꺾꽂이를 하는 방법으로부터 복제가 이루어졌음을 의미한다.

현대의 생명공학기술의 발달과 더불어 생명 복제의 측면에서 중요하게 다루어지는 것은 동물 복제이다. 동물 복제의 기술은 일반적으로 다음과 같이 구분된다(URL 1).

첫째, 일란성 쌍둥이다. 이는 암컷의 난자와 수컷의 정자가 결합된 수정란이 분화를 거듭하는 난할의 과정에서 하나의 수정란이 2개 또는 그 이상으로 분리되고 암컷의 뱃속에서 태아로 자라나 임신기를 거쳐 태어나는 것을 의미한다. 이는 자연스러운 과정을 통해 외모와 유전형질이 동일한 동물이 탄생하는 것을 의미한다.

둘째, 수정란 분할법 또는 할구 분리법이다. 수정란이 4세포기 또는 8세포기 등으로 발육되었을 때 현미경 하에서 예리한 도구로 수정란을 분할하거나, 수정란 속에 들어있는 할구들을 효소 또는 예리한 도구를 이용하여 물리적으로 떼어낸다. 그리고 이 세포들을 체외배양 시켜 정상적으로 발육되었을 때 대리모에 이식하여 임신시키면 동일한 유전 형질을 지닌 동물들이 태어난다.

셋째, 생식세포 핵이식법이다. 수정란이 16세포기 또는 32세포기로 분열한 배아세포에서 각각의 배아를 분리하여 16개~32개의 핵을 얻는다. 이를 핵이 제거된 난자에 이식한 이후 전기충격으로 배아세포를 융합시킨다. 이를 핵이식 복제수정란이라고 하는데, 이 과정을 반복하면 이론적으로는 수백~수천 개의 복제수정란을 만들어낼 수 있다. 이를 시험관에서 체외배양 시킨 이후 대리모에 이식하여 임신시키면 동일한 유전 형질을 지닌 동물들이 태어난다.

넷째, 수정란 줄기세포(embryo stem cell)를 이용한 복제 방법이 있다. 이는 수정란의 발육단계가 진전되어 배반포기에 도달한 줄기세포를 채취, 배양하여 핵을 제공하는 공핵세포(Donor nucleus)로 이용하는 기술이다. 인간의 경우 수정이 이루어진 후 4~5일이 지나면 약 50~150개의 세포로 구성된 배아 상태가 되는데, 이 배아세포는 인간의 몸을 구성하는 뼈, 간, 심장 등 모든 장기로 분화할 가능성을 지니고 있는 만능성 세포이다. 따라서 가지로 뻗어나갈 수 있는 가능성을 지니고 있는 줄기에 해당한다는 의미에서 이 만능성 세포를 줄기세포라는 명칭으로 부른다. 이러한 줄기세포에서 핵을 얻은 이후 앞서 살펴본 생식세포 핵이식법과 동일한 방법으로 핵이 제거된 난자에 이식하는 방법을 사용하면 동일한 유전 형질을 지닌 동물들이 태어난다.

다섯째, 체세포를 이용한 복제 방법이 있다. 사람이나 동물을 구성하는 세포는 난자·정자·수정란 등과 같은 생식 세포와, 그 이외의 신체를 구성하는 체세포로 구분할 수 있다. 이 중 체세포에서 핵을 채취하고, 이를 생식세포 핵이식법과 동일한 방법으로 핵이 제거된 난자에 이식하는 방법을 사용하면 동일한 유전 형질을 지닌 동물들이 태어난다.

3) 생명 복제와 관련된 윤리적 쟁점

생명 복제와 관련된 윤리적 쟁점 중 가장 우선적으로 관심의 대상이 되는 것은 동물의 복제와 관련된 것이다. 동물의 복제는 다양한 형태로 시도되었는데, 그 중 동물의 태아를 이용한 복제가 처음 시도된 것은 20세기 초 독일의 한스 스페만에 의해 이루어진 것으로 알려져 있다. 그는 도롱뇽의 수정란이 2개의 세포로 분리되는 순간 갓난아이의 머리카락을 이용하여 수정란을 부분적으로 나누어 유전적으로 똑같은 2개의 머리와 1개의 꼬리를 가진 도롱뇽을 길러내는 데 성공하였다. 이후 1952년 미국의 브릭스와 킹은 개구리의 난자에 있던 핵을 없애고 배아에서 빼낸 핵을 넣는 실험에 성공하게 되었다. 이후 세포융합이나 체세포 핵이식 기술이 발전하면서 동물 복제와 관련된 실험이 거듭되면서 생명체 복제가 본격적으로 이루어지게 되었다(URL 2).

동물 복제와 관련된 가장 획기적인 사건은 복제양 돌리의 탄생이었다. 영국의 생물학자 이언 윌머트 박사가 이끄는 연구팀은 1996년 7월 5일 6.6kg의 건강한 아기 양 돌리를 탄생시켰다. 그리고 그 존재는 1997년 2월 27일 '네이처' 지에 게재된 논문에 의해 세상에 공식적으로 알려지게 되었다. 이 복제양 돌리는 태어난지 6년 된 암컷 양의 몸에서 체세포를 채취해 세포핵을 분리하고, 이를 또 다른 양의 난자를 채취해 핵을 교체하는 방식으로 수정란을 만들어 복제를 실시하는 방식으로 만들어진 것이다.

엄밀한 의미에서 복제양 돌리는 '최초로 만들어진 복제 동물'은 아니다. 그렇지만 '체세포 이식의 방법'으로 만들어진 '포유류' 복제 동물로서 처음이라는 점에서 중요한 의미를 지닌다. 그 내용을 구체적으로 살펴보면 다음과 같다.

첫째로, 복제양 돌리는 체세포를 이식한 복제로서 최초의 동물이다. 생식세포 또는 발생 과정의 세포를 이식하여 복제동물을 만드는 것은 향후 그 동물이 어떤 특징을 가지게 될 것인지를 알 수 없는 상태에서 복제동물을 만들어낸다는 것을 의미한다. 그러나 체세포는 이미 성장이 이루어져 그 특징이 발현된 동물의 세포에 해당하므로 특정한 신체적 특징을 지닌 개체를 복제할 수 있다는 점에서 중요한 의미를 지닌다.

둘째로, 복제양 돌리는 포유동물의 체세포 복제로서 최초의 동물이다. 이 포유동물의 체세포 복제는 복제양 돌리의 출생 이전에는 발생학적으로 성공한 역사가 없기 때문에 불가능한 것으로 여겨졌다. 그러나 이것이 성공함으로써 발생학적 측면에서 고등한 동물로 여겨지는 포유류의 복제가 가능해짐이 밝혀졌다. 특히 이 포유류에는 인간도 포함되어 있으며, 이에 따라 사람의 신체 부위 중 일부 심지어는 손톱이나 머리카락 등에서도 세포를 추출해 복제 인간을 만들어낼 수 있다는 점에서 중요한 의미를 지닌다.

한편, 생명 복제와 관련된 가장 큰 이슈는 무엇보다도 인간 복제와 관련된 눈제이다. 인간 복제의 문제가 대두되자 복제양 돌리를 만들어낸 이언 윌머트 박사의 연구팀은 치료용 복제연구와 번식용 복제연구를 구분해야 한다는 의견을 제시하였다.

치료용 복제연구는 줄기세포를 만드는 연구를 의미한다. 줄기세포란 조직으로 분화하기 이전 상태의 세포이므로, 손상된 조직에 줄기세포를 넣어주고 그 기능을 활성화시키면 치료 및 재생 효과를 얻을 수 있기 때문에 의학 영역을 중심으로 집중적인 주목을 받고 있다.

이에 비하여 번식용 복제연구는 동일한 개체를 만드는 연구를 의미한다. 번식용 복제는 현재 존재하는 개체와 동일한 유전자 및 신체적 특징을 지닌 개체를 만들어내는 것이므로, 이를 인간에게 적용할 경우 인간 개체의 복제가 된다.

과학적 측면에서 본다면 치료와 번식 양쪽 모두 복제는 사람을 포함한 생명체가 발전해 나가는 과정에 대하여 탐색하는 과학적 행위라는 점에 그 의의가 있다. 특히 동물과 관련한 복제는 동물의 발생 과정에서 특정 유전자를 추가하거나 제거함으로써 또 다른 유전자 및 그에 관련된 산물을 생산하는 것을 주된 방향으로 하며, 그 주요 목적은 유전자 형질변환의 가능성을 탐색하여 인간에게 도움이 되는 물질을 얻고자 하는 것이다.

한편 인간 복제는 성공률이 매우 낮고, 비정상적인 발육이 이루어질 가능성이 높으며, 장기적인 영향력을 예측할 수 없기 때문에 매우 위험하고 어리석은 일이라고 할 수 있다. 또한, 인간을 대상으로 하는 복제는 우생학적 관점에서 우수한 인종 또는 적응된 인종의 창조를 목표로 할 우려가 있다. 따라서 더욱 고차원적 측면에서 예기치 못한 위험이 발생할 가능성 또한 존재한다. 한편, 인간이 기술의 대상물이 된다는 점에서 인간의 존엄성과 가치에 관련된 다양한 문제가 대두된다.

2 유전자 조작의 기술적 배경

1) 유전자의 이해

유전(遺傳, heredity)은 부모의 유전자형이 자손에게 전달되는 것을 의미하는 용어이며, 유전자(遺傳子, Gene)는 유전의 기본 단위를 말하는 것이다. 모든 생물체 각각은 자신만의 특성을 지닌다. 이러한 특성은 부모로부터 물려받아 발현되는 특성과 환경과의 상호작용을 통해 나타나는 특성 두 가지로 구분된다. 이 두 특성은 유전자형과 표현형이라는 용어로 표현된다.

먼저, 유전자형(遺傳子型, genotype)은 부모로부터 물려받은 유전적 특성을 뜻한다. 이는 유전형질(遺傳形質) 또는 인자형 이라는 용어로 표현되기도 하는데, 생물이 지니고 있는 특정한 유전자의 조합 또는 그 생물 개체가 가지고 있는 유전자 전체의 집합을 가리키는 것이다. 즉 생물의 개체, 세포, 기관 등의 특징을 결정하는 유전자의 구성을 의미하며 여기에는 우성 형질과 열성 형질이 존재한다.

다음으로, 표현형(表現型, phenotype)은 생명체가 유전적인 정보에 의해 결정지어지는 형질에 대하여 주어진 환경 하에서 각각의 세포, 조직, 개체에 실제로 나타나는 형질을 뜻한다. 이는 발현형질(發現形質) 또는 형질형 이라는 용어로 표현되기도 하는데, 유전자와 환경의 영향에 의해 형성된 생물의 외적인 형태와 성질을 가리키는 것이다. 이는 동그랗다/주름지다처럼 겉으로 드러나는 형태로 표현할 수 있다. 표현형은 해당 개체에만 귀속되는 특성이기 때문에 다음 세대로 유전되지 않는다.

유전자는 세포핵 안에 있는 이중나선구조로 되어있는 DNA 사슬의 특정 구간을 의미하는데, 이는 스스로를 복제하고 유전정보를 통해 유전자 발현이 일어나게 하는 기능을 수행한다. 인간의 경우를 살펴보면, 인간의 유전형질은 신체를 구성하는 물질로서 기본 화합물인 단백질을 통하여 발현하게 된다. 이 단백질을 합성하는 것이 DNA의 중요한 역할이다. 즉 DNA의 염기서열에 따라 머리칼의 색, 눈의 홍채의 색 등을 비롯한 다양한 특성이 달라지는 것이다. 이 DNA에는 특정 발현기관을 담당하는 구간 구간이 나뉘어져 있고, 그 각각의 구간마다 어떤 염기가 어떤 순서에 있느냐에 따라 발현기관에 대한 유전정보가 달라지게 된다.

이처럼 모든 생물은 유전자를 지니고 있다. 이러한 유전자에는 생물의 세포를 구성하고, 유지하며, 이것들이 유기적인 관계를 이루는 데 필요한 정보가 담겨 있으며 기본적으로 생식을 통해 자손에게 유전된다. 따라서 앞서 논의된 복제는 생식 이외의 방법으로 유전자를 자손에게 전달하는 방법을 의미한다.

2) 유전자 조작의 의미와 방법

유전자 변형이란 현대생명공학기술을 이용 또는 활용하여 농산물·축산물·수산물·미생물의 유전자를 원래의 형태와 다르게 변형시키는 것을 말한다. 유전자 변형 또는 유전자 조작을 가능하게 하는 기술은 실제로는 재조합 DNA 기술을 일컫는데, 이것은 특정한 유전 형질을 갖는 유전자를 삽입하거나 제거하는 조작을 통해 새로운 재조합 DNA를 만드는 과정을 의미한다. 이러한 재조합

DNA는 다음과 같은 과정을 통해 만들어진다(식품안전정보포털, GMO의 이해).

먼저, 유전자 가위를 이용하여 DNA 염기서열의 특정한 위치에서 DNA의 일부를 잘라낸다. 이 유전자 가위는 DNA 분자의 특정한 위치를 인식하여 그 부분이나 그 주변을 잘라내는 단백질 효소이다.

다음으로, 잘라낸 DNA를 전체 DNA에서 분리해 낸다. 한천으로 된 겔에 DNA를 넣고 전류를 흘려보내면 DNA 조각들이 양극으로 끌려가는데 작은 절편이 빨리 끌려가는 식으로 크기에 따라 분류된다.

이어서, 대상이 되는 DNA를 선별하여 증식속도가 빠른 숙주의 핵 바깥 DNA에 DNA연결효소를 이용하여 접합시킨다. 이러한 숙주로는 대장균 등이 주로 사용된다. 그리고 이 새로운 DNA가 삽입된 대장균을 증식시키면 연결된 DNA도 함께 복제된다.

마지막으로, 선별된 유전자로 구성된 DNA를 다른 생물의 DNA에 결합시켜 재조합 DNA를 만든다. 이렇게 옮겨진 유전형질은 다른 종에서도 작동한다.

이러한 복잡한 과정은 실제로는 살아있는 세포 또는 생물체의 유전물질을 변형시켜서 유효한 신물질을 생산하거나 새로운 기능을 수행하도록 하는 현대의 생명공학기술의 기본적인 메커니즘이다.

3) 유전자 조작의 결과물로서 유전자 변형 생물체

현대생명공학 기술인 유전자 변형 기술을 활용하여 인위적으로 만들어낸 생물체를 유전자 변형 생물체(LMO: Living Modified Organisms)라고 일컫는다. 엄격한 의미에서 유전자 변형 생물체란 현대생명공학 기술을 이용하여 얻어진 새롭게 조합된 유전물질을 포함하고 있는 생물체를 의미하는 것이다. 즉 LMO는 생물체의 유전자 중 유용한 유전자를 분리하여 인위적으로 어떤 생물 종에 도입함으로써 개발자가 목적한 특성을 갖도록 DNA의 일부를 변형시킨 새로운 생명체이다.

이처럼 기존의 생물체의 유전자를 조작하거나 다른 생물체의 유전자를 끼워 넣음으로써 변형을 일으킨 LMO에는 식물과 동물을 비롯한 다양한 생물체들이 존재한다. LMO의 유형은 유전자 변형 농산물, 유전자 변형 미생물, 유전자 변형 동물 등으로 구분되며, 구체적으로는 인슐린을 생산하는 세균, 인간의 질환을 연구하기 위한 모델 동물 등 다양한 분야에 유전자 변형 기술이 적용되고 있다.

이러한 LMO의 개발에 활용되는 현대생명공학기술이란 인위적으로 유전자를 재조합하거나 유전자를 구성하는 핵산을 세포 또는 세포 내 소기관으로 직접 주입하는 기술로서 분류학에 의한 과(科)의 범위를 넘는 세포융합의 기술을 활용하여 발생과정에서 인공적인 개입을 실시하는 기술을 의미한다. 이는 자연 상태의 생리적 증식이나 재조합이 아닌 것이며, 전통적 교배나 선발에서 사용되지 않거나 사용될 수 없는 기술에 해당한다. 따라서 LMO는 인위적으로 외래 유전자를 삽입시킨 생물체로, 자연적으로 일어나는 변화의 결과와 구분되는 것이다. 이러한 LMO는 농업 분야에서는 유전자 변형 작물 또는 유전자 변형 농산물, 식품 분야에서는 유전자 재조합 식품, 환경 분야에서는 유전자 변형 생물체라는 용어를 사용하고 있다(URL 3).

한편, LMO와 혼용하여 사용하는 개념으로 유전자를 변형 또는 수정하였다는 측면에 초점을 둔 GMO(Genetically Modified Organism)라는 표현과, 유전 공학 기술을 활용하여 새로운 제품 또는 도구를 만들어 내었다는 측면에서 GEO(Genetically Engineered Organism)라는 표현이 있다. 우리나라에서는 다수가 이를 구분 없이 혼용하여 사용하고 있으나, 구분하자면 GMO는 LMO가 생명력을 잃고 냉장, 냉동, 가공된 식품까지 포함하므로 GMO가 LMO를 포괄하는 더욱 넓은 개념이라고 할 수 있다(URL 4).

LMO 또는 GMO와 관련된 국제적 논의의 대표적 사례로는 1993년 발효된 생물다양성협약(CBD)이 있다. 그리고 이를 바탕으로 하여 진행된 논의의 결과로 2000년 채택된 '바이오 안전성에 대한 카르타헤나 의정서(CPB: The Cartagena

Protocol on Biosafety)'가 있다. 이 의정서의 내용은 유전자 변형 생물체의 이동에 관하여 의도적으로 환경에 방출되는 것, 직접적인 식용·사료용·가공용으로 사용되는 것, 이동 과정에서 어떤 지역을 경유해 지나가거나 밀폐된 공간에서 사용되기 때문에 환경에 직접적인 접촉이 이루어지지 않는 것의 세 가지로 구분하여 각각의 취급과 관련한 국제적 협약의 방법과 절차에 관해 설명하고 있다. 이 의정서는 유전자 변형 생물체의 국가 간 이동을 규제하는 최초의 국제협약으로, 유전자 변형 생물이 생물 다양성의 보전 및 지속 가능한 이용에 미칠 악영향을 방지하기 위한 조치를 규정하기 위해 만들어진 것이다.

유전자 변형 생물체와 관련된 윤리적 쟁점은 다음과 같은 네 가지 주제로 제시될 수 있다.

첫 번째는 인체에 대한 해로움과 관련된 것이다. 유전자 변형 생물체를 개발하는 가장 큰 목적은 식량 자원으로 활용하기 위해서이다. 식량 자원으로 활용하기 위해 개발된 유전자 변형 생물체는 빠른 속도로 성장하도록 하거나, 병충해에 저항하는 능력을 강하게 하거나, 특정 영양소를 강화하거나, 의약품으로 활용할 수 있도록 하여 높은 효용성을 가진다. 이를 원료로 하여 만들어진 유전자 변형 식품은 1990년대 초반 처음으로 시장에 나오면서 한때 '제2의 녹색혁명'이라고 불리기도 하였다. 그러나 금방 이에 대한 안전성 논란이 일어나게 되었다. 이러한 식품의 원료로써 유전자 변형 생물체의 활용에 대해서는 폭발적인 인구증가로 인해 일어난 식량난을 유전자 변형 식품이 해결해 줄 것이라는 긍정적 견해와, 아직 안전성이 입증되지 않았기 때문에 활용을 자제해야 한다는 부정적 견해가 대립되고 있다.

두 번째는 유전자 오염 및 환경문제와 관련된 것이다. 작물의 경우 개량을 위해 유전자를 삽입하거나 변형한 작물과 다른 야생종 작물의 교배가 일어나 생태계에 섞이는 경우 문제가 발생할 수 있다는 우려가 있다. 예를 들어, 유전자 조작 옥수수가 인근에 재배되는 일반 옥수수와 자연에 의한 교배가 이루어지는 경우를 생각해 볼 수 있다. 이러한 사건은 돌연변이 또는 유전 물질의 수평적 형태의 이동이 이루어지는 것을 의미한다. 이에 대하여 작물의 재배에서 큰 문제가 되지 않을 것이라는 긍정적 견해와 이것이 생태계에 악영향을 미칠 가능성이 있다는 부정적 견해가 대립되고 있다. 한편, 유전자 변형 생물의 경우 가장 크게 대두된 개발 방향 중 하나가 유전자 변형을 통해 병충해 및 잡초 등으로부터 내성을 가진 종자를 개발하는 것이었다. 이에 대하여 유전자 변형의 결과로 만들어진 종자의 활용에 따라 농약과 제초제의 사용이 줄어들게 되어 환경오염을 줄이는 데 유전자 변형 기술이 공헌을 하게 되었다는 긍정적 의견이 있다. 이에 대하여 유전자 변형 작물이 다른 잡초와의 이종교배를 통해 슈퍼잡초를 만들어내는 경우 이 잡초는 일반 잡초보다 잘 죽지 않기 때문에 농약을 일상적 수준보다 더 많이 뿌리게 되어 오히려 환경오염을 늘리고 기존의 생태계에 교란을 가져올 수 있음이 부정적 견해를 가진 많은 전문가들에 의해 지적되고 있다.

세 번째는 유전자의 특허와 관련된 것이다. 유전공학이 발달하면서 특정한 유전자를 삽입하여 새로운 특성을 지닌 생물을 만들어내는 경우 특허 출원이 가능하게 되었다. 특허는 새롭고 유용한 물질을 발명한 경우 그것을 대중들에게 공개하는 대가로 배타적인 권리를 가지고 행사할 수 있도록 인정하는 행정적인 행위를 의미한다. 이러한 특허로 인해 유전자 변형 생명체의 개발자가 경제적 이익을 누릴 수 있게 됨으로써 유전공학의 발달이 지속적으로 이루어지고 있다는 긍정적 의견이 있는 한편, 유전자 변형 생명체의 결과로 만들어진 상업 종자의 경우 1회성 작물로 개발되어 후대가 생산되지 않도록 유전자를 변형함으로써 씨를 받아 다시 심었을 때 상품가치가 떨어지는 작물이 나오게 되며, 이로 인해 끊임없이 종자를 수입해야 한다는 점에서 종자 회사의 독점이나 특허권과 관련된 문제가 발생할 우려가 있음을 지적하는 부정적 의견 또한 존재한다.

네 번째는 GMO 표시와 관련된 것이다. 우리나라의 경우 유전자 변형 농산물 또는 유전자 변형 농산물이 포함된 식품을 판매할 때는 GMO 임을 명시하도록 규정되어 있다. 한편, 고도의 정제나 발효 과정을 통해 유전자 변형 DNA나 유전자 변형 단백질이 전혀 남아 있지 않아 검사 불능인 유지류나 당류에 대해서는 GMO 임을 명시하지 않아도 무방하다(URL 5). 그런데, 이에 대하여 최근 우리나라에서는 완제품에 GMO 원료를 사용하였다면 유전자가 남아있지 않다 하더라도 GMO 원료를 사용하였음을 표시하도록 하는 'GMO 완전표시제' 의 도입을 촉구하는 여론이 형성되었다. 이에 따라 청와대 국민청원이 올라왔고 21만명 이상의 국민이 이에 동의를 표시하였다. 이에 대하여 물가 인상, 경제적 능력에 따른 계층 간 위화감 조성 우려, GMO 제품에 대한 실질적 차별로 통상 마찰의 가능성 등 종합적으로 고려해야 할 것이 많은 사안이라는 청와대 의견이 제시되었다(URL 6).

3 윤리적 판단을 요청하는 사례들

1) 식물 유전자 조작과 관련된 문제의 사례: 유전자 변형 농산물(GMO)에 대한 찬반 논쟁

유전자 변형 농산물, 축산물, 수산물, 미생물을 원재료로 하거나 또는 이용하여 제조·가공된 식품, 건강기능식품, 식품첨가물 등은 유전자 변형 식품이라고 한다. 유전자 변형 식품은 전 세계적으로 콩, 옥수수, 면화, 카놀라가 대부분이며, 사탕무, 알팔파, 감자, 파파야, 사과 등도 개발되어 있다.

GMO 연구는 1972년 폴 버그가 재조합 DNA를 생성하고 이를 바탕으로 1973년 허버트 보이어와 스탠리 코헨이 이 결과를 발전시켜 재조합 DNA를 박테리아의 세포에 합성함으로써 출발하게 되었다. 1983년 제초제 저항성 담배가 최초로 개발되었고 1996년부터 미국에서 상업적 목적으로 GMO가 재배되기 시작하였다. 한편, 유럽의 시민단체들은 1980년대 후반에서 1990년대 초반부터 GMO 개발 및 수입을 반대하는 운동을 전개하였고 1997년부터 EU에서는 GMO에 대하여 표시를 하도록 하는 제도를 도입하기에 이르렀다(URL 2).

우리나라에서는 식품위생법 제18조에 따라 유전자 변형 식품 등에 대하여 안전성을 심사하여, 승인된 유전자 변형 식품만 국내에 수입·유통될 수 있도록 하고 있다. 국내에 안전성 심사 승인을 받은 농산물은 콩, 옥수수, 면화, 카놀라, 사탕무, 알팔파의 6가지 작물이며 이 6종만 수입이 허용된다. 한편, 우리나라에서는 유전자 변형 농산물의 재배는 실험적 목적에서만 허용될 뿐 상업적으로는 허용되지 않고 있다(URL 7). 따라서 국내산 농산물은 모두 유전자 변형 농산물이 아니다.

이러한 유전자 변형 농산물의 개발은 전 세계적으로 찬성하는 측면과 반대하는 측면의 두 주장이 맞서고 있다. 이러한 논의의 찬반의 밑바탕에는 유전자 변형 농산물의 생산과 관련된 기술이 지니는 위험성에 관한 인식 및 평가가 관련되어 있다. 우리나라의 시장조사기관에서 2017년 일반 시민 1,000명을 대상으로 실시한 유전자 변형 식품 관련 인식 조사는 다음과 같은 결과를 보고하고 있다(URL 8).

먼저 유전자 변형 농산물의 개발에 찬성하는 입장은 다음과 같은 이유를 제시하고 있다. 첫째, 식량부족 문제의 해결에 도움이 된다. 즉, 다양한 원인으로 인한 식량부족 사태의 예방뿐만 아니라 급속한 인구 증가에 대한 대응책이 될 수 있다.

둘째, 적은 자원을 효율적으로 사용하면서 수확량을 증대시킬 수 있다. 이는 물가 상승에 큰 영향을 받지 않도록 식품 가격을 안정적으로 관리할 수 있게 한다. 이렇게 되면 식량의 구입에 있어서 빈부차로 인하여 발생할 수 있는 갈등의 소지를 줄일 수 있으며 사회적 갈등의 해결에도 도움이 된다.

셋째, 농사짓기에 편리하다. 해충과 질병에 강하도록 변형된 농산물은 살충제와 비료를 사용할 필요가 없기 때문에 환경에도 이롭다. 또한 지구온난화를 비롯한 미래의 기후 변화와 다양한 형태의 환경 변화에 대비하여 현재의 작물들이 변화하는 환경에 잘 적응할 수 있도록 준비하는 과정이 되기도 한다.

넷째, 효율적인 영양소 섭취에 도움이 된다. 유전자를 변형하면 식물에도 단백질 및 유제품 성질을 넣을 수 있기 때문에 동물을 죽이지 않고도 동물성 원료와 관련된 영양소를 섭취할 수 있는 등 다양한 식생활을 위한 선택지가 늘어난다.

다섯째, 생명공학 기술의 발전에 도움이 된다. GMO의 소비를 통한 사회적 요구는 GMO 생산을 위한 생명공학기술의 발전을 이끄는 동력이 된다. 더 나아가 1차 산업인 농업에 의지하지 않고 과학기술의 성과에 따라 공장에서 생산되는 원료를 바탕으로 하는 식품이 개발될 수도 있다. 이러한 일련의 생명공학 기술의 발전은 인류에게 궁극적으로 더 큰 수혜를 누리게 할 것이다.

여섯째, GMO의 안전성이 과학적으로 확인된 바 있으므로 특별히 우려하지 않아도 된다. 즉, 전통적인 농업에서 이루어진 선택적 번식으로 만들어진 품종과 현대의 변형 기술을 사용해 만들어진 품종은 궁극적으로 같은 결과물을 만들어낸다.

이에 대하여 유전자 변형 농산물의 개발에 반대하는 입장은 다음과 같은 이유를 제시하고 있다.

첫째, 아직 먹거리로서 안전성이 확보되지 않았다. 식품에 의한 알레르기는 특정 단백질 성분이 체내 면역계와 반응해서 나타나는 현상인데, GMO는 유전자를 삽입해서 새로운 단백질이 만들어지는 것이므로 알레르기 유발 가능성이 높을 것으로 보인다.

둘째, 아직 과학적으로 안전성 등의 문제가 입증되지 않은 부분이 존재한다. 원핵생물, 식물, 동물의 유전자 발현 체계가 서로 다르기 때문에 어떤 돌연변이가 생길지 알 수 없는 부분이 있다. 또한 GMO의 활용이 아직 사람에게 있어서 한 세대도 지나지 않았기 때문에 신체나 환경에 미치는 영향을 장기적으로 입증하기 위해서는 아직도 시간이 더 필요하다.

셋째, 새로운 질환이 발생할 수 있다. 원래 종에 없던 새로운 성분이 만들어지는 과정에서 예기치 못한 독소가 발생할 수 있다. 또한 원하는 유전자가 올바르게 삽입되었는지 확인하기 위한 기술적 도구로 항생제 내성 유전자를 사용하는 경우가 많은데 이로 인한 항생물질 내성 증대의 위험성도 존재한다.

넷째, 생태계에 예측 불가능한 영향이나 위협을 가할 수 있다. 인공적 개입을 통한 유전자 변형은 자연생태계의 순환에 의존하는 유기농업에 심각한 폐해를 주게 될 것이다. GMO 작물의 유전자가 다른 작물의 유전자 체계를 오염시킬 것이라는 우려도 있다.

다섯째, 유전자 변형 기술이 본격적으로 상용화 되면 인간의 유전자까지 조절하고자 하는 시도가 이루어질 가능성이 있다. 대단히 합리적으로 보이는 유전자 변형 기술의 적용이라 할지라도 시행 과정에서 매우 비도덕적인 결과를 일으키는 문제가 발생할 수 있으며, 만일 이것이 인간의 유전자 변형에 작용하게 되면 이는 돌이킬 수 없는 인간성의 위기로 연결될 수 있다.

여섯째, 획일화된 품종으로 생물 다양성을 훼손할 가능성이 있다. 이는 토종종자가 사라질 수 있다는 우려와도 관련된다. 현재 개발된 GMO의 유형은 제초제에 강한 작물과 해충에 강한 작물의 두 가지로 크게 구분된다. 이러한 특성을 활용하여 농가의 소득을 증대시키려는 이유, 그리고 그 밖의 다양한 이유로 인하여 유전자 변형이 이루어진 작물의 씨앗 사용이 광범위하게 이루어진다면 그 이외의 다양한 특성을 가진 씨앗과 종들은 사용되지 않게 됨으로써 자연스럽게 사라지게 될 것이다.

2) 동물 유전자 조작과 관련된 윤리적 문제의 사례: 동물 실험으로 살펴본 유전자 조작 기술의 현주소

유전자 변형 동물 또는 형질 전환 동물(Transgenic Animals)은 유전자 조작이 이루어진 동물을 일컫는 말이다. 이와 관련된 용어로 '형질' 이란 생물이 가지고 있는 모양 또는 성질, 즉 생물 개체에서 발현된 유전적인 종의 특성을 뜻하는 유전학 용어이다. 그리고 '형질 전환' 이란 어떤 DNA를 다른 계통의 살아 있는 세포에 주입했을 때, DNA가 그 세포에 들어가 유전 형질을 변화시키는 현상을 의미한다. 유전 형질은 유전자에 의해 발현하는 모든 성질이기 때문에 눈으로 보이는 특성인 신장·외모·피부·눈의 색깔 등도 있고, 보이지 않는 생화학적 특성인 효소·단백질 등도 있으며, 신체 내의 조직이나 기관의 모양·기능 등도 있고, 빛이나 온도 등 환경에 대한 운동·행동·반응성 등도 있다. 또한 이러한 유전 형질 중에는 즉시 형질로 발현하는 우성 형질과 유전자가 있어도 다른 우성 형질에 가려져 발현하지 않는 열성 형질도 있다(URL 9).

최근 유전자 조작을 통해 탄생한 동물 중에는 자외선을 비추면 빛을 내는 형광 단백질을 가지고 태어난 야광 강아지와 털로 인해 알레르기를 일으키지 않도록 유전자가 조작된 애완용 고양이, 모유의 성분인 락토페린의 비율이 인간보다 40배가량 더 높아서 인간이 활용할 수 있는 모유를 만들어내는 쥐, 성체가 되기 전에 죽으며 새로운 자손을 남기지 못하도록 교미하는 모기, 시금치의 유전자를 가져 불포화 지방이 20% 더 많은 돼지 등이 있다. 이러한 동물들은 아직 상용화되지 않은 것들이 대부분으로 다른 가축이나 생물을 대상으로 한 연구의 범위가 어디까지 확장될 수 있는지를 보여주는 것이다. 하지만 일부는 상용화 허가가 이루어진 것도 있다. 예를 들면 성장 속도가 빠르도록 만들어진 유전자 조작 연어는 북미에서 식용 승인을 받게 되었다(URL 10).

이와 같은 형질 전환 동물들은 실험동물 등과 같이 인간의 질병과 관련된 동물 모델을 확립함으로써 의료에 도움이 되는 연구, 섬유 등과 같이 산업적이고 소비 가능한 산물의 생산, 의약품 등과 같이 치료 목적을 위한 산물의 생산, 애완동물 등과 같이 동물과 사람의 상호작용을 증진시키기 위한 생산, 빠르게 자라는 생선 등과 같은 식품 생산의 촉진, 질병 저항성의 증대 등과 같은 동물 자체의 건강 증진 등을 위하여 활용된다.

그러나 실제 유전자 조작의 결과가 예상하지 못한 돌연변이를 일으키는 경우 또한 보고되고 있다. 근육이 더 많은 토끼를 얻기 위해 근육 생성을 억제하는 유전자를 제거한 후 태어나게 된 토끼들이 예상하지 못하게 매우 큰 혀를 가지고 태어난 사례, 근육이 더 많은 돼지를 얻기 위해 실시한 유사한 실험에서 척추뼈를 하나 더 가진 돼지가 탄생한 사례, 더운 날씨에 저항할 수 있도록 털의 색을 조작한 소들이 죽는 사례, 염색할 필요가 없도록 털의 색을 조작한 양의 배아가 착상하지 못하거나 팬더와 같은 패턴의 얼룩무늬 양이 태어나는 사례 등 동물 유전자 조작의 경우 안전성이 보장되지 않은 경우가 많이 보고되고 있어 그 위험성에 대한 우려가 지속적으로 제기되고 있다(URL 11).

3) 인간 유전자 조작과 관련된 윤리적 문제의 사례: 유전자 조작 아기의 탄생

인간에게 있어서 유전자 조작은 치료와 강화의 두 측면에서 접근될 수 있다. 인간 강화와 관련된 논의는 별도의 부분에서 이루어질 것이므로, 이 부분에서는 주로 치료와 관련된 유전자 조작에 초점을 두어 논의를 전개하고자 한다. 인간의 유전자 조작을 통한 치료는 다음과 같은 두 가지 형태로 등장할 수 있다.

첫 번째 형태는 발생 초기인 배아 단계에서 질병을 치료하고자 하는 목적으로 유전자에 대한 변경을 가하는 것이다. 다시 말하면 이는 생식세포 단계에서 유전자 치료가 이루어짐을 의미한다. 그런데, 이 지점에서는 우월한 특성을 지닌 인간을 만들어 내는 인간 개선과 유전적 결함을 극복하고 치료하기 위한 치료 목적의 유전자 조작의 경계가 모호하다는 난점이 있다.

두 번째 형태는 발생이 이루어진 이후 개체로서 존재하는 인간의 질병을 치료하기 위한 목적으로 유전자에 대한 변경을 가하는 것이다. 다시 말하면 이는 체세포 단계에서 유전자에 대한 변경이 이루어지도록 함을 의미한다. 이 지점에서는 비정상적으로 작용하는 유전자의 기능을 교정하는 약물의 사용, 뇌 세포의 이식, 세포의 기능이나 증식 능력을 손상시키지 않으면서 새로운 DNA 조각을 삽입하여 기능하도록 하는 기술 등의 발전과 관련되어 있다. 이와 관련하여 기술사용의 안전성과 관련된 윤리적 이슈가 등장할 수 있는데, 대표적으로 자발적 동의 및 위험의 감수 등과 관련된 문제들이 있다.

그간 치료와 관련된 인간 유전자 조작은 주로 환자 본인에게만 영향을 주는 체세포 유전자 편집에 해당하는 두 번째 형태의 연구가 주로 이루어졌다. 한편, 유전 질환 예방을 위하여 이루어지는 생식세포 유전자 단계에서의 편집은 후손 등 미래 세대에 영향을 주기 때문에 전 세계적으로 엄격하게 금지되어 있는 것이 현실이다. 그러나 배아 단계에서 인간 유전자 조작이 이루어진 이후 실제 출생으로 이어진 첫 번째 사례가 발생하였다.

중국의 선전 남방과학기술대학 허젠쿠이 교수는 2018년 11월 28일 홍콩에서 개최된 제2차 국제 인간 게놈 편집 회의(Second International Summit on Human Genome Editing)에서 유전자 편집 기술을 이용해 후천성 면역 결핍증(AIDS)에 면역력이 있는 쌍둥이 아기를 인공적으로 만들어 내었다고 발표하였다. 허 교수의 실험은 후천성 면역 결핍증의 원인에 해당하는 인간 면역결핍 바이러스(HIV)의 감염 경로와 관련하여 CCR5라는 유전자의 염기가 일부 잘려 있는 경우 감염이 이루어지지 않는다는 원리에 착안하였다. 이에 따라 유전자 가위를 이용하여 CCR5 유전자의 32개 염기를 인위적으로 자른 태아를 만들면 이렇게 태어난 아기는 HIV에 감염되지 않을 것이라는 가설을 세우고 이를 실행에 옮겨 자신이 세운 가설을 검증하고자 하였다. 그러나 그의 연구 성과는 학술지를 통해 공식적으로 공표되지도 않았고, 실험에 대한 별도의 검증 작업도 이루어지지도 않았다. 따라서 실제로 시술이 진행되었는지, 또한 그의 실험 결과로 출생한 두 명의 아기도 살아있는지 여부 등은 확인되지 않았다.

그러던 중, 중국 정부는 유전자 편집 아기 3명이 태어나도록 하기 위해 인간 배아 유전자 편집을 불법적으로 수행한 것에 대하여 허 교수에게 징역 3년을, 그리고 관련 과학자 2명에게도 실형을 선고하였다고 발표함으로써 허 교수의 유전자 편집 실험에 의한 세 번째 아이가 태어났음을 간접적으로 확인하였다(URL 12, URL 13).

밝혀진 바에 따르면 이 실험에는 다음과 같은 심각한 문제가 존재하였다. 첫째, 실험 대상이 되는 피험자들에게 실험의 내용과 위험이 알려지지 않았다. 허 교수는 남편은 HIV에 감염되었으나 부인은 감염되지 않았고, 이런 여건 하에서 자녀를 가지고 싶어 하는 부부를 모집하였다. 그리고 최종적으로 7쌍의 부부가 선정되었고 이 중 한 부부가 쌍둥이를 출산한 것으로 알려졌다. 그러나 이들은 자신이 참가하는 실험이 무엇이고 어떠한 결과를 가져오게 될 것인지에 관하여 충분한 설명을 듣거나 이해할 수 없었다.

둘째, 실험 결과로 태어난 아기는 실패한 연구의 결과물이었다. 다시 말하면 제대로 조작된 배아로부터 성장한 아기가 아니었던 것으로 밝혀진 것이다. CCR5 유전자 조작은 인간으로 성장할 배아가 지니고 있는 두 개의 대립유전자가 모두 잘려 있어야 결과적 성공을 거둘 수 있는 것이다. 그런데 한 쌍둥이는 제대로라면 32개의 염기가 잘렸어야하는데 실제로는 15개의 염기만 잘렸으며, 다른 한 쌍둥이는 대립유전자 하나에서 4개가 잘리고 다른 대립유전자에서 오히려 1개의 염기가 삽입되었다. 이는 어느 아기의 어느 대립유전자도 목표에 따라 성공한 것이 아니라는 것을 의미하는데, 그럼에도 불구하고 허교수의 연구팀은 이러한 하자가 있는 또한 실패한 연구의 결과인 배아를 착상하여 출생시킨 것이다(URL 14).

셋째, 실험 결과로 태어난 아기에게 예상하지 못한 문제들이 발생할 우려가 있었다. 이 아기들은 성장하면서 한 편으로는 뇌졸중이 발생할 가능성이 낮고 기억과 학습 능력이 뛰어나게 될 가능성이 높은 반면, 다른 한 편으로는 정상적 수명을 누릴 수 없을 것으로 예측되었다. 이는 어떤 유전자가 지니고 있는 다른 기능을 알 수 없고 유전자가 복합적인 상호작용을 일으키기 때문에 유전자 조작이 긍정적 결과만을 가지고 오는 것은 아니라는 점을 시사하는 것이다(URL 15).

4) 인간 생명 복제와 관련된 윤리적 문제의 사례: 부모의 사망 후 사용되지 않은 냉동 배아의 출생

미국 캘리포니아주의 LA에 거주하던 부부인 마리오 리오스와 엘사 리오스는 불임 치료를 받기 위하여 1981년 호주 멜버른의 퀸 빅토리아 병원을 방문하였다. 이 병원 실험실의 배양 접시에서 부인의 난자와 익명으로 기증된 정자의 수정이 이루어졌다. 병원에서는 2개의 배아를 만들었고 그 배아가 성장을 시작하자, 그 중 1개의 배아를 부인의 자궁에 착상시키려 하였다. 그러나 그 시도는 실패하였고 나머지 1개의 배아는 추후 사용을 위하여 액체 질소 속에 냉동 보관하였다. 그러나 그 상태에서 불행하게도 두 부부는 1983년 비행기 사고를 당하여 함께 사망하게 되었다.

곧 이어 두 부부가 남긴 배아를 폐기할 것인가 활용할 것인가에 관한 논쟁이 대두되었다. 이 배아를 활용하게 된다면 두 부부의 냉동 배아는 불임 부부를 돕기 위한 목적으로 새로운 대리모 또는 입양자에게 착상되어 아이로 태어나게 될 것이다. 그런데 문제는 사망 당시 리오스 부부의 재산이 약 800만 달러(한화로 약 100억원) 가량 된다는 점이었다. 따라서 이 배아가 성장하여 태아로 태어나게 되었을 때 리오스 부부의 재산을 상속받을 권리를 갖게 되는 경우를 가정한다면, 수십 명의 여성들이 그 배아를 착상하여 태어나게 하려고 시도할 우려가 있다는 점이 상속과 관련된 법률적 문제로 대두되었다.

배아가 보관되어 있는 관할 구역인 호주의 빅토리아 주 정부는 논의 끝에 배아를 해동하고 그 배아를 입양할 양부모를 찾도록 하라는 결정을 내렸다. 그러나 이 배아가 해동된 후 다시 분열을 시작하여 살아날 확률은 의학적으로 보았을 때 약 5%에 불과하였다.

이 결정이 내려질 당시 호주의 보건부 장관인 데이비드 화이트는 만일 이 배아가 성공적으로 착상하여 출생이 이루어진다 하더라도 리오스 가족의 생존 구성원으로 간주되지는 않을 것이며, 또한 리오스 부부의 법적 상속자로 인정받게 되지도 않을 것이라고 언급하였다. 이와 관련하여 1985년 5월, 리오스 부부의 주소지인 미국 캘리포니아 주 법원에서는 태아의 후견인 지정을 기각하고 죽은 부부 중 부인인 엘사 리오스의 어머니인 엘비라 아벨리에라를 리오스 부부가 남긴 재산의 유일한 상속자로 지정하는 결정을 내렸다(URL 16).

한편, 이와 유사한 사례가 실제 출생으로 이어진 사례가 발생하였다. 2013년 3월 20일 중국 장쑤성 이싱의 한 도로에서 젊은 부부 센 지난과 그의 아내 리우신이 교통사고를 당해 함께 사망하였다. 이 사고는 두 부부가 불임 치료 프로그램에 참여하여 체외 수정 프로그램으로 부인의 자궁에 배아를 착상하기 5일 전 발생한 비극적 사고였던 것이다. 두 부부는 각각 모두 외동아들이며 외동딸이었기 때문에, 그들의 부모 즉 배아의 조부모에게 있어서는 난징의 구로 병원에 보관되어 있는 수정된 배아만이 양쪽 집안의 혈통을 이을 수 있는 유일한 희망이었다.

중국에서는 착상되지 않은 인간 배아의 관리 및 처분에 관한 규정이 제대로 존재하지 않았기 때문에 병원을 상대로 법적 분쟁을 일으키는 것은 위험이 따르는 일이었다. 따라서 남편인 센의 부모는 일차적으로 부인인 리우의 부모를 상대로 수정된 배아의 관리 및 처분권을 획득하겠다는 내용의 소송을 제기하였다. 이것은 실질적으로 두 집안이 법적 다툼을 벌인 것이 아니고, 그렇게 함으로써 배아에 대한 관리 및 처분권을 간접적으로 인정받고자 한 의도에서 밟은 법적 절차였던 것이다.

이 재판의 1심에서 중국의 인민 법원은 배아가 향후 인간으로 발달할 수 있는 잠재성을 지니고 있기 때문에 다른 물건처럼 전달되거나 상속될 수 있는 성질의 것이 아니라는 점에서 센의 부모가 제출한 청원을 기각하였다. 그러나 2심에서 상급 법원은 센과 리우의 배아가 두 가족의 가계를 이을 수 있도록 남겨진 유일한 혈통이며, 그 배아의 부모에 대한 추억과 감정적 위안을 제공할 수 있다는 점에서 센의 부모에게 배아의 관리 및 처분권을 인정한다는 결정을 내리게 되었다.

2014년 9월 배아를 관리할 권리를 획득한 셴의 부모는 배아가 보관되어 있는 난징의 구로 병원에 배아를 넘겨달라고 요구하였다. 그러나 병원 측은 의학적 이유로 인하여 배아를 개인에게 넘겨줄 수는 없으며 다른 의료기관에만 넘겨줄 수 있다고 응답하였다. 그러나 중국의 어느 병원에서도 이 배아를 받으려고 하지 않았기 때문에 셴의 부모는 해외 의료기관을 수소문하게 되었다.

사실 2001년 입법된 규정으로 인하여 중국에서 대리모 행위는 불법이었다. 이 규정은 국가의 가족계획 정책, 윤리, 그리고 관련 규정에 의해서만 보조생식술이 이루어지도록 하고 있었으며 일체의 대리모 행위는 허가되지 않았다. 따라서 셴의 부모는 음성적으로 활동하는 에이전시(대행업자)를 통해서 대리모를 찾아 나서게 되었다.

마침내 2016년 6월 대리모 서비스를 제공하는 에이전시의 도움으로 라오스의 어느 병원에서 배아를 받아들이겠다는 허가를 얻게 되었다. 그리고 20여명 이상의 지원자 중 한 명을 대리모로 선정하여 자궁에 배아를 착상시켰고, 대리모가 편안히 출산할 수 있도록 최선을 다해 서비스를 제공하였다.

라오스 사람인 대리모가 광동성 광저우의 한 병원에서 2017년 12월 9일 드디어 사내아이를 출산하였다. 아이의 외할머니는 아이의 별명을 사랑하는 사람을 부드럽게 부르는 중국의 애칭인 톈톈이라고 붙여 주었다. 아이의 친할아버지는 손자가 충분히 자랄 때까지 그에게 부모가 외국에 나가 있다고 거짓말을 할 것이라고 하면서 "나의 손자는 슬픈 운명으로 태어났다. 태어날 때부터 부모가 없기 때문이다. 우리는 언젠가 손자에게 진실을 말해주어야 할 피할 수 없는 운명을 지니고 있다"고 말했다(URL 17, URL 18). 물론 이것으로 법적 문제가 완전히 끝난 것은 아니며 친가와 외가 양쪽 할아버지와 할머니들은 톈톈과 가족관계가 성립한다는 것을 입증하기 위한 DNA 검사를 실시해야 하는 절차가 남아있다.

4 생명 복제와 유전자 조작에 관련된 윤리적 논의들

생명 복제와 유전자 조작에 관한 윤리적 논의들은 다양한 측면에서 존재하지만 가장 우선적이면서도 근본적으로 다음과 같은 측면이 논의되고 있다.

먼저, 식물 및 동물의 유전자 조작과 관련하여 인간에게 필요한 식품의 안전정보의 획득과 관련된 윤리 문제이다. 이는 현대의 생명공학 기술의 발전과 더불어 발생하는 전문적 지식의 수준이 너무 깊고 복잡하기 때문에 일반 대중들이 이와 관련된 문제들을 일상적인 문제와 연결시켜 이해하기 어렵다는 점과 연관되어 있다. 유전자 변형 식물 및 동물을 원료로 하여 제조된 식품의 경우 일반 대중이 그 전문적 내용을 이해하기 어려우므로 그 식품의 성분에 관련한 의사결정을 주로 전문가에게 맡기게 되는 경우가 많다. 이때 식품 안전과 관련된 공공정책은 주로 최대 다수의 최대 행복을 추구하는 공리주의적 관점에서 접근되는 경향이 있는데, 이 경우 대중이 식품과 관련된 정보를 충분히 이해하도록 치르는 비용이 대중에게 가져다주는 이익보다 작다고 판단되는 경우 소비자의 정보숙지가 어려워지게 된다. 그에 따라 전문가에게 과도한 권한이 주어지게 될 수 있으며, 그렇게 되는 경우 소비자가 자신이 소비하는 상품으로부터 소외될 위험이 있다.

다음으로, 생물에 대한 유전자 변형과 그에 관련된 특허가 생물의 지위를 제조된 상품의 수준으로 격하시킬 우려가 있다. 그리고 이는 특히 동물에게 있어서 그들이 지닐 수 있는 존재론적 지위를 위협할 뿐만 아니라, 동물들이 겪을 수 있는 고통에 대하여 무시하게 함으로써 '종차별주의' 논변과 관련된 다양한 윤리적 문제점을 야기할 수 있다. 한편, 이러한 유전자 변형이 기술적 토대로 삼고 있는 유전물질의 상당부분이 동물과 인간에게 있어서 상당한 유사성을 지닌다면, 인간과 동물의 경계가 모호해지게 됨으로써 실질적으로 동물 실험에 대한 용인이 인간에 대한 유전실험의 옹호로 이어질 우려가 있다.

인간을 대상으로 한 유전자 변형은 전 세계의 과학자와 윤리학자들에 의하여 엄격히 거부되고 있다. 인간 유전자 조작에 관한 국제 선언문의 핵심 내용은 다음과 같은 사항을 제시하고 있다. 기초 과학 및 전임상(前臨床)적 연구와 관련해서는 철저한 검증과 투명성을 보장하되 조작된 배아가 절대 착상 및 임신으로 이어지지 않도록 하며, 체세포에 대한 임상적 사용은 자손에게 전달되지 않으면서도 치료에 좋은 효과가 있을 수 있다는 점에서 철저한 사전 분석과 깊이 있는 검증을 통해서만 사용되도록 하고, 생식세포에 대한 임상적 사용은 인류의 후손에 전달되기 때문에 절대 사용하지 않도록 하며, 이와 관련된 다양한 사안에 대해서 향후 지속적인 논의가 이루어져야 할 것이다(URL 19).

토론 사항 / 토론 주제

- 인간 삶의 개선과 치료는 어디까지 허용되어야 하는가?

- 인간과 자연의 공백을 메우기 위한 새로운 도덕적 관념, 즉 윤리적 공백을 채워나갈 수 있는 윤리의 방향은 무엇이라고 생각하는가? 기존 윤리의 연장선상에서 이해될 수 있는가, 아니면 전통적인 윤리를 부정하는 새로운 형태의 윤리라는 측면에서 이해될 수 있는가?

더 읽을거리 또는 참고할 자료

- 알렉산더 키슬러 지음, 전대호 옮김 (2007), 『복제인간, 망상기계들의 유토피아』, 뿌리와 이파리.
  - 영미권의 급진 자유주의 생명윤리를 유토피아론의 맥락에서 비판하고 있다.

- 마이클 샌델 지음, 김선욱 감수, 이수경 옮김 (2016), 『완벽에 대한 반론』, 와이즈베리.
  - 생명공학의 발전은 밝은 전망과 어두운 우려를 동시에 안겨준다. 이와 관련하여 일부 생명공학 기술의 사용에 대해 우리가 느끼는 도덕적 불편함의 정체를 탐색하는 내용이 전개된다.

제 8 장
안락사와 뇌사에 관한 윤리적 쟁점

김혜수

학습목표

- 생명의료기술과 관련된 죽음에 관한 윤리, 특히 안락사와 뇌사의 윤리적 의미가 무엇인지 이해한다.
- 안락사와 뇌사의 물음에서 제기되는 윤리적 쟁점을 파악하고, 쟁점에서 제기되는 생명의료윤리의 원칙이 무엇인지 이해한다.

안락사와 뇌사에 관한 사례

김할머니의 존엄한 죽음

김할머니는 2008년 2월 병원에서 폐암 여부를 확인하기 위해 조직감사를 받다가 과다출혈로 인하여 뇌손상을 일으켜 식물인간 상태가 되었고, 인공호흡기 착용한 채 연명의료를 이어갔다. 이에 가족은 김할머니가 평소 연명의료에 대한 부정적 의사를 보였다는 이유로 질병의 호전 가능성이 없는 무의미한 연명의료 중단을 요구하였다. 하지만, 병원 측 의료진은 연명의료 중단에 대한 법적 근거가 없다는 이유로 가족의 요구를 거부하였다.
가족은 김할머니의 평소 뜻과 존엄성을 훼손하는 연명의료를 중단하기 위해 '인공호흡기 제거 청구' 소송을 진행하였다. 그 결과 2009년 5월 대법원은 환자의 자기결정권 행사가 인정되고 회복이 불가능한 사망의 단계라면 연명의료를 중단할 수 있다고 판결하였다. 결국 김할머니는 인공호흡기를 제거하여 연명의료를 중단하였다. 하지만 예상과 달리 김할머니는 인공호흡기를 제거한 이후에도 200일 동안 자가 호흡하며 생존하다가 운명하였다.

새 생명을 주고 떠난 비운의 복서 최요삼 선수

한국의 프로 권투 선수인 최요삼은 2007년 12월 25일 세계복싱기구 플라이급 인터콘티넨탈 타이틀 1차 방어전에서 도전자 헤리 아몰을 상대로 판정승을 거두며 1차 방어에 성공하였다. 하지만, 최 선수는 경기 직후 정신을 잃고 쓰러져 병원으로 후송되었으나, 뇌출혈로 혼수상태에 빠졌고, 결국 깨어나지 못하고 뇌사 판정을 받았다.
2008년 1월 3일 부친의 기일에 맞춰 인공호흡기를 제거하면서 생을 마감하였다. 아울러 가족들은 최 선수가 평소 장기기증에 뜻이 있었다는 이유로 최 선수의 장기를 기증하였다. 최 선수의 장기기증으로 6명의 생명을 살릴 수 있었다.

1 죽음에 관한 윤리: 안락사와 뇌사

제2차 세계대전 이후 영국이 복지국가로서 사회보장제도의 완전한 실현, 즉 행복한 인간의 삶을 위하여 내건 "요람에서 무덤까지"라는 슬로건은 인간의 삶이 출생으로 시작하여 죽음으로 마무리됨을 보여준다. 또 20세기 독일의 철학자 하이데거가 인간을 "죽음으로 향하는 존재(Sein zum Tode)"라고 규정하였듯이, 인간은 출생이라는 출발역에서 인생 열차를 타고 죽음이라는 종착역을 향해 달려가는 존재이다. 따라서 인간 삶은 종착역으로서의 죽음을 자각해야 시작되며, 그 삶의 마지막은 곧 죽음이다.

죽음은 일반적으로 몇 가지 특징을 보여준다. 첫째는 필연적이다. 죽음은 삶을 살아가는 인간이라면 누구도 피해갈 수 없으며, 원하지 않아도 반드시 직면하게 되는 필연적인 것이다. 둘째는 평등적이다. 불가피한 죽음 앞에서 모든 인간은 평등하다. 셋째는 일회적이다. 죽음은 인간이 한 번 죽으면 다시 살아날 수 없는 일회적인 것이다. 마지막으로 죽음은 불확실하다. 죽음은 언제 어디서 어떻게 일어날지 알 수 없는 불확실한 것이다. 우리는 이와 같은 죽음을 자연의 순리이자 질서로 생각한다.

다른 한편으로 인간은 죽음을 두려움의 대상 또는 나쁜 사건으로 생각한다. 왜냐하면, 죽음은 경험이나 체험으로 알 수 없으며, 그 누구도 예외 없이 필연적으로 다가오는 삶의 상실이기 때문이다. 인간이 경험 또는 체험하지 못한 미지의 세계를 두려워하듯이 미지의 죽음을 두려워한다. 또한 단 한 번의 죽음으로 생전의 모든 사랑하는 것들을 상실하기 때문에 인간은 죽음을 두려움의 대상이나 나쁜 사건으로 생각한다. 이것은 죽음의 본질에 대한 철학적이고 인문학적인 문제다. 그러나 본 장에서는 생명의료기술과 관련된 죽음의 윤리적 쟁점을 다루기 때문에 죽음에 대한 철학적 또는 인문학적 문제를 다루지 않는다.

앞서 설명한 바와 같이 죽음은 인간에게 필연적이고 불가피한 자연의 순리이자 질서로 여겨진다. 하지만 오늘날 우리는 생명의료기술의 눈부신 발달로 인한 고령화 및 가족의 해체 등 여러 가지 사회적 문제와 맞물려 죽음에 대하여 관심이 높아졌고, 자연의 순리라고 여겨지는 죽음을 의도하고 간섭하기 시작하였다. 예컨대, 불치병으로 고통 받는 죽음에 임박한 환자에게 약물을 투여하거나, 자가 호흡을 못하는 환자에게 인공호흡기 등의 생명 유지 장치를 착용하여 생명을 연장하게 하는 것들은 죽음에 대한 인간의 의도적인 간섭이다. 이러한 죽음에 대한 인간의 간섭은 심각한 윤리적 쟁점을 낳는다. 그 윤리적 쟁점은 인간 생명 그 자체에 대한 존엄을 강조하는 입장과 인간 삶의 질을 강조하는 입장의 대립에서 비롯된다. 이것은 생명의료기술과 죽음에 관한 윤리적 물음을 고민하게 한다. 그 대표적인 윤리적 물음이 안락사와 뇌사에 관한 물음이다.

안락사는 인간에게 죽음을 선택·결정하거나 권유·강요할 권리가 있는가와 그 권리는 누구에게 있는가의 윤리적 물음을 제기한다. 한편, 뇌사는 안락사와 연계되어 고도의 생명의료기술에서 비롯된 죽음의 편정 기준 및 장기 이식 의료에 관한 윤리적 물음을 제기한다. 이와 같은 안락사와 뇌사의 윤리적 물음은 인간 생명에 대한 태도와 인간다움이 무엇인지를 생각하게 해주고, 다원화된 공동체 사회에서 인간 삶을 성찰하게 하는 화두가 된다.

2 안락사와 생명의료윤리

1) 안락사의 의미와 요건

안락사(安樂死, euthanasia)란 개념은 고대 그리스어로 '좋은'이라는 뜻의 'eu(에우)'와 '죽음'이라는 뜻의 'thanatos(타나토스)'가 결합된 'euthanatos(에우타나토스)'에서 유래한다. 그러므로 어원적 측면에서 안락사는 '좋은 죽음'을 뜻하며, '존엄하고 품위 있는 죽음', '아름다운 죽음', '조용하고 편안한 죽음' 등의 의미를 포함한다. 이러한 어원적 의미는 오늘날의 안락사 정의로 적합하지 않다. 왜냐하면, 수면 중에 편안하게 죽거나 수면제 등의 약물을 먹고 자살하는 것은 안락사에 포함되지 않기 때문이다.

오늘날 안락사는 대체로 현대의학으로 치유가 불가능한 상황이나 질병에 의해 극심한 고통을 받고 있는 환자를 본인 또는 가족의 요구에 따라 의료진이 의도적·인위적으로 최대한 고통 없이 죽음에 이르게 하는 행위를 말한다. 이로부터 우리는 안락사의 요건을 확인할 수 있다.

먼저, 안락사는 환자의 상황이나 질병이 현대의학으로는 치유가 불가능하다는 판정을 받고, 그로 인해 환자가 현재 죽음에 임박하여 극심한 고통을 받고 있다는 것을 전제해야 한다. 그리고 환자 본인을 포함한 사람이 환자의 이익을 최우선으로 하기 위해 고통에서 벗어 날 수 있도록 요구해야 한다. 이러한 전제조건에서 안락사는 다음과 같은 성립 요건을 포함한다.

첫째, 환자 이외에 환자를 죽음에 이르게 하는 행위자가 있어야 한다. 다시 말하면, 일반적으로 안락사는 환자의 죽음이 자력이 아닌 타력으로 이루어진다는 것이다. 환자 본인이 자력으로 죽음에 이르는 행위는 일종의 자살이다.

둘째, 환자의 최선 이익인 고통을 감소시키기 위한 목적을 갖는다. 환자가 극심한 고통으로 인해 감내하기 힘든 현실의 삶에서 그 고통을 해소하기 위한 최선의 방법으로 안락사를 선택한 것이기 때문에, 안락사는 고통을 감소시키기 위한 동기 및 목적을 가져야 한다.

셋째, 환자를 죽게 하려는 의도를 갖는다. 안락사를 진행하면서, 죽이려는 의도가 없으면 모순이다.

넷째, 적극적(직접적) 또는 소극적(간접적) 행위에 의해 환자가 죽게 된다. 안락사의 행위는 결과적으로 환자의 죽음을 야기하는 것이다.

이와 같은 안락사의 성립 요건을 통하여 우리는 안락사를 어떻게 구분해야 하는지 생각할 수 있다.

2) 안락사의 구분

안락사는 크게 두 가지 측면으로 구분된다. 첫 번째 측면은 환자 본인의 동의 또는 의사 여부에 따른 안락사의 구분이며, 두 번째 측면은 죽음에 이르게 하는 수단 및 방법에 따른 안락사의 구분이다.

먼저, 환자 본인의 동의 또는 의사 여부에 따른 안락사는 자발적 안락사(voluntary euthanasia)와 비자발적 안락사(non-voluntary euthanasia)로 구분된다. 먼저, 자발적 안락사는 생명주체, 즉 동의 능력을 갖춘 환자 본인의 자발적 동의나 의사에 따라 행해지는 자의적 안락사이다. 그리고 비자발적 안락사는 생명주체인 환자가 의사 표현 및 결정을 할 수 없거나 그 의사를 전달할 수 없을 때, 환자를 대신하여 가족 또는 국가의 요구에 의해 행해지는 임의적 안락사이다. 다른 한편으로 반자발적(involuntary euthanasia) 안락사도 설명할 수 있다. 반자발적 안락사는 생명주체로서 환자 본인이 적극적으로 안락사에 대하여 반대 의사를 내비쳤더라도 그 의사에 반(反)하여 행해지는 타의적 또는 강제적 안락사이다. 그러나 이 경우는 생명주체인 환자의 삶에 대한 의지와 그 생명을 빼앗는 것이기 때문에 살인이 된다. 그러므로 반자발적 안락사는 도덕적으로 허용이 불가능한 비윤리적인 행위이다.

그 다음으로 죽음에 이르게 하는 수단 및 방법에 따라 안락사는 적극적 안락사(active euthanasia)와 소극적 안락사(passive euthanasia)로 구분된다. 적극적 안락사는 치사량의 약물이나 독극물 주입 등과 같은 직접적인 행위로 환자의 죽음을 촉진하게 하는 안락사이다. 이 경우는 환자의 생명을 단축시킬 의도나 목적을 가지고 직접적인 처지가 행해지기 때문에 직접적 안락사(directive euthanasia)라고도 한다. 반면, 소극적 안락사는 환자의 죽음을 지연하거나 연명하는 치료를 중단하고 자연스럽게 죽음에 이르게 하는 안락사이다. 이 경우는 회생이 불가능한 상태에서 고통 받는 환자에게 무의미한 연명의료를 중단함으로써 인간답게 죽을 수 있도록 돕는 것이다. 우리는 이와 같은 소극적 안락사를 존엄사(death with dignity)라고도 부른다. 또한 소극적 안락사는 환자의 생명을 단축시킬 목적으로 직접 행해지는 것이 아니라 환자가 고통 받지 않고 죽을 수 있도록 고통 완화 치료만을 하는 것이기 때문에 간접적 안락사(indirective euthanasia)라고 할 수 있다. 앞서 설명한 안락사의 구분은 아래 <표-1>과 같이 정리할 수 있다.

| <표-1>

환자 본인의 동의 여부	죽음에 이르게 하는 수단	안락사의 구분
자발적 안락사	적극적(직접적) 안락사	자발적·적극적 안락사
	소극적(간접적) 안락사	자발적·소극적 안락사
비자발적 안락사	적극적(직접적) 안락사	비자발적·적극적 안락사
	소극적(간접적) 안락사	비자발적·적극적 안락사

<표-1>에서 알 수 있듯이, 안락사는 환자 본인의 동의 또는 의사 여부와 죽음에 이르게 하는 수단 및 방법의 측면에서 구분할 수 있다. 더 나아가 이것을 연결하여 조합하면 네 가지로 세분화된 안락사로 구분할 수 있다. 자발적·적극적(직접적) 안락사는 환자의 요구에 의하여 의사가 직접 환자에게 약물을 주입함으로써 환자를 죽음에 이르게 하는 경우이며, 자발적·소극적(간접적) 안락사는 환자의 요구에 의하여 의사가 연명의료를 중단함으로 인해 환자가 죽음에 이르게 하는 경우이다. 또한 비자발적·적극적(직접적) 안락사는 환자가 아닌 가족 등의 요구에 따라 의사가 직접 약물을 주입하여 환자의 생명을 단축시키는 경우이고, 비자발적·소극적(간접적) 안락사는 환자가 아닌 가족 등의 요구로 의사가 연명의료를 중단시켜서 환자의 죽음을 야기하는 경우이다.

이 밖에도 행위의 주체에 따라 안락사를 구분할 수 있다. 즉 안락사의 행위 주체가 환자 본인이라는 자력의 측면에서 능동적 안락사와 의사 등 타인의 개입이라는 타력의 측면에서 수동적 안락사로 구분된다.

사실 능동적 안락사는 안락사를 행하는 행위 주체가 환자 본인이기 때문에 안락사가 아닌 자살이다. 자살 역시 의도성을 갖고 생명을 단축시킨다는 점에서 안락사의 의미와 서로 통한다. 그러나 안락사는 일반적으로 자력이 아닌 타력, 즉 능동적이 아닌 수동적으로 환자를 죽음에 이르게 한다는 점에서 자살과 다르다. 현재 스위스에서 법률적으로 허용되는 안락사는 환자가 고통 없이 편안하게 죽을 수 있도록 의사가 약물을 처방하고, 환자 본인이 그 약물을 직접 투여해서 죽는 능동적 안락사이다. 이 경우는 의사가 환자 스스로 생명을 단축시킬 수 있도록 도와주는 '의사 조력 자살'이다. '의사 조력 자살' 역시 타력이 아닌 자력에 의한 자살이기 때문에 안락사의 요건을 만족한다고 할 수 없다. 하지만 이 경우는 의사가 직접 개입하여 환자에게 죽을 수 있는 수단 및 방법을 적극적으로 제공하고, 환자가 그 수단과 방법을 이용하여 죽어가도록 방관한다는 측면에서 자발적·적극적 안락사라고 말할 수 있다. 하지만 오늘날 자발적·적극적 안락사는 심각한 윤리적 논쟁을 일으키는 이슈이다. 왜냐하면, 자발적·적극적 안락사의 경우에 자칫 인간 생명의 존엄성을 훼손하는 생명 경시 풍조가 조장될 수 있기 때문이다. 과연 인간은 존엄한 인간 생명에 대하여 그 죽음을 결정할 권리가 있는가? 우리는 이 물음에 대하여 명쾌한 대답을 내놓을 수 없다. 다만, 우리 모두는 생명의 삶과 죽음에 대한 결정권 물음을 함께 깊이 고민하고 끊임없이 논의를 진행해가야 할 것이다.

한편, 타력의 측면에서 수동적 안락사는 환자 가족이나 친척 등이 환자의 최선 이익, 즉 고통의 회피를 위하여 환자를 자비롭게 죽이거나 죽도록 방관하는 안락사이다. 이 경우를 '자비로운 살인'이라고 말한다. '자비로운 살인' 역시 형식적으로 안락사의 요건을 갖추고 있기 때문에 안락사로 구분할 수 있다. 또한 이것은 환자 본인의 의사 표현이 불가능한 상태에서 타인에 의해 선택·결정되어 적극적인 방법으로 행해질 수 있다는 측면에서 비자발적·적극적 안락사의 의미를 포함한다. 이것은 곧 인간 생명에 대한 자기결정권 문제와 관련된다. 환자 본인의 의사표현이 불가능한 상황이나 상태에서 그 환자의 생명에 대한 결정권은 과연 누구에게 있는가? 비자발적·적극적 안락사는 환자의 죽음을 당사자가 아닌 타인의 동의나 의사로 결정된다. 더군다나 '자비로운 살인'으로 불리는 안락사는 그 행위주체가 생명을 책임지는 의무가 있는 전문 의료인이 아닌 가족 및 친척, 더 나아가 국가 등의 보호자에 의해 결정되는 경우다. 이러한 이유로 '자비로운 살인' 또는 비자발적·적극적 안락사는 생명 경시 풍조를 조장할 뿐만 아니라 악용될 소지도 있다. 이것은 히틀러의 나치 독일이 1939년부터 1941년까지 자행했던 장애인 안락사, 일명 'T-4' 프로그램이라는 역사적 사실에서 잘 보여준다. 당시 나치 독일은 유태인 말살 정책의 일환으로 1933년 우생학에 근거한 '단종법'을 제정·공포하였는데, 그들은 이 '단종법'에 의거하여 신체와 정신, 발달 장애를 갖고 있는 장애인들을 열등한 유전자로 규정하고 안락사시켰다. 이러한 나치 독일의 장애인 안락사는 명백한 집단 살인이자 인종 살인이다. 안락사가 악용된 이 역사적 사실은 오늘날 안락사의 의미가 부정적 인식으로 변질된 하나의 계기라고 할 수 있다.

이미 앞에서 설명한 바와 같이 안락사의 구분은 다양하게 제시될 수 있다. 그리고 안락사의 의미 속에 여전히 윤리적으로 고려해야 할 물음도 많이 남아있다. 이러한 이유로 안락사 인정 및 허용에 대한 논의가 오늘날까지 세계적으로 활발하게 진행되고 있다.

세계 최초로 안락사를 합법화한 네덜란드는 2002년 4월부터 안락사를 시행하고 있고, 스위스·벨기에·미국·일본 등의 국가들은 안락사를 경우에 따라 선택적으로 허용하고 있다. 한국에서는 1997년 '보라매병원 사건'을 통해 안락사 문제가 수면 위로 올라왔다. 1997년 12월 4일 김모씨는 술에 만취하여 집에 돌아와 화장실에 가던 중 넘어져 머리를 심하게 다쳤고, 곧장 서울의 보라매 병원으로 이송되어 응급 뇌수술을 받았다. 수술은 성공적이었고, 환자의 회복 가능성도 기대할 수 있었다. 하지만 환자는 자가 호흡을 못했기 때문에 병원에서 인공호흡기를 부착하고 치료받을 수밖에 없었다. 환자의 부인은 가난한 처지에 고액의 병원비를 감당하기 어려울 뿐만 아니라 사업실패로 가정 폭력을 일삼았던 환자가 살아있을 경우 오히려 가족들에게 짐이 될 것이라는 이유로 의료진에게 퇴원을 요구하였다. 12월 6일 의료진은 환자가 퇴원하면 곧 사망할 수 있음을 고지하고, 환자 아내에게 퇴원 후 환자의 사망에 대한 법적인 이의를 제기하지 않겠다는 서약서를 받은 후 퇴원시켰다. 구급차 안에서 수동 인공호흡을 하며 자택으로 돌아온 환자는 인공호흡 중단 후 5분 만에 결국 사망하였다. 이에 대법원은 환자의 아내에게는 부작위에 의한 살인죄를, 의료진에게는 작위에 의한 살인방조죄를 적용하여 유죄를 판결하였다. 이 판결의 핵심은 회복 가능성이 있는 환자 상태에 초점을 두었다. 즉, 법원은 환자가 회생 불가능한 상태에서 '가망이 없는 퇴원(HD: Hopeless Discharge)'으로 죽게 된 것이 아니라, '의학적 권고에 반하는 환자의 퇴원(DAMA: Discharge Against Medical Advice)'으로 인하여 죽게 된 것으로 판단한 것이다. 가망이 없는 퇴원으로 인한 죽음은 일종의 존엄사 또는 소극적인 안락사에 해당된다. 하지만, 김모씨와 같이 회복 가능한 상태에서 '의학적 권고에 반하는 환자의 퇴원'으로 환자의 죽음을 야기한다면, 이것은 살인 또는 살인방조에 해당한다. 당시 의료진에게 내려진 판결은 의료계에 큰 파장을 가져다주었다. 특히, 의료계에는 법적 면죄부였던 '의학적 권고에 반하는 퇴원' 자체를 거부하는 인식이 만연하게 되었다. 의료계는 회생 불가능하면서 죽음에 임박한 환자라고 할지라도 살인죄 처벌을 받을 수 있다는 이유로 '의학적 권고에 반하는 퇴원'을 불허하고, 무의미한 연명의료를 고수하게 되었다.

이와 같은 '보라매병원 사건'을 계기로 한국 사회는 안락사 문제가 제기되었고, 2008년 발생했던 '김할머니 사건'[18]이 존엄사(소극적 안락사)의 판례로 인정되면서 안락사에 대한 논의가 본격적으로 활기를 띠기 시작하였다. 이후 한국은

18 안락사와 뇌사에 관한 사례'에서 첫 번째 사례인 '김할머니의 존엄한 죽음'을 참조하시오.

2016년 1월 국회 본회의에서 '웰다잉법' 또는 '존엄사법'으로 불리는 '연명의료결정법'을 통과시켰고, 2017년 8월 호스피스·완화치료 분야를, 2018년 2월에 연명의료 분야를 단계적으로 시행하였다. 하지만 안락사를 허용하는 국가는 여전히 적다. 그 이유는 안락사에 관한 윤리적 쟁점이 여전히 남아있기 때문이다.

3) 안락사에 관한 윤리적 쟁점

안락사는 치료 및 회생이 불가능하면서 극심한 고통을 받는 환자를 위하여 고통 없이 죽음에 이를 수 있도록 도와주는 것이다. 앞서 설명한 '존엄사'나 '의사 조력 자살', 그리고 '자비로운 살인' 등이 안락사의 의미를 보여준다. 하지만, 안락사에 대한 윤리적 논쟁은 여전히 지속되고 있다. 특히, 자발적·적극적 안락사와 비자발적·적극적 안락사는 윤리적인 논쟁의 소지가 많다. 오늘날에는 안락사를 인정·허용해야 한다는 찬성 진영과 그것을 불허·비판하는 반대 진영이 서로 대립하면서 윤리적 논쟁을 진행하고 있다.

그 두 진영이 안락사에 대하여 찬성 또는 반대하는 근거는 무엇인가? 먼저, 안락사 찬성 진영에서 안락사를 지지하는 근거는 크게 세 가지로 요약된다. 첫째, 인간은 죽음을 선택하고 결정할 권리가 있다는 것이다. 둘째, 생명이나 삶 그 자체가 최대 행복 또는 최고선이 아니라는 것이다. 셋째, 여러 측면에서 연명의료보다 효율적이다.

그 다음으로 안락사 반대 진영에서 안락사를 비판하는 근거는 역시 세 가지로 요약된다. 첫째, 죽음은 인간이 선택하거나 결정할 수 있는 대상 또는 영역이 아니라는 것이다. 둘째, 의도적·인위적으로 인간의 죽음을 재촉하는 것은 자연의 순리 또는 질서에 위배되는 일이다. 셋째, 생명은 그 자체로 본래적·보편적 가치를 지닌 존엄한 것이다.

그렇다면 안락사에 대하여 찬·반 논쟁이 일어나는 윤리적 쟁점은 과연 어디에 있는가? 그 쟁점은 인간 삶의 질이 우선시 되어야 한다는 입장과 인간 생명의 존엄이 우선시 되어야 한다는 입장의 대립에 있다. 이 두 입장은 윤리적 판단·결정의 기준이 되는 윤리 원칙이라고 할 수 있다.

인간 삶의 질을 강조하는 입장은 인간의 수명을 최대한 연장하는 삶보다 삶의 과정 속에서의 질적 내용을 강조한다. 이것은 죽음을 삶과 반대 또는 대립이 아니라 삶의 마지막 과정으로 여기는 것이다. 또한 삶의 과정에서 인간은 삶의 주체로서 행복과 같은 질적 내용을 실현하기 위해 자기 행위를 자유롭게 선택·결정할 권리, 즉 삶에 대한 자기결정권을 갖는다. 이것은 인간으로서 마땅히 갖고 있는 인권에 포함된다. 따라서 인간은 자신의 삶이 질적으로 불가역적인 극심한 고통 및 불행의 상태가 지속된다면, 고통과 불행으로부터 벗어나기 위해 삶의 마지막 과정인 죽음을 선택할 권리가 있다. 이러한 입장에서 만약 고통과 불행의 삶을 무의미하게 살아간다면, 이것은 자신이 추구하는 질적 삶과 최선의 이익에 반하는 태도이다. 따라서 당사자가 삶의 질 및 최선의 이익을 위해 안락사를 선택하는 행위는 윤리적으로 인정된다. 예컨대, 2018년 5월, 104세의 호주 생태학자 데이비드 구달은 신체 기능의 노쇠로 인한 삶의 고통 및 불행에서 벗어나 행복하게 삶을 마무리하고자 하였다. 그래서 그는 스위스로 건너가 자발적·적극적 안락사를 선택하여 삶을 마무리하였다. 또, 2012년 런던 패럴올림픽 휠체어 육상 금메달리스트인 벨기에의 마리케 베르보트 역시 호주의 구달과 같이 안락사를 선택하여 2019년 10월에 삶을 마감하였다. 그녀는 14세에 난치병인 퇴행성 척추질환을 판정받고 고통스러운 삶을 살았으나, 날이 갈수록 고통이 극심해지자 끝내 안락사를 선택하여 삶을 마무리하였다. 구달과 베르보트의 사례는 삶의 주체로서 한 개인이 자기 삶의 질과 최선의 이익을 위해 죽음 선택이라는 자기결정권의 행사를 보여주는 좋은 예시다. 이러한 입장에서 자발적·적극적 안락사는 삶의 질과 최선의 이익을 실현하기 위한 수단으로써 정당화된다. 이것은 공리주의와 같은 목적론적 윤리의 관점에 해당한다.

한편, 인간 생명의 존엄을 강조하는 입장은 생명과 생명의 삶 그 자체에 대한 본래적·보편적 가치를 최우선으로 삼는다. 이것은 세 가지 관점에서 그 근거를 찾을 수 있다. 첫째는 종교적 관점이며, 둘째는 자연법 윤리의 관점, 그리고 셋째는 의무론 윤리의 관점이다. 먼저, 종교적 관점에서 인간 생명은 오직 신이 부여한 것으로 존엄하기 때문에 인간이 의도적·인위적으로 운명을 결정할 수 없다. 인간 생명의 결정권은 오직 신에게 있는 것이다. 따라서 생명을 단축시키는 안락사는 인정될 수 없다. 두 번째로 자연법 윤리의 관점에서 보면, 인간은 누구나 태어나면 자연적으로 생명을 부여받아 삶을 살아간다. 자연적 생명은 그 자체로 삶을 살아가는 근원으로서 보편적 가치를 지니기 때문에 존엄하다. 인간이 의도성을 갖고 인위적으로 생명을 간섭하는 것은 자연의 순리 또는 질서에 위배된다. 안락사는 곧 인간의 생명을 의도적·인위적 간섭하는 것으로 자연의 순리에 위배되는 행위다. 따라서 자연법 윤리의 관점에서 안락사는 윤리적으로 옳지 못한 행위가 된다. 앞에서 설명한 바와 같이 종교적 관점과 자연법 윤리의 관점에서 안락사는 인정되지 않는다. 하지만, '호스피스·완화치료'와 같은 소극적 안락사는 고통 받는 생명 그 자체를 존중한다는 측면에서 용인될 수 있다. 마지막으로 의무론 윤리의 관점에서 인간의 생명은 그 자체로 본래적 가치를 지니며 존엄하다. 생명은 마땅히 존중받아야 할 대상이며, 어느 누구도 인간 생명에 대하여 해악을 줄 수 없다. 생명에게 해악을 주는 행위는 생명을 경시하는 행위로서 도덕적으로 옳지 못하다. 생명은 마땅히 존중받아야 하며, 인간은 그 생명을 존중해야할 의무를 지닌다. 따라서 인간은 자신의 생명뿐만 아니라 타인의 생명 역시 존중해야할 도덕적 의무를 지니게 된다. 하지만 안락사는 의도성을 갖고 생명에게 해악을 주는 행위이므로 도덕적으로 그르다. 사실 생명의 존엄을 중시하는 사유는 인간의 생명을 전문적으로 다루는 의료인의 책무에서도 드러난다. 의료인의 책무는 환자의 생명을 죽이려는 행위가 아니라 생명을 잘 보살펴서 온전히 살리고 건강을 보호하는 행위를 해야 하는 것이다. 이러한 관점에서 안락사는 그 책무에 위배될 수 있는 소지가 있다. 이것은 앞서 제시한 '보라매병원 사건'의 법원 판결, 즉 의료진에게 내린 작위에 의한 살인방조죄 판결에서 찾아볼 수 있다. '보라매병원 사건'은 안락사, 특히 비자발적·적극적 안락사가 인간 생명의 존엄을 위협하고 훼손할 수 있다는 생명 경시의 우려를 잘 보여준다.

하지만, 다른 한편으로 '보라매병원 사건'은 환자 보호자의 생명에 대한 윤리적 고려가 요청된다. 이 사건과 같이 의무론 윤리의 관점에서 안락사를 불허한다면, 환자의 보호자 및 가족들의 삶은 심각하게 악화될 수 있다. 환자의 보호자 및 가족은 환자의 가정 폭력으로 신체적·정신적 고통 및 상처를 받은 상황이며, 당장 치료가 시급한 중증 환자의 고액 치료비를 부담할 수 있는 경제적 능력이 없다. 이때, 환자의 소생은 여러 가족들의 삶에 심각한 영향 및 타격을 줄 가능성이 높다. 왜냐하면, 한 명의 환자 생명을 살리기 위해 여러 가족들의 삶이 희생되어야하기 때문이다. 오늘날 뉴스에서 보도되는 가족의 집단 자살 사건 등은 이 상황과 전혀 무관한 일이 아니다. 한 명의 환자 생명도 존엄하지만, 그 환자를 부양하는 가족들의 생명도 존엄하며 존중받아야 마땅하다. 생명을 잘 보존·유지하며 살아가는 것도 존엄한 생명의 기본적 권리이다. 자신의 생명을 희생하여 다른 생명을 살리는 '살신성인(殺身成仁)'의 태도는 물론 도덕적 사회 구현을 위한 중요한 요소지만, 그럼에도 여전히 생명의 존엄함을 중시한다면 우리는 누구에게든 존엄한 생명의 희생을 요구하거나 강요할 수 없다. '보라매병원사건'과 같이 생명 존중의 원칙에 따라 환자의 죽음을 살인으로 판결한 것은 법률적으로 적법할 수 있다. 그러나 윤리적 측면에서 그것은 환자 가족들의 생명에 대한 존엄함이 고려되지 않은 판결이다. 그 환자 생명의 보존·유지를 위한 행위는 오히려 가족들 생명의 존엄 가치를 훼손할 가능성이 있는 잠재적 살인이다. 만약 환자와 그 가족들 모두의 생명을 고려했다면 그 죽음을 살인으로 판단할 수 없다. 왜냐하면, 환자와 가족들의 생명 모두 동등하고 평등한 본래적 가치를 지녔기 때문이다. 이것이 바로 인간 생명이 존엄한 이유이다. 따라서

'보라매병원 사건'과 같은 안락사는 의무론 윤리 입장과 공리주의 윤리 입장의 충돌뿐만 아니라 생명과 생명의 가치 충돌, 즉 도덕적 딜레마의 문제 역시 드러낸다.

3 뇌사와 생명의료윤리

1) 죽음의 기준

불교에서는 인간이면 누구도 태어나서 늙고 병들며 죽는 고통, 즉 생로병사(生老病死)의 굴레를 피할 수 없다고 말한다. 인간에게 죽음은 필연적으로 다가오는 생명의 끝이며 부정할 수 없는 현실이다. 간단히 말하면, 인간은 누구나 죽는다. 그리고 인간 생명의 끝은 곧 죽음이다. 대체로 죽음은 생로병사와 같이 생명이 태어나서 성장하고 노쇠하여 영원히 멈추거나 사라지는 것을 의미한다. 사실 죽음의 의미는 철학적·생물학적·종교적·의학적·사회적·법률적 등 여러 관점에 따라 각각 다르게 정의된다. 이러한 이유로 죽음을 명확하게 정의하기 쉽지 않다.

본문의 주제와 관련된 죽음은 인간의 신체를 유지하는 생명이 끝난 신체적 죽음이다. 인간의 신체는 세포들이 모여 있는 조직들과 조직들이 결합된 기관들, 그리고 그 기관들이 상호 연결된 기관계통이 유기적으로 작용하는 유기체다. 살아있는 신체는 유기체 기능이 활동하는 생명 현상이다. 죽음은 바로 불가역적으로 유기체 기능이 완전히 멈춘 생명 현상의 상실 상태다. 우리는 이러한 상태의 신체를 사망했다고 말한다. 그리고 의사는 '불가역적 호흡 정지'·'불가역적 심장 정지'·'동공 확산'이라는 죽음의 세 가지 징후에 의거하여 사망 판정을 내린다.

일반적으로 죽음 또는 사망에 이르는 과정은 뇌 기능의 불가역적 정지로 인해 심폐 기능이 불가역적으로 정지하고, 이어 모든 세포 활동이 완전히 정지하는 상태로 가는 것이다. 여기서 우리는 죽음의 기준을 아래 <표-2>와 같이 두 가지로 정리할 수 있다.

| <표-2>

세포사	모든 신체기관의 세포가 완전히 파괴되어 활동이 정지된 상태
기능사(뇌사와 심폐사)	뇌와 심폐의 기능이 불가역적으로 정지된 상태

세포사는 뇌와 심폐 등을 포함한 모든 신체기관의 기능 및 그 기능을 수행하는 신체기관의 세포들이 완전히 파괴되어 활동을 멈춘 상태를 말한다. 세포사의 관점에 따르면, 뇌와 심폐의 기능이 완전히 정지했더라도 손·발톱 및 머리카락 등이 자라는 세포 활동은 여전히 일어날 수 있다. 만약 세포사를 죽음으로 인정하면, 인간의 생명 유지를 위해 가장 중요한 신체기관인 뇌와 심폐가 불가역적으로 정지했더라도 세포가 완전히 파괴되어 활동이 멈추기 전까지는 죽음이 인정되지 않는다. 따라서 세포사의 관점은 신체기관의 모든 세포가 완전히 파괴되어 그 활동이 모두 정지된 상태를 죽음으로 간주한다.

기능사의 관점에 따르면, 뇌와 심폐는 인간의 주요 신체기관으로서 생명 활동을 유지하는 기능을 한다. 다시 말하면, 뇌와 심폐의 기능이 완전히 멈추면 인간의 생명 활동 역시 멈추게 된다. 뇌와 심폐는 인간 생명을 유지하기 위한 가장 기본적이고 중요한 신체기관으로서 심박동과 자가 호흡을 담당하는 역할을 한다. 만약 뇌와 심폐 기능이 완전히 멈춘다면 인간은 곧 심박동과 호흡이 정지되어 생명을 유지할 수 없게 된다. 따라서 기능사는 생명 유지를 위한 신체기관으로서 뇌와 심폐 기능이 불가역적으로 완전히 정지된 상태의 죽음이다.

이러한 기능사는 다시 뇌사와 심폐사로 구분할 수 있다. 왜냐하면, 뇌의 기능이 불가역적으로 정지했더라도 호흡과 심장은 계속 작동할 수 있기 때문이다. 심폐사의 관점은 심장과 폐의 기능이 불가역적으로 완전히 멈춘 상태를 죽음으로 간주한다. 전통적으로 의사들은 심폐사를 죽음의 판정 기준으로 삼는다. 한편, 뇌사의 관점은 인간 신체기관 중에서 중요한 뇌 기능만이 불가역적으로 완전한 정지 상태를 죽음으로 간주하고, 뇌 기능의 불가역적 정지를 죽음의 판정 기준으로 삼는다. 이러한 뇌사에 관한 문제는 오늘날 고도로 발단된 생명공학 및 생명의료기술에서 비롯된다

2) 뇌사의 의미

우리가 흔히 생각하는 죽음, 그리고 그 죽음을 판정하는 기준은 전통적으로 심폐사이다. 지금까지 의학계에서는 심폐사를 죽음의 판정 기준으로 삼았다. 의사들은 기본적으로 죽음의 세 가지 징후를 통해 사망 판정을 내리는데, 이것이 심폐사의 관점이다. 그들의 관점에 따르면, 심박동 및 호흡, 그리고 여러 가지 반사기능이 불가역적으로 멈춘 상태가 되면 사망으로 판정한다. 그러나 이러한 전통적인 죽음의 판정 기준에 대하여 재고할 만한 계기가 생겼다. 그 계기가 바로 현대 과학기술의 눈부신 발달이다.

현대 과학기술의 발달은 의학과 연계되어 생명공학 및 생명의료기술의 발전을 가져왔다. 이로 인해 과거의 의료기술로는 상상할 수 없었던 일이 오늘날 가능하게 되었다. 예컨대, 인공수정이나 체외수정 등의 의료기술은 난임 부부들의 큰 희망이 되었고, 심장이 정지된 상황에서도 자동제세동기를 이용하여 심장 박동을 다시 소생시킬 수 있게 되었다. 또한 자가 호흡이 멈춘 상황에서도 인공호흡기를 착용하면, 환자가 인공으로 호흡하며 생명을 유지할 수 있게 되었다. 더 나아가 선천·후천적 장기 질환으로 죽음에 직면한 상황에서 심장이나 폐, 신장 등의 장기 이식을 통해 생명을 더 연장할 수 있게 되었다. 이와 같이 생명공학과 생명의료기술 발달은 난치성 장기질환 환자들의 삶에 커다란 희망의 빛이 되었다.

이처럼 고도의 생명공학 및 생명의료기술은 이미 인간의 삶과 죽음을 간섭하고 조작하는 단계에 도달하였다. 특히, 장기 이식의 기술 발달과 혼수상태 환

자의 증가로 인하여 의학계는 전통적인 죽음의 판정 기준에 대하여 다시 한 번 생각하게 되었다. 이러한 상황 속에서 뇌사에 대한 논의가 활발하게 일어나기 시작했다.

의학계에서 뇌사를 죽음으로 인정해야 한다는 논의는 1960년대 말부터 본격적으로 제기되었다. 1968년 8월 호주의 시드니에서 열린 세계의학협회 총회에서 각국의 의사들은 장기이식에 관한 선언(시드니 선언)을 채택하면서, 뇌사를 의학적 죽음으로 인정하였다. 그 선언에 따르면, 심장 제공자에 대한 죽음의 판정은 뇌파측정기에서의 뇌파 정지, 즉 뇌사로 결정해야 하고, 제공자의 죽음 확인을 2인 이상의 의사가 입회해야하며, 뇌사의 결정에 참여한 의사들은 이식 수술에 관여하면 안 된다. 또한 같은 해, 미국 하버드 의대에서는 '불가역적 혼수상태'라는 논문을 발표하면서 뇌 기능이 불가역적으로 완전히 손상된 상태를 뇌사라고 정의하였고, 뇌사 판정을 위한 네 가지 기준을 제시하였다. 그 판정 기준에 따르면, 첫째는 촉각·청각 등 모두가 외부 자극에 반응하지 않으며, 두 번째는 동작이 정지되고 자가 호흡이 중단된 상태여야 한다는 것이다. 셋째는 반사운동이 없어야 하고, 네 번째는 뇌파측정기에서 뇌의 모든 전기활동이 존재하지 않아야 한다는 것이다. 이어서 핀란드는 1971년 국민보건국이 '시체 조직의 적출에 관한 훈령'을 공포하였는데, 이것은 법률적으로 뇌사를 인정한 최초의 사례이다. 이후 미국·프랑스·영국·스페인·일본·대만 등 수많은 나라에서 뇌사를 법률적으로 인정하고 있다.

한국에서는 2000년 2월 9일부터 '장기등 이식에 관한 법률'을 시행하면서, 뇌사를 법률적으로 인정하였다. '장기등 이식에 관한 법률' 제4조 5항에는 뇌사자를 "법에 따른 뇌사판정기준 및 뇌사판정절차에 따라 뇌 전체의 기능이 되살아날 수 없는 상태로 정지되었다고 판정된 사람"이라고 정의하면서, '살아있는 사람'의 정의에서 배제하고 있다. 이를 통해 한국은 뇌사자에 대한 장기 기증 및 적출, 그리고 이식을 합법화하였다.

그렇다면 뇌사란 무엇인가? 뇌사는 용어 그대로 뇌가 죽었다는 것 또는 뇌의 죽음을 의미하는데, 우리가 생각하는 실제 죽음의 의미와는 다른 인상을 준다. 앞에서 대략 설명한 것처럼, 뇌 기능이 불가역적으로 완전히 정지된 상태를 뇌의 죽음, 즉 뇌사라고 한다.

뇌사의 의미를 이해하기 위해 우리는 먼저 뇌의 구조와 그 기능을 개략적으로 살펴볼 필요가 있다. 인간의 뇌는 크게 대뇌와 소뇌, 뇌간 세 부분으로 이루어져 있다. 대뇌는 운동·감각을 관장하고, 기억·사고·인식·의식·정서 등의 정신활동을 가능하게 한다. 소뇌는 신체 동작을 원활하게 하고 몸의 균형을 유지하는 운동조절 기능을 한다. 그리고 뇌간은 신체의 모든 장기기능을 통합 조절하면서 의식을 유지하는데, 특히 호흡과 순환, 체온조절 등 생명 활동을 유지하기 위한 역할을 담당한다.(김상득, 2001: 335-336) 이러한 뇌의 구조에서 각 기능이 불가역적으로 정지된 상태에 따라 다음의 <표-3>과 같이 크게 전뇌사와 대뇌사로 구분된다.

| <표-3>

구분	전뇌사	대뇌사
손상부위	뇌간을 포함한 뇌 전체	대뇌
기능장애	심장 이외 모든 기능 정지	기억·사고 등 대뇌 기능 정지
호흡여부	자발적 호흡 불가능	자발적 호흡 가능
회복여부	수일 내, 심정지로 사망	회복 가능성 존재
장기기증	가능 (장기기증 대상자)	불가능 (장기기증 비대상자)
비고	의학적·법률적 뇌사	식물인간 상태

<표-3>과 같이 전뇌사는 뇌간을 포함한 대뇌와 소뇌 등 뇌 전체가 손상되어 심장 박동 외의 모든 기능이 불가역적으로 정지된 심각한 혼수상태이다. 이 상태에서는 어떠한 강한 자극에도 전혀 움직일 수가 없으며, 자발적 호흡 및 소화,

혈압조절이 불가능하다.(이마이 미치오, 2007: 71) 전뇌사는 우리가 일반적으로 생각하는 뇌사 상태이며, 의학적·법률적으로 죽음이라고 인정되기 때문에 장기 기증 및 적출이 가능하다.

대뇌사는 대뇌가 손상되어 운동·감각 기능과 기억·사고 등의 정신활동이 정지된 무의식 상태이다. 몸을 이동시킬 수 있는 운동능력은 없지만, 손과 발 등을 약간 움직일 수 있고, 호흡과 소화·혈액순환·체온조절 등이 자발적으로 가능하다. 이 상태에서는 오랫동안 생존할 수 있으며, 예후가 좋으면 회복도 가능하다. 이러한 대뇌사를 식물인간 상태라고 한다. 대뇌사의 상태는 죽은 것이 아닌 살아있는 상태이기 때문에 장기 기증 및 적출이 불가능하다.

3) 뇌사의 관한 윤리적 쟁점

뇌사 인정에 관한 찬반 논쟁은 오늘날에도 지속적으로 이어진다. 그 이유는 인간 생명에 대한 윤리적 쟁점이 안락사와 같은 인간 생명 존엄성과 삶의 질 입장으로 대립하여 충돌하고 있기 때문이다. 먼저, 뇌사를 죽음으로 인정하자는 찬성 진영은 크게 두 가지의 윤리원칙을 판단 및 행위의 기준으로 삼는다. 하나는 인간 삶의 질이며, 다른 하나는 공리주의 및 유용성을 윤리원칙의 기준으로 삼는 것이다.

먼저 삶의 질 관점에서 뇌사를 인정해야 한다는 입장에 따르면, 뇌사자는 아무런 활동할 수 없는 무의식의 상태로 인간다운 삶을 누리지 못하고 연명의료장치에 의지한 채 단지 침상에 누워있을 뿐이다. 우리는 이러한 상태를 삶의 질 차원에서 행복하다고 생각하지 않는다. 오히려 고통스러운 불행한 삶이라고 생각한다. 만약 뇌사를 인정하지 않는다면, 뇌사 상태의 환자는 고통스럽고 불행한 삶을 무의미하게 연명하는 것이다. 삶의 질은 자발적으로 인간다운 삶을 추구하고 실현하는 것에 달려있다. 인간다운 삶의 추구는 삶의 주체로서 인간에게 주어진 권리이다. 인간이 삶의 과정에서 자발적으로 판단·선택·결정하는 권리를 실현하는 것이 다름 아닌 인간다운 삶이다. 그러나 뇌사자는 인간다운 삶의 권리를 제대로 행사할 수 없다. 죽음이야 말로 인간다운 삶의 권리를 존중받고 고통과 불행에서 벗어나는 일이다. 따라서 인간 삶의 질 차원에서 뇌사를 죽음으로 인정할 수 있다. 이러한 관점에서 안락사[19] 역시 인정된다. 그러나 삶의 질을 뇌사 인정의 윤리원칙으로 삼는다면, 전뇌사 뿐만 아니라 대뇌사, 이른바 식물인간 상태도 같은 맥락에서 뇌사로 인정해야 한다. 왜냐 하면, 전뇌사와 같이 식물인간 상태인 대뇌사도 자발적인 인간다운 삶을 실현할 수 없는 상황이기 때문이다. 이에 대뇌사는 비자발적·적극적 안락사의 대상이 될 수 있다. 이 문제는 뇌사자의 장기 기증 및 적출에 관한 물음과도 연계된다. 대뇌사 인정은 뇌사의 급진적인 입장이라고 볼 수 있다. 그러나 현재 많은 국가에서 법률로 인정하는 뇌사의 범위는 전뇌사이지, 대뇌사가 아니다.

공리주의 및 유용성을 우선시 하는 입장도 기본적으로 뇌사를 인정한다. 회생 불가능한 뇌사자에게 연명의료를 시행하는 것은 가족들로 하여금 경제적·심리적·신체적인 고통을 가중시키는 것이며, 뇌사자의 무의미한 연명의료를 위해 소요되는 장치·인력·비용 등 역시 매우 비효율적이다. 이러한 문제는 '최대 다수의 최대 행복' 및 유용성의 원리에 위배된다. 따라서 공리주의 입장에서 뇌사를 죽음으로 인정하고, 안락사를 실행하는 것은 정당화될 수 있다. 더 나아가 공리주의 입장에서는 뇌사자에 대한 장기 기증 및 적출이 허용된다. 왜냐하면, 뇌사자의 신체기관 및 장기를 적출하여 장기를 필요로 하는 많은 사람들에게 이식한다면 많은 생명을 살릴 수 있기 때문이다. 다시 말하면, 한 명의 뇌사자 장기를 통해 여러 생명을 살릴 수 있는 것은 '최대 다수의 최대 행복' 및 유용성을 추구하는 공리주의 입장에 부합한다. 예컨대, 2007년 뇌사 판정을 받은 한국 프로 권투 선수 최요삼의 장기 기증으로 6명의 생명이 새 삶을 살게 되었고, 2016년

19 안락사를 통한 죽음은 일반적으로 신폐사를 의미한다.

한국의 배우인 김성민 역시 뇌사를 판정받고 장기 기증을 통해 5명의 생명을 살린 것은 공리주의 입장의 대표적인 사례이다.

하지만 공리주의 입장에서 장기 기증 및 이식을 법률적으로 인정하는 것은 장기매매라는 부작용을 일으킬 수 있다. 예를 들어, 사업하는 한 가장이 뇌사 상태에 빠진 아내와 어린 자녀 셋을 양육하면서 살아가다 사업 실패로 엄청난 빚을 진 상황을 가정하자. 그 가장은 매일 빚 독촉에 시달리고 있으며, 아내의 병원비와 아이들의 양육비를 감당하기 어려운 상황에 처해 있다. 그때 신원 미상의 재벌이 그에게 자녀들의 양육과 장기가 필요한 다섯 명의 생명 회생이라는 명목으로 거액의 장기매매를 제안한다. 가장은 거액의 유혹을 뿌리치지 못하고 제안을 받아들였으며, 합법화된 과정을 거쳐 아내의 장기를 은밀하게 팔았고, 그 대가성 돈으로 아이들을 양육하였다. 이러한 뇌사자 장기 기증의 예는 비록 '최대 다수와 최대 행복' 및 유용성의 입장에서 수긍할 수 있지만, 몇 가지 고려해야할 윤리적 문제를 드러낸다. 특히, 장기 분배에 관한 문제와 장기 기증 동의에 관한 문제이다.

먼저, 장기 분배에 관한 문제는 장기의 공급이 수요보다 현저히 낮은 상황에서 장기 이식을 필요로 하는 수많은 사람들에게 어떠한 원칙 및 기준에 의거하여 장기 분배가 적절하게 이루어질 수 있느냐의 문제이다. 연령이나 대기 기간 순서 등을 기준으로 장기 분배의 순위를 결정하는 것은 과연 적절한 방식인가? 우리는 이 문제를 윤리적으로 고민하고 고려할 필요가 있다. 만약 장기 분배에 대한 윤리적 고려가 없다면, 불법적인 장기매매가 성행할 수 있다.

그리고 장기 기증 동의에 관한 문제는 장기 기증을 동의하지 않았거나 동의할 수 없는 비자발적 상태의 뇌사자에 대하여 본인이 아닌 가족이나 유족, 또는 의료전문가들이 장기 기증을 결정할 수 있느냐의 문제이다. 이것은 장기 기증의 주체가 본인이 아닐 경우 발생할 수 있는 윤리적 문제와 직결된다. 왜냐하면, 장기 기증 목적의 순수성이 훼손되어 뇌사자가 장기매매를 위한 물건 또는 상품으로 전락할 수 있기 때문이다. 뇌사자는 비록 의학적으로 죽은 사람이지만, 여전히 한 인격체로서 존중받아야 한다.

더 나아가 이 문제는 뇌사 판정의 기준에 대한 신뢰성의 물음으로 나아갈 수 있다. 예컨대, 2018년 3월 미국 앨라배마 주 모빌에 사는 '트렌턴 맥킬리'라는 소년은 차량이 전복되는 사고로 머리를 크게 다쳤고, 두개골 7곳의 골절상을 입어 응급수술을 받았지만 뇌사상태에 빠졌다. 의료진은 그 소년에게 사실상의 사망판정을 내렸다. 결국 소년의 부모는 의료진의 권유로 다른 생명을 위해 소년의 장기를 기증하기로 결정하였다. 하지만 소년은 의료진이 생명 유지 장치를 중단하기 직전 기적적으로 회생하였다. 만약 죽음보다 삶에 대한 의지가 강한 소년이 의료사고나 판단 착오로 사망했다면, 우리는 이 문제를 어떻게 생각해야 할 것인가? 인간의 지적능력은 경험적으로 한계가 있다. 그리고 그 지적 능력에서 나오는 모든 판단과 결정은 언제나 옳을 수 없다. 따라서 우리는 이것을 의료진의 오진에 따른 업무상과실치사라고 할 수 있다. 하지만, 이것은 한 생명이 인간의 지적 오만 및 교만으로부터 살인을 당하는 것이다. 심지어 회생 가능성이 있는 뇌질환 중증환자에게 어떠한 특정 목적을 위하여 의료진이 단합하여 의도적으로 뇌사 판정을 내릴 가능성도 있다. 이것은 의도적인 살인이다. 비전문가로서 우리들은 여전히 의료전문가의 판단과 결정을 믿고 따를 수밖에 없다. 이러한 측면에서 의료전문가들은 이 지적 한계를 겸허하게 받아들이고, 생명을 존중하는 윤리적 태도와 도덕적 책임감을 보여주어야 한다.

이와 같이 뇌사와 뇌사자의 장기 기증에 대한 인정으로부터 야기된 문제들은 여전히 윤리적으로 숙고해야할 물음을 갖고 있다.

반면, 뇌사를 반대하는 진영은 삶의 질과 공리주의가 드러내는 폐해를 비판한다. 뇌사 반대 진영의 논거는 기본적으로 심폐사와 인간 생명의 존엄성에 있다. 그들에 따르면, 죽음은 전통적인 죽음의 판정 기준인 심폐사이다. 즉, 심폐의 기능과 뇌 기능이 불가역적으로 완전히 정지된 상태를 죽음으로 판정한다. 뇌사는 심폐 기능이 완전히 정지하는 것이 아니다. 뇌사에서도 심장 박동이 가능하며 인공호흡기를 착용하면 호흡도 할 수 있다. 따라서 뇌사는 죽음으로 인정될 수 없으며, 뇌사 상태에서 장기 기증 및 적출은 불가능하다.

또한 뇌사를 반대하는 입장은 생명의 존엄성을 강조한다. 인간 생명은 태어나면서부터 본래적·보편적 가치를 갖기 때문에 존엄한 것이며, 그 자체로 마땅히 존중받아야 할 목적이자 대상이다. 따라서 생명은 누군가에 의해 간섭받을 수 없으며, 생명의 끝인 죽음도 의도적으로 선택·결정될 수 없다. 뇌사를 인정하는 것은 곧 생명의 본래적·보편적 가치 및 존엄성을 우선하지 않으므로 생명 경시의 사회 풍조를 야기한다. 또한 뇌사는 생명을 본래적 가치가 아닌 수단적 가치로 여기는 것이다. 사실 안락사와 장기 기증 및 적출은 공리주의 및 실용주의 관점에서 인간의 생명을 수단적 가치로 삼고 있다. 왜냐하면, 안락사는 삶의 질을 위한 수단이며, 장기 기증 및 적출은 타인의 생명을 위한 수단이 되기 때문이다. 이러한 이유로 뇌사 인정은 생명의 존엄성을 존중받아야 한다는 윤리원칙에 위배된다. 따라서 뇌사는 정당화 될 수 없으며, 안락사와 장기 기증 및 적출 역시 인정될 수 없다. 이러한 뇌사 반대 진영의 윤리적 관점은 의무론 윤리에서 비롯된다.

생명의 존엄성을 강조하는 입장에서 뇌사를 죽음으로 인정하지 않는 것은 그들의 윤리원칙에 위배되지 않는다. 여기서 간과할 수 없는 문제는 다원화된 현실 사회 속의 발생하는 도덕적 딜레마를 어떻게 해결할 것인가에 있다. 예컨대, 교통사고로 두 자녀가 크게 다쳤다. 한 아이는 심장이 훼손되어 긴급하게 심장 이식이 필요한 상태이고, 다른 아이는 신체 장기가 훼손되지 않았지만 불가역적 뇌사 상태이다. 부모의 입장에서 어떻게 할 것인가? 만약 부모가 삶의 질과 공리주의 입장이라면, 뇌사 상태인 아이의 장기를 이식함으로써 다른 아이의 생명을 살릴 수 있다. 하지만, 부모가 생명의 존엄성을 강조하는 의무론 윤리의 입장이라면, 두 아이는 결국 불행에 이르게 될 것이다. 이러한 도덕적 딜레마의 문제는 의무론 윤리가 갖고 있는 윤리적 난제이다.

토론 사항 / 토론 주제

- 의료인은 인간의 생명 존중과 환자의 이익 추구라는 윤리원칙을 소명으로 삼는다. 하지만 안락사는 의료인에게 생명 존중과 환자의 이익 추구라는 윤리원칙이 충돌하는 도덕적 딜레마를 발생시킨다. 이와 같은 의료인의 입장에서 안락사에 대한 윤리적 문제를 토론해 보자.

- 현재 A병원에는 뇌사 상태에 빠진 무연고자가 연명의료 장치에 의존하면서 누워있다. 그때 교통사고로 장기가 심각하게 손상된 응급환자가 실려 왔다. 긴급하게 장기 이식이 필요한 상황이다. 만약 그 환자가 뇌사 상태의 무연고자 장기를 신속하게 이식 받는다면 삶을 계속 살아갈 수 있지만, 그렇지 못하면 환자는 곧 죽는다. 이 사례를 통해 안락사와 뇌사자 장기 기증 및 적출 문제를 토론해 보자.

- 폐암 말기로 6개월의 시한부 판정을 받은 60대 가장이 항상 긍정적인 마음으로 가족들과 행복한 삶을 살고 있다. 그런데 다소 추운 어느 날 아침 그는 조깅을 하던 중 갑자기 쓰러져 응급실로 실려 갔고, 치료를 받던 중 심정지가 발생했다. 가족들은 사랑하는 남편 또는 아버지가 회생하기를 간절히 바랐다. 하지만 곧 의료진과 가족들을 당황하게 하는 상황이 발생하였다. 그것은 그 가장이 아무도 모르게 심폐소생 거부(DNR, Do Not Resuscitate)에 동의하는 서약을 했기 때문이다. 이 상황에서 우리는 그 환자에 대하여 어떻게 할 것인가? 그 환자의 서약에 따라 환자가 그대로 죽도록 방관할 것인가? 아니면 심폐소생술(CPR, cardiopulmonary resuscitation)을 실시하여 환자의 생명을 살릴 것인가? 이 문제에 대하여 의료진, 환자 가족, 제3자의 입장에서 각각 생각하고 토론해 보자.

더 읽을거리 또는 참고할 자료

- 셸리 케이건 지음, 박세연 옮김 (2012), 『죽음이란 무엇인가』, 엘도라도.
  - 죽음의 본질에 대한 철학적 문제를 다룬 서적으로 죽음의 본질을 통해 인간 삶의 의미를 숙고하고 있다.

- 영화 『청원(Guzaarish)』 2010년 제작, 인도.
  - 전신마비의 천재 미술사가 불행한 삶 대신 행복한 죽음 택하고자 하는 영화로 삶의 의무와 죽을 권리에 관한 윤리 문제를 탐색하고 있다.

- 질병관리본부 장기이식관리센터, “뇌사장기기증”, https://www.youtube.com/watch?v=edSTkT90eD0 [검색일: 2020-01-06]
  - 뇌사장기기증에 관한 홍보영상으로 뇌사의 정의와 뇌사자 장기 기증·이식의 절차 및 과정을 이해할 수 있도록 안내하고 있다.

제 9 장

장기이식과 관련된 윤리적 현안 문제들

김현수

학습목표

- 장기 이식과 관련된 기술의 현황을 안다
- 장기 이식과 관련된 윤리적 쟁점의 핵심을 안다

젊은 몸과 나이든 뇌

거리의 가난한 젊은이 화가인 나는 우연히 만난 거대 금융기업의 노인 회장으로부터 내기를 제의 받았다. 내기의 규칙은 간단하다. 아무 번호로든 전화를 해서 받는 사람이 남자인지 여자인지 맞추면 된다. 하지만 내기의 대가는 엄청나다. 내가 이기면 엄청난 거액의 현금을 받게 되지만, 상대가 이기게 되면 내 몸을 주어야 하는 것이다!
나는 처음에는 이것이 고약한 장난인 것으로 여기고 거절하였다. 하지만 바로 그날, 사채업자들에게 협박을 당하는 내 연인을 보고 이성을 잃어버려 그만 이 위험한 도박에 뛰어들었다.
그런데 알고 보니 사실은 노인 회장과 체질이 맞는 상대로 내가 엄선되었던 것이고, 우연을 가장하여 걸려든 나는 결국 이 내기에서 패배하여 노인 회장과 뇌를 맞바꾸는 수술을 하게 되었다. 결국 젊은 나의 뇌는 목숨이 얼마 남지 않은 노인 회장의 몸에 이식되었고, 수술 후 눈을 뜬 나는 노인이 된 충격과 공포의 현실을 받아들이지 못하여 절규하지만 잔인하게 내쳐졌다.
젊은 나의 몸을 차지한 노인 회장은 급기야 나의 연인까지 탐내게 된다. 나는 인터넷 메신저를 통해 나의 연인에게 지금 나의 젊은 몸을 가지고 만나고 있는 존재는 가짜라고 폭로하였다. 그리고 내 연인은 과거의 기억을 추궁하여 그 사실을 확인하고는 노인 회장의 뇌를 가진 젊은 나의 몸이라는 존재를 멀리한다. 우여곡절 끝에 젊은 나의 몸을 가진 노인 회장을 다시 만난 나는 이성을 잃고 달려들지만 다 죽어가는 늙은 몸으로는 젊은 몸을 가진 노인 회장을 이겨낼 도리가 없었다.
처절하게 무릎을 꿇고 제발 몸을 돌려 달라고 비는 늙은 몸의 내게 젊은 몸의 노인 회장이 재대결을 제의하였다. 늙은 몸의 내가 승리하면 몸을 원래대로 되돌리고, 젊은 몸의 노인 회장이 승리하면 내게서 기억을 담당하는 부분까지 가져가는 것이 조건이었다. 노인 회장의 말에 따르면 젊은 몸으로 살다 보니까 나의 연인에게까지 욕심이 생겼다는 것이었다. 그리고 만일 내가 지더라도 어차피 기억이 없어질 테니 고통 없이 죽을 수 있을 거라고도 말하는 것이었다.

1 장기 이식에 관한 이해

1) 장기 이식의 의미와 역사

장기 이식은 신체의 조직이나 장기의 일부분 혹은 전부를 자신이나 다른 개체에 이식하는 것을 의미한다. 이러한 장기 이식에는 자신의 신체 일부를 다른 부위로 이식하는 자가 이식, 다른 사람의 장기를 이식하는 동종 이식, 동물의 장기를 이식하는 이종 이식, 인공적으로 만들어진 장기를 이식하는 인공 장기 이식 등이 있다. 또한 기증자가 살아있는 사람이라면 생체 이식, 뇌사자라면 사체 이식으로 구분된다(구인회, 2005: 47). 이와 같은 장기 이식과 관련된 분야는 의료기술의 역사 이래 지속적인 관심의 대상이 되었으며 그에 따라 계속하여 새로운 영역으로 발전이 이루어지게 되었다.

장기 이식과 관련한 초기의 접근은 신장과 관련된 것이다. 1948년 처음으로 미국의 보스턴에서 신장투석기가 사용되기 시작하였으며, 첫 번째 신장 이식 수술은 1954년에 성공적으로 이루어졌다. 이때의 신장 이식 수술은 제공자와 수혜자가 일란성 쌍둥이였기 때문에 조직 거부반응 문제가 대두되지 않았다. 그러나 타인으로부터 장기를 기증받아 실시하는 이식에는 거부반응이 뒤따라오는 문제가 있었다. 이 문제를 해결하기 위하여 1959년 면역억제제가 최초로 개발되었고 1961년에 처음으로 사람에게 사용되기 시작하였다. 이후 장기이식과 관련된 연구는 거부반응을 방지하기 위한 면역 억제제 연구, 사람의 면역계 유전자를 동물에게 삽입하는 유전공학기술에 대한 연구, 그리고 그 외의 다양한 연구로 이어지게 되었다(토마스 쉐넌 지음, 구미정·양재섭 옮김, 2003: 197-198).

2) 장기 이식과 관련된 윤리적 쟁점의 배경

장기 이식은 고도의 실험 과정으로부터 일상적인 절차로 발달해 나가는 과정을 거쳐 왔다. 이 과정과 관련된 주요한 윤리적 쟁점 중 직관적으로 가장 중요하게 작용하는 점은 윤리적 결단과 관련한 부분이다. 이는 누군가의 이익을 위하여 다른 누군가의 이익을 양보 또는 침해하는 데 대한 윤리적 결단으로서, 장기를 요구하는 사람의 이익을 위하여 장기를 기증하는 사람의 신체로부터 건강한 장기를 떼어내어 활용하는 데 대한 윤리적 결단으로 구체화된다.

현대 의학의 발달과 더불어 장기 이식과 관련된 문제는 주로 윤리적 측면에 집중되는 경향이 있다. 그 이유는 기증자와 수혜자 사이의 연결이 비교적 잘 조직되어 있다는 점과, 거부 반응을 줄여주는 새로운 면역억제제가 많이 개발되어 있기 때문이다.

우리나라의 경우 기증자와 수혜자의 연결은 정부 차원에서 질병관리본부의 장기이식관리센터와 사회봉사단체에 해당하는 사랑의장기기증운동본부 등을 통하여 일정한 체계를 갖추고 이루어지고 있다. 또한 면역 억제제의 경우 면역 반응을 억제하는 수준을 넘어서 면역 반응을 일으키지 않는 후천성 내성을 얻기 위한 방법을 추구하는 수준까지 연구가 진행되고 있다.

장기 이식과 관련하여 논의되는 최근의 윤리적 문제는 장기의 공급 및 분배와 관련된 측면에 집중되는 경향을 보인다. 그 이유는 장기 이식에 있어서는 항상 수요가 공급을 넘어서기 때문이다. 이와 관련된 문제의 구체적 유형으로는 살아있는 사람으로부터 장기를 공급받는 방법, 죽은 사람의 장기를 이용하는 방법, 다른 종의 동물로부터 장기를 공급받는 방법, 그리고 장기를 분배하는 기준과 관련된 문제들로 구별될 수 있다.

2 장기 이식과 관련된 윤리적 문제들의 유형

1) 살아있는 사람으로부터 장기를 공급받는 방법과 관련된 문제들

살아있는 사람으로부터 직접 공급을 받는 장기 이식과 관련된 윤리적 문제를 이해하기 위해서는 이와 관련된 의학적 과정을 검토할 필요가 있다. 여기에는 장기 이식과 관련된 다양한 이해당사자들에 대하여 복잡한 의료기술이 미치는 영향에 대한 이해, 그리고 그에 관련된 사전 동의와 안전 문제 등이 함께 다루어지게 된다.

생체 기증의 대상물은 기증 이후에 기증자의 생명에 심각한 지장을 주지 않는 장기이어야 한다. 따라서 쌍으로 있어서 하나가 없어도 나머지 하나가 기능할 수 있는 신장이나 안구 등과 같은 장기, 일부를 기증해도 기능할 수 있는 간이나 대장 등과 같은 장기, 재생 가능한 혈액이나 골수 등과 같은 장기가 기증의 대상이 된다.

생체 기증에 관한 일반적 우려를 해소하기 위해서는 무엇보다도 장기 기증의 자발성을 어떻게 보장하느냐의 문제를 해결하는 것이 필요하다. 자발적 장기 기증의 경우 순수한 사랑을 배경으로 하는 이타적 행위라고 할 수 있다. 그러나 친척의 경우 가족 내의 강압에 의해 기증하게 될 수도 있는데, 이 경우 문제가 발생한다. 한편, 가족 외의 기증의 경우 조작, 속임수, 강제, 매매행위, 협박 등이 가해졌는지 여부를 감독하는 것이 핵심이 된다.

생체 기증은 기증자가 수술의 방법, 정도, 훗날 발생 가능한 부작용, 건강상의 유의점 등에 관하여 포괄적인 설명을 듣고 자발적 판단에 따라 기증에 동의한 경우에만 허용될 수 있다. 따라서 자발적 판단 능력이 있는 성인이 생체 기증을 실시하는 것을 원칙으로 하되, 미성년자의 경우 본인과 부모의 동의가 있으면 골수와 같은 일부 장기의 기증이 가능하다.

생체 기증과 관련된 윤리적 문제의 대표적 사례로 생체 장기이식과 관련하여 이식을 기다리는 환자들이 타인의 장기를 마치 취득과 처분 등의 형태로 거래가 가능한 상품과 같이 이해하거나, 다른 건강한 사람에게 끔찍한 사고가 발생하고 그를 통해 사후 기증이 이루어지기를 희망하는 잔인한 심정으로 이어지게 되는 등의 경우 비인간화와 정신적 문제가 발생할 위험이 있다.

2) 죽은 사람의 장기를 이용하는 방법과 관련된 문제들

죽은 사람의 장기를 이용하는 방법은 뇌사의 판정 문제와 관련되어 있다. 현대 의학은 뇌 기능의 불가역적 상실이라는 생리학적 현상을 인간의 죽음과 관련지어 '뇌사'라는 용어로 사용하고 있다. 뇌사와 관련된 논의는 법적으로 뇌사가 죽음으로 인정되는 범위 내에서 사후 기증의 형태로 뇌사자의 장기를 기증하는 것이 가능하다는 것을 의미한다. 이는 다른 한 편으로는 임종이 임박한 환자가 이식 가능한 장기를 사망자에게서 적출하겠다는 의도와는 분리된 상태에서 죽음을 평온하게 맞을 법적 권리, 즉 자연스럽게 죽을 권리를 행사하도록 해야 함을 의미한다. 따라서 뇌사와 장기이식에 관한 논의는 궁극적으로 죽음에 관한 정의가 이해타산으로부터 벗어나야 한다는 것을 시사하는 것이다.

한편 뇌사와 장기이식 논의에 있어서 의학적으로 특수한 문제가 존재한다. 이는 장기 제공원으로서 무뇌증 소아와 관련된 문제이다. 무뇌증 소아는 뇌의 상층부가 없이 뇌간의 기능만 정상인 상태, 즉 호흡과 소화 등의 불수의적 육체적 기능만 가능한 상태로 태어난 소아를 의미한다. 이러한 소아는 보통 1-2주 내에 죽게 된다. 그런데 이 소아가 죽기를 기다리는 동안, 죽음에 이르는 과정에서 뇌사자의 장기가 이식에 불리한 어떤 손상을 입을 염려가 있다. 이러한 측면에서 무뇌증 소아의 장기 이식과 관련하여 공리주의적 측면에서 그 장기를 미리 활용할 것인가, 아니면 과정으로서 죽어감을 존중할 것인가 등에 관련된 다양한 윤리적 논의와 문제를 일으키기도 한다.

3) 다른 종의 동물로부터 장기를 공급받는 방법과 관련된 문제들

다른 동물의 장기를 인간에게 이식하는 것을 이종(異種)간 장기 이식 또는 이종 이식이라고 일컫는다. 이러한 이종 이식의 가장 근본적인 목표는 이식 의학에서 장기의 부족을 줄이는 데 있다. 그런데, 이종 이식이 실시될 경우 그 영향은 장기를 이식받은 개인에게 뿐만 아니라 사회 전체에 영향을 미칠 수 있다. 그 이유는 동물에게서 비롯된 감염성 질환이 이식을 받은 환자를 통해 인간 사회에 들어오면서 확산되거나, 또는 아직까지 알려져 있지 않은 새로운 형태의 질병이 장기를 제공한 동물로부터 장기를 이식받은 인간에게 옮겨와 발생함으로써 사회 전반을 위태롭게 만들 우려가 있기 때문이다. 따라서 이종 이식과 관련된 문제는 개인이 얻는 혜택과 사회가 처할 수 있는 위험의 두 측면에서 고려될 필요가 있다.

이종 이식과 관련하여 개인과 사회가 겪는 이익과 손해는 다음과 같은 네 측면에서 고려될 수 있다.

개인적 유용성 사회적 유용성	개인적 위험 사회적 유용성
개인적 유용성 사회적 위험	개인적 위험 사회적 위험

4) 장기 매매 및 장기를 분배하는 기준과 관련된 문제들

경제적 이익만을 주요 동기로 하는 장기 기증은 원칙적으로 거부된다. 경제적 이익과 결부된 유혹이나 충동으로 인한 조작, 강요, 협박 등에 의하여 생체 기증이 이루어질 위험이 존재하기 때문이다. 이미 국제 장기 밀매단에 대한 보도를 통하여 이러한 조직적 범죄행위가 존재하고 있음이 밝혀져 있다.

그러나 이러한 우려에 대해 장기 매매의 옹호자들은 가난한 사람들이 자신의 경제적 상황을 호전시킬 수 있는 가능성으로 이를 활용할 수 있다는 점에서 장기 매매 즉 경제적 동기에 의한 장기 이식을 찬성한다. 장기 매매를 통해 수요자가 지불하는 금전적 대가로 인하여 공급자는 자신이 처한 경제적 상황의 개선을 이룩할 수 있기 때문이다.

한편, 현재 이용 가능한 장기의 수가 한정되어 있는 상황에서 이를 어떻게 분배할 것인가에 대한 논의가 지속적으로 이루어지고 있다. 이에 대하여 의학적 기준에 따라 분배되어야 한다는 의견이 다수의 일반적인 견해이다. 그러나 이러한 견해는 원칙 수준에서 제시되고 있을 뿐이다. 실제로 이루어지는 장기 분배의 방법에 있어서는 매우 다양한 가치 판단이 개입되어 있다. 그 이유는 누가 장기를 수혜 받고 누가 받지 못하는가에 대한 결정이 환자 당사자에게 있어서는 실존에 관한 문제인 동시에 삶과 죽음에 관한 문제이기 때문이다. 따라서 장기의 분배와 관련한 논의는 보편적으로 수용 가능한 정의로운 분배의 문제로 연결된다.

3 윤리적 판단을 요청하는 사례들

생명 의료 윤리에 있어서 하나의 주제들은 다른 주제들과 필연적으로 연결될 수밖에 없다. 그 이유는 생명 자체가 복합적인 연결 고리 안에서 전체로서의 하나를 이룩하고 있기 때문이다. 예를 들어, 인간 복제와 관련된 문제점들 중 일부는 핵을 제공한 사람인 공여자 또는 그를 비롯한 타인들이 '출생 당시에 가지고 태어난 장기' 이외에 '필요시 대체하여 활용 가능한 여분의 장기'를 제공할 수 있도록 하는 것과 관련되어 있다. 따라서 제시되는 윤리적 판단을 요청하는 사례들은 순수하게 장기이식 자체와 관련된 현안 문제들이라기보다는 장기이식과 관련된 생명 의료 윤리의 논의 중 일부라고 할 수 있다.

1) 살아있는 사람으로부터의 장기 공급: 동의와 장기 기증

살아있는 사람으로부터 장기를 공급받는 것은 '장기 기증'이라는 용어로 표현된다. 일반적으로 기증이라는 말은 무엇인가를 선물로 다른 사람에게 거저 준다는 의미를 함축하고 있다. 한편, 장기 기증은 사람의 신체 내부 또는 외부의 조직 중 일부분을 그것이 필요한 환자에게 옮겨 줌으로써 생명을 살리고자 하는 의학적 처치를 의미하는 것이다.

장기 기증에 관하여 우리나라의 국립장기조직혈액관리원은 '건강한 삶을 살다가 생의 마지막 순간에 장기를 대가없이 기증하는 것으로 이 세상 가장 고귀한 나눔'이라고, 또한 시민사회단체인 재단법인 사랑의장기기증운동본부에서는 '건강한 삶을 살다가 이 세상을 떠날 때 더 이상 필요 없는 장기를 기증하거나, 살아있을 때에 사랑하는 가족이나 말기 장기부전 환자에게 자신의 소중한 장기를 대가없이 기증하여 꺼져가는 소중한 한 생명을 살리는 생명나눔'이라고 설명하고 있다.

장기 기증에 관한 이러한 설명은 다음과 같은 두 가지 의미를 함축하고 있는 것으로 보인다. 첫째, 대가가 개입되지 않는다는 것이다. 이는 장기 매매와 장기 기증을 구별하는 지점으로, 기증이라는 측면에서 본다면 장기 기증은 생명을 선물하는 고귀한 행위라고 할 수 있다. 세계보건기구(WHO)의 세포, 조직 및 장기 이식에 관한 규정 제5조에서도 역시 장기 기증은 어떠한 금전적 지급 또는 금전적 가치에 대한 사례 없이 자유롭게 이루어지도록 해야 한다고 권고하고 있다(URL 1).

둘째, 살아있는 동안 건강한 삶을 살아야 한다는 것이다. 이는 실존적 존재로서 우리 각자는 모두 건강한 삶을 영위할 권리와 의무가 있다는 것을 의미한다. 따라서 이는 기증 전 장기의 원 주인은 장기를 잘 관리하고 사용하며 건강을 누려야 하고, 그 이후 누구나 맞이하게 되는 생의 마지막에 자신의 장기를 필요로 하는 다른 이들에게 넘겨주는 것이 바람직하다는 뜻을 담고 있다.

살아있는 사람으로부터의 장기 기증은 기증자의 생명에 지장이 없는 범위로 한정된다. 살아있는 사람이 기증 가능한 장기에 관하여 우리나라의 「장기등 이식에 관한 법률」은 사람의 내장이나 그 밖에 손상되거나 정지된 기능을 회복하기 위하여 이식이 필요한 조직으로서 신장·간장·췌장·심장·폐, 골수·안구, 그

밖에 사람의 내장 또는 조직 중 기능회복을 위하여 적출·이식할 수 있는 것으로서 대통령령으로 정하는 것으로 정하고 있다. 또한 이는 질병관리본부 예규 「인체조직기증자 지원에 관한 규정」에 설명되어 있는 인체조직에 까지 확대될 수 있다. 또한 우리나라의 국립 장기이식 관리기관에 해당하는 질병관리본부 국립장기조직혈액관리원(KONOS)은 실제로 신체 기능 및 기증자의 건강 등 종합적인 상황을 검토하여 신장(kidney), 간장(liver), 췌장(pancreas), 췌도(langerhans), 소장(small intestine), 폐(lung), 골수(marrow), 말초혈(peripheral blood)로 그 범위를 설정하고 있다(URL 2).

생체 기증의 경우 가장 중요한 고려의 대상이 되는 것은 동의와 관련된 문제이다. 이는 장기 기증의 자발성과 관련된 문제로서, 다음과 같은 형태의 문제를 찾을 수 있다.

첫째, 친족 간 생체 기증과 관련된 것이다. 가족관계의 범위 내에서 이루어지는 생체 기증의 경우 한 편으로는 조직 적합성이 높다는 점에서 상당한 장점을 지니고 있다. 그러나 다른 한 편으로는 가족 또는 친척이라는 특별한 인간관계의 압력이 작용할 수 있다는 점에서 윤리적 고려가 이루어질 필요가 있다. 이는 가족을 통해 작용하는 심적 압박으로부터 기증자와 수혜자 양쪽 모두 주체적 판단과 자발적 의사결정이 이루어지도록 해야 함을 의미한다.

배려의 윤리는 배려하는 사람과 배려 받는 사람 양쪽 모두의 배려에 대한 준비를 중시한다. 이는 생체 장기 기증의 경우에 적용될 수 있는 윤리적 원칙이다. 예를 들어, 만일 장기를 공여하지 않았을 때 가족관계에 악영향을 끼치게 될 것이라는 부담이 기증자에게 너무 강하게 작용하게 된다면 장기 기증에 동의하지 않는 경우 죄책감에 빠질 수 있고, 이로 인하여 원치 않는 동의를 하게 될 수도 있다. 한편, 마찬가지 부담이 수혜자의 측면에 강하게 작용하게 되면 장기를 기증한 가족에 대하여 평생 갚지 못할 채무를 짊어져야 하는 것으로 인식하게 될 수 있다. 따라서 윤리적 측면에서 바람직한 결정을 내리기 위해서는 이러한 점들을 종합적으로 고려할 필요가 있을 것이다.

둘째, 친족 외 생체 기증과 관련된 것이다. 이 경우는 다시 세 가지로 구별될 수 있는데 그 하나는 '살아있는 자 간의 순수기증'으로 기증자가 이식 대상자를 선정하지 않고 순수하게 기증하는 경우를 말한다. 이 경우 동의의 문제는 기증자 본인뿐만 아니라 기증자의 가족까지도 명시적으로 반대하지 않아야만 기능이 가능하도록 되어 있다. 다른 하나는 '타인 간 기증'으로 이식 의료기관을 통하여 친족의 범위를 넘어선 타인을 이식대상자로 지정하여 기증하는 경우를 말한다. 이 경우 동의의 문제는 장기 매매가 아닌 순수한 기증 행위임을 증명하는 객관적이고 타당한 서류를 질병관리본부 국립장기조직혈액관리원(국립 장기이식 관리기관)에 제출하여 관계 확인에 대한 구체적인 심사를 거쳐 적합할 경우에만 승인이 이루어지도록 되어 있다. 마지막은 '살아있는 자 간의 교환이식'으로, 이식 의료기관에서 이식 대기자로 등록된 사람들 간에 대가성 없이 순수하게 부부 사이 또는 직계 비속 사이 등의 관계 속에서 교환하는 형태로 장기를 상호간 이식하는 경우를 말한다. 이 경우 동의의 문제는 타인 간 기증의 경우와 유사하게 진행하되 구체적인 사항은 이식 의료기관의 장기이식 코디네이터와 상담을 통해 진행되도록 되어 있다. 이처럼 친족 외 생체기증에 있어서 동의의 문제는 국가기관의 규정과 법적 절차를 따르게 된다는 점이 특징이다.

셋째, 미성년자의 생체 기증과 관련된 것이다. 이는 살아있는 자 간의 기증 중 특수한 형태에 해당하는 것이다. 미성년자의 경우는 원칙적으로 장기 적출이 불가능하다. 미성년자의 경우 민법 제5조에 의거하여 권리만을 얻거나 의무만을 면하는 행위 이외의 경우 단독으로 법률행위를 할 수 없으며 법정대리인의 동의를 얻도록 규정되어 있다. 한편, 살아있는 자 간에 이루어지는 기증은 천부적인 일신 전속권에 속하는 것이므로 본인의 동의가 없이는 절대 장기의 적출이 불가능하다.

그러나 다만 장기 이식과 관련하여 16세이상 19세 미만의 미성년자의 경우,

그리고 16세 미만인 미성년자의 골수를 적출하고자 하는 경우는 본인과 부모 양쪽 모두의 동의를 받아 질병관리본부 국립장기조직혈액관리원(국립 장기이식 관리기관)의 장기기증 및 이식대상자 선정 승인이 되었을 때로 한정하여 이 경우에 만큼은 가능하도록 하고 있다.

이때 동의의 문제는 민법상 미성년자의 의사표현과 관련된 측면이 고려되어야 한다. 한 편으로는 미성년자는 동의하였으나 부모가 동의하지 않는 경우 미성년자의 의사표현과 관련된 권한과 범위를 어디까지 인정해야 할 것인가의 문제로 연결되며, 다른 한 편으로는 미성년자는 동의하지 않으나 부모가 동의하는 경우 법적 후견의 범위를 어디까지 인정해야 할 것인가의 문제로 연결된다. 물론 이러한 첨예한 문제가 드러나지 않는다 하더라도 미성년자 자신이 주체적으로 판단하기 보다는 부모의 의견에 따르게 되는 경우가 많다는 점을 고려한다면, 이는 단순한 법적 논의의 범위를 넘어서서 윤리적 논의가 적극적으로 이루어질 필요가 있다.

2) 죽은 사람의 장기 이용: 죽음의 시점과 남아 있는 사람들

장기 기증과 관련된 의료 행위는 기본적으로 자유의지에 따른 동의를 근거로 이루어진다. 따라서 원칙적으로 건강하고 판단 및 행동 능력이 있는 사람에 대해서만 허용되어야 한다. 따라서 자율적 동의를 하기에 한계를 지닌 사람들, 예를 들어 지적 장애가 있어 판단 능력이 부족하거나, 정신질환이 있다거나, 적군에게 포로로 잡혀있다거나, 감옥에 수감되어 수형 집행을 받고 있다거나 하는 등의 상황에 놓여 있는 사람들은 생체 기증자에서 제외된다.

그런데, 죽은 사람의 경우 자신의 장기를 이용하는 것과 관련한 문제는 두 가지 측면에서 이루어진다. 그 첫 번째는 죽음의 시점과 관련된 기증의 문제이고, 두 번째는 장기 기증과 관련하여 죽음을 맞이한 기증자와 남아 있는 사람들의 의사 결정 사이에 존재하는 간극과 관련된 것이다.

첫 번째로 죽음의 시점과 관련된 기증의 문제는 다시 두 가지로 나누어진다. 그 하나는 뇌사 기증이고 다른 하나는 사후 기증이다.

먼저 뇌사 기증은 뇌사추정자의 가족 또는 유족이 뇌사추정자가 있는 병원의 의료진과의 상담을 거쳐 서면으로 기증동의서를 작성하면 기증이 이루어진다. 뇌사자에 대한 설명은 다양한 형태로 이루어지고 있는데, 실제 의료 현장에서 뇌사자와 관련된 장기 이식을 관리하고 있는 국립장기조직혈액관리원은 뇌사에 관하여 뇌질환 또는 교통사고 등으로 뇌간을 포함한 전체 뇌 기능이 완전히 정지되어 회복이 불가능한 상태에 있는 사람으로 스스로의 호흡이 정지되었지만 인공호흡기로 호흡을 유지시켜 심장이 뛰고 있는 상태에 처해 있는 사람을 말한다. 한편, 뇌사자와 구별되는 식물인간이란 사고나 질병에 의해 대뇌피질에 손상을 입어 아무런 움직임과 의식이 없는 상태에서 뇌간에 의해 호흡이나 소화기능 등 생명 유지에 필수적인 기능만 가능하지만 증상이 심하지 않은 경우 깨어나서 정상적인 생활로 돌아가기도 하는 상태에 처해 있는 사람을 말한다. 그러므로 뇌사자는 자발적 호흡이 불가능하고 필연적으로 심장이 정지되어 사망하는 상태로 이어지게 되며 따라서 장기 기증의 대상이 되지만, 식물인간은 자발적 호흡이 가능하고 몇 달 또는 몇 년 후에 회복될 가능성이 있으며 따라서 장기 기증의 대상이 될 수 없다는 차이점이 있다.

뇌사자의 장기 기증 절차는 다음과 같은 순서로 진행된다. 먼저 아직 뇌사 판정을 받은 상태는 아니지만 뇌사자로 추정되는 잠재뇌사자, 즉 뇌사추정자가 발생하게 되면 가족의 동의를 확인하게 된다. 이어서 뇌사추정자의 상태에 대한 의료진의 평가가 이루어지며 가족들에게 장기 기증과 그 절차에 대한 안내를 실시하고 뇌사추정대상자 상담기관으로 연결이 이루어지도록 한다. 이어서 4~6인으로 구성된 뇌사판정위원회에서 6시간 이상의 시차를 두고 실시하는 2차례의 뇌파조사에 기반한 뇌사판정 절차를 거치게 된다.

이에 따라 뇌사판정이 이루어지게 되면 마지막으로 약 6~8시간의 장기 적출 수술이 이루어지게 된다. 이때 뇌사자의 경우 신장(kidney), 간장(liver), 심장(heart), 폐장(lung), 췌장(pancreas), 췌도(langerhans), 소장(small intestine), 안구(cornea), 손·팔(hand·arm), 발·다리(foot·leg) 등의 장기 등을 기증할 수 있다. 이러한 장기 기증은 한 사람의 기증으로 최대 9명이 수혜 가능하다. 한편, 인체조직 기증에 이르기까지 기증의 범위가 확대되면 「인체조직안전 및 관리 등에 관한 법률」제3조에서 정의한 뼈, 연골, 근막, 피부, 양막, 인대 및 건, 심장판막, 혈관, 신경, 심낭 등 11종에 대하여 뇌사 또는 심장 정지로 인한 사망 후 15시간 이내에 기증이 이루어질 수 있다. 이는 가공 및 최장 5년간 보관이 가능하며 한 사람의 기증을 통하여 최대 100여명이 수혜 가능하다(URL 3, URL 4).

이와 같은 의학적 절차를 상세하게 설명하는 이유는 이 전체 과정이 일반적으로 약 2박 3일 내외의 짧은 기간 내에 신속하게 진행되며, 이 과정 속에서 의사결정이 내려지게 된다는 특징을 말하기 위해서이다. 이 장기 기증은 불법적인 매매를 방지하기 위해 국가기관에서 집중관리를 실시하게 되는데, 장기기증을 희망한다는 의사를 밝혀 국립장기조직혈액관리원에 등록하는 시점에서 16세 미만 미성년자의 경우는 법적 동의가 반드시 필요하지만 성인의 경우에는 가족의 동의가 필요 없다. 이를 바탕으로 하되 본인이 뇌사 또는 사망 전에 장기 등의 적출에 동의 또는 반대하였다는 사실이 확인되지 않는 경우 그 가족 또는 유족이 장기 등의 적출에 동의하게 되면 이를 적출할 수 있다. 그러나 현행법상 본인이 생전에 기증희망등록을 했다 하더라도 법률에 의해 선 순위권 유가족(배우자 - 직계비속 - 직계존속 - 형제자매 순) 1인의 동의가 있어야 기증이 이루어지게 된다. 즉, 본인의 동의가 있다 하더라도 그 가족 또는 유족이 장기 등의 적출을 명시적으로 거부하는 경우에는 이를 적출할 수 없는 것이다. 한편 16세 미만 미성년자의 장기 적출의 경우 부모의 동의가 필요하며, 16세이상 19세 미만 미성년자의 장기 또는 골수 적출의 경우 본인과 부모의 동의가 모두 필요하다.

이와 같은 장기 기증의 확인 절차는 상당한 부분 장기 기증자 본인의 의사보다는 남아있는 사람들의 의사가 비중 있게 처리되는 것으로 나타나고 있다. 즉 뇌사자 본인의 명확한 기증 의사가 있더라도 유족의 반대가 있으면 본인의 의사를 따르지 않게 되는 현상, 그리고 뇌사자의 기증 의사가 명확히 확인되지 않는 경우 유족의 의사에 의해 기증이 이루어지는 현상이 그것이다.

한편, 영국의 경우 2020년 5월부터 장기 기증을 명확히 거부하는 의사를 밝히지 않는 경우 모든 국민의 장기 기증을 추진하는 정책이 적용된다. 이는 장기 이식과 관련된 의사표현에 있어서 옵트 아웃(opt-out) 방식이 도입된다는 말로 표현되기도 한다. 장기 기증과 관련한 옵트 아웃 방식은 거부의사를 밝히지 않은 모든 국민을 장기 기증 대상자로 분류하는 것을 의미한다. 이에 상대되는 개념으로 옵트 인(opt-in) 방식이 있는데 이는 생전에 기증 의사를 밝힌 사람들만 장기 기증이 가능하도록 분류하는 것을 의미한다.

장기 기증에 관한 옵트 아웃 제도는 필연적으로 장기 기증과 이식이 더 활발하게 이루어지도록 하는 효과가 있다. 그러나 이는 다른 한 편으로는 자기 신체에 대한 자기 결정권을 침해하는 것이 될 수도 있다. 일부 사람들은 이것이 사유재산에 대한 절도와 마찬가지 효과를 일으키는 것이라고 비판하기도 한다(매리언 탤봇 지음, 강철 외 옮김, 2016: 417). 이 경우에 있어서 사회 전체의 효용을 증가시키기 위한 공리의 원칙과 개인의 장기에 대한 자기결정권의 존중이라는 권리론, 그리고 의사결정에 있어서 추정된 결과에 해당하는 기본 값을 어디에 두어야 할 것인가와 관련한 사회 정책적 결정 사이의 정교한 논의가 이루어질 필요가 있다.

3) 이종 장기 이식: 인간의 정체성 문제

이종 장기 이식이란 기능을 상실한 사람의 조직이나 장기를 대체하기 위해 다른 종의 동물이나 특별히 개발된 동물의 조직이나 장기를 분리하여 환자에게 이식하는 기술을 일컫는다. 이와 같이 인간에게 필요한 장기를 동물에게서 얻으려는 시도는 오래전부터 이루어졌다. 그러나 실제 연구가 시작된 것은 1960년대에 들어서면서 인간과 유사한 영장류인 침팬지나 원숭이의 신장, 심장, 간, 골수세포를 사람에게 이식하는 연구가 시작되면서부터이다. 1963년 미국에서 침팬지 신장을 환자에게 이식하여 9개월간 생명을 연장한 사례, 1984년 미국에서 개코원숭이 심장을 여자아이에게 성공적으로 이식하였으나 20일 후 사망한 사례 등이 영장류를 이용한 이종 장기 이식의 대표적인 사례이다.

그러나 이러한 영장류를 이종 장기 공여 동물로 활용하는 것은 다음과 같은 사례를 비롯한 여러 가지 문제가 발생할 우려가 있다. 첫째, 영장류는 멸종 위기종이다. 따라서 자연 생태계의 다양성과 완전성 자체에 대한 위협을 막기 위해서라도 종의 멸종은 보호되어야 한다. 둘째, 한 번에 태어나는 개체의 숫자도 작으며 성장하는 속도도 인간만큼 느리다. 따라서 비용 측면에서도 효과적이지 않다. 셋째, 영장류의 주요 장기는 인간의 장기에 비하여 크기가 작으며, 특히 동물의 장기 세포에 있을 지도 모르는 바이러스나 세균 등에 의한 감염병 또는 후천성 면역 결핍증(AIDS) 등과 같은 인수 공통 질병 등에 대한 위험이 크다(URL 5, URL 6).

이종 장기 이식과 관련하여 존재하는 이러한 문제를 해결하기 위하여 연구된 동물은 바로 돼지이다. 인간에게 장기를 제공하기에 적합한 동물로서 돼지가 영장류에 비하여 지니는 장점은 다음과 같다. 첫째, 외모는 다르다 하더라도 체내의 구조가 인간과 매우 유사하다. 따라서 연구와 활용에 상당한 효율성을 가지고 있다. 둘째, 임신 기간이 보통 114일 정도로 짧으며 한번에 5~12마리의 새끼를 낳기 때문에 장기 획득과 관련한 경제성이라는 측면에서도 장점을 지닌다. 셋째, 인간에게 적합한 크기의 장기를 제공할 수 있다. 원래의 돼지가 지니는 장기는 인간의 장기보다 크기가 크지만 개량된 무균 미니돼지의 장기는 인간에게 이식하기에 적합한 크기를 지닌다. 질병의 측면에 있어서도 가축화를 통해 인간과 오랜 세월 함께 지닌 동물이기 때문에 사육 난이도가 낮으며 동물로부터 발병하는 동물원성 감염병의 위험도 적다.

사람에게 이식할 수 있는 돼지의 장기는 폐, 신장, 췌장, 각막, 심장, 간 등이다. 이 가운데 성공이 가장 가깝게 다가와 있는 장기는 인슐린을 분비하는 췌장 세포인 췌도이다. 돼지의 췌도를 이용한 이종 장기 이식의 실제는 10cm 가량 되는 돼지의 췌장을 그대로 사람에게 이식하는 것이 아니라 돼지의 췌장에서 췌도만 분리해 사람의 간을 관통하는 혈관인 간 문맥에 주사하는 형태로 이루어진다. 이렇게 하면 사람에게 이식된 돼지의 췌도 세포가 인슐린을 분비해 혈당을 조절하게 된다. 이는 당뇨병 환자의 인체 이식용으로 적합하기 때문에 주목받고 있으며 상당한 진척이 이루어진 것으로 보도되었다(URL 7, URL 8).

또한, 심장의 경우 장기 가운데 가장 수급이 절실한 장기이다. 몸에 하나밖에 없으며 일부를 잘라서 제공할 수도 없기 때문이다. 따라서 실질적으로 뇌사자의 기증을 통해서만 이식이 가능한 장기이므로 그 수급에 있어서 상당한 어려움이 존재한다. 그런데 돼지의 심장을 활용할 수 있게 된다면 이러한 문제를 해결하는데 큰 도움이 되기 때문에 돼지의 심장을 활용한 이종 장기 이식이 주목받고 있다. 이와 관련하여 최근 원숭이 5마리를 대상으로 한 돼지의 심장 이식이 성과를 거둠으로써 이종 장기 이식과 관련된 기술적 문제는 거의 극복된 것으로 평가되고 있다(URL 9).

안전한 이종 장기 이식을 위해 기술적 측면에서 필요한 두 가지 과제는 면역 거부 반응의 극복과 감염 위험의 방지이다. 첫째로 면역 거부 반응의 극복은 이종 이식의 성패에 직접적으로 관련되어 있다. 다른 세포가 체내에 들어오게 되면 신체의 면역 체계는 이 세포를 이물질로 인식하고 공격하게 된다. 이러한 문제를 해결하기 위한 방법은 두 측면에서 접근되는데, 그 하나는 강력한 면역억제제의 개발과 투여이며 다른 하나는 사람에게 면역 거부 반응을 일으키는 유전자를 제거한 형질 전환 동물을 개발하는 것이다(URL 10).

둘째로 감염 위험의 방지는 앞서 언급된 면역 거부 반응의 극복과 관련되어 제기되는 문제이다. 정상적인 면역 체계를 가지고 있는 인간의 경우 외부의 바이러스나 세균 등 병원균이 침입하게 되면 이에 대응하는 면역 체계가 작동된다. 그러나 면역억제제를 투여 받고 있는 이식 환자의 경우 이러한 면역 체계가 전반적으로 저하되어 외부의 병원균 침입에 효과적으로 대응할 수 없으며, 따라서 사소한 감염이 심각한 문제로 이어질 위험이 있다. 이는 장기를 제공하는 공여 동물에 있을 수 있는 바이러스나 세균 등 병원균이 장기를 받으면서 함께 들어와 장기를 받은 환자를 공격하게 되는 경우 발생할 수 있는 심각한 문제에 해당한다. 따라서 이를 막기 위하여 병원균을 원천적으로 제거한 동물을 개발하는 것이 지속적으로 연구되고 있다.

앞서 언급된 무균 미니 돼지는 인간에게 적합한 크기의 장기를 제공할 수 있도록 체구를 작게 개량한 동시에, 감염원이 되는 병원균을 제거하고, 인간에게 면역 거부 반응을 일으키는 돼지의 유전자를 제거하거나 거부반응을 완화하는 유전자를 주입한 형질 전환 돼지이다. 이러한 무균 미니돼지의 개발과 영장류를 대상으로 한 이종 장기 이식의 임상적 실험이 상당한 성과를 거둠으로써 현재 논의는 기술적 한계를 넘어 윤리적 측면으로 전개되고 있다.

이종 간 장기이식이 인간을 대상으로 한 실험으로 이어지기 위해서는 윤리적 논의에 바탕을 둔 관련 법제의 정비가 필요하다. 이는 새로운 의학기술에 대한 사회적 합의를 요구하는 것으로써, 이종 장기 이식이라는 의료 행위의 규제뿐만 아니라 장기를 받은 환자에게 있어서 장기의 정상적 기능, 면역 거부 반응의 점검, 감염병 발생 여부 등을 추적 관찰하기 위한 강제성을 확보하기 위한 정부의 개입에 대한 정당화와도 관련된다.

어느 스웨덴 심리학자의 설문 조사에 따르면, 사람들의 85%는 장기 이식에 찬성하지만 이종이식을 받겠다는 비율은 40%에 불과한 것으로 나타났다. 또, 그리스에서 발표된 보고에 따르면 사람들은 인간의 장기, 동물 장기, 인공 장기 중 동물 장기의 이식을 가장 꺼려하는 것으로 나타났다(URL 11, URL 12). 이는 동물 장기가 이질적이라고 느꼈기 때문일 수도 있으나, 완전히 이질적인 것임에도 인공 장기는 인체 장기에 비해 더 선호되는 결과가 나왔기에 이는 단순히 이질적인 것에 대한 거부감 때문은 아닌 것으로 보는 것이 타당하다.

이종 장기 이식에 대한 거부감의 원인에 대해서 사람들은 동물의 장기가 이식됨으로 인해 인간으로서 가지는 고유의 정체성이 손상을 받을지도 모른다는 불안감을 강하게 느껴 이를 거부한다는 해석이 제시되고 있다. 또한 이종 이식과 관련하여 동물의 고통과 관련된 문제, 인간이 다른 종의 장기를 가지게 되었을 경우 발생할 수 있는 종의 혼란 문제 등은 윤리의 영역과 더불어 종교의 영역에서도 주목하고 있는 부분이다.

4) 장기 매매 또는 장기 분배: 인체의 상품화와 분배 정의

장기 매매와 관련된 문제는 인체 시장과 장기 분배에 있어서의 사회 정의와 우선순위 논의에 연결된다. 이와 관련된 논의들은 기본적으로 장기의 공급이 수요에 비하여 매우 부족하다는 문제에 기인한다. 이 문제를 공학적 측면에서 해결하기 위해서 인공 장기의 개발, 못쓰게 된 장기를 복구하는 기술의 개발 등이 이루어지고 있다. 그러나 이것만으로는 충분하지 않기 때문에 인체의 상품화가 다양한 형태로 이루어지고 있으며 이는 인간의 장기에 대한 암시장의 활성화로 구체화 된다.

장기 매매는 전 세계에 걸쳐 대체로 불법적인 것으로 간주된다. 그러나 실제로는 개발도상국의 장기 암시장으로부터 선진국의 환자들이 장기를 받는 거래가 상당수 일어나고 있다. 이러한 문제를 해결하기 위하여 장기 매매를 합법화하여 법의 테두리 내에서 거래가 이루어질 수 있도록 보장해야 한다는 주장이 있다. 이는 장기를 거래하는 행위를 통해 가난한 사람들이 자신의 환경을 개선할 수 있도록 함으로써 선진국과 개발도상국 양 측면의 많은 생명을 구할 수 있다는 점을 근거로 제시한다. 또한, 장기 거래의 합법화는 거래되는 장기의 품질을 보장할 수 있으므로 의학적인 효율성을 높이며 가격의 안정화를 통해 건강관리에 대한 비용을 줄일 수 있다는 점 역시 근거로 제공한다(매리언 탤봇 지음, 강철 외 옮김, 2016: 414-415). 그럼에도 불구하고 장기 매매를 반대하는 사람들은 이와 관련한 도덕적 의무에 대하여 집중한다. 장기를 팔고자 하는 사람들의 경우 대부분 그렇게 하지 않으면 안 되는 다양한 사회적 상황의 압력으로 인하여 어쩔 수 없이 장기 매매에 나서게 되는 경우가 대부분이다. 그렇다면 개인적 요인과 사회적 요인의 복합적인 함수관계가 도덕적 고려의 대상이 되어야 할 것이다.

한편, 장기의 분배와 관련된 기준은 「장기등 이식에 관한 법률」 및 그 시행령에서 자세하게 정하고 있다. 특히 「장기등 이식에 관한 법률 시행령」 제26조 1항은 이식대상자의 선정 기준을 설명하고 있으며 그 구체적 선정 기준을 별도의 표로 아주 자세하게 제시하고 있다(URL 13). 이러한 장기 분배의 기준은 정의로운 배분의 기준을 법적으로 제공하는 기준이 된다. 이러한 규정을 설정하는 하나의 근거는 국가가 그 국민을 보호하는 것은 국가의 의무에 해당하는 것이므로 그 의무의 실현을 위해서 국가가 발휘하는 행정적 수단으로 국민이 사후 남긴 신체에 대하여 일정한 권한을 행사하는 것으로 이해할 수 있다. 그러나 이와 같은 법적 기준은 개인의 사정과 사회적 기여도 등에 대해서 고려하는 정도가 매우 낮게 설계되어 있다는 점에서 여전히 보완되어야 할 점이 많다.

장기의 매매와 분배에 관한 논의는 한 편으로는 사회적 가치를 권위적으로 배분하는 행위라는 점에서 정치의 영역에서 이해될 수 있으며, 또 다른 한 편으로는 분배와 관련된 사회 정의론의 영역에서 이해될 수 있을 것이다. 이와 같은 논의들이 인체와 장기에 적용되는 방법에 대해서는 정치 이론 및 정의론과 생명윤리의 결합이라는 측면에서 다양한 관점들 간에 발생할 수 있는 논의들을 복합적으로 점검하는 것이 필요하다.

4 장기 이식과 관련된 논의의 정리

인간의 정체성은 한 편으로는 자신의 신체에 있으나 다른 한 편으로는 인간이 지니는 인간다움에 있을 것이다. 사물의 변화와 그 정체성의 지속에 관한 형이상학의 난제 중에는 테세우스의 배(Ship of Theseus)라는 것이 있다. 원래의 비유와 완전히 일치하는 것은 아니지만, 예를 들어 커다란 배가 항해 중에 항구에 방문할 때마다 부속품 하나씩을 교환한다고 가정해 보자. 그래서 수년간 여러 항구를 들러 수리를 이어가며 항해한 이후 출항할 때의 배가 다시 처음의 항구로 돌아왔을 때 원래의 배에서 남아 있던 부속품이 하나도 없이 모두 새로운 부속품으로 바뀌었다면, 그 배는 원래 출항했던 배와 같은 것이라고 할 수 있을까? 그것을 같은 배라고 할 수 있는 근거는 무엇인가? 이러한 사례를 인간의 장기 이식이라는 부분에 비추어 생각한다면 인간으로 하여금 자기 자신을 인간답게 하는 특성은 윤리적인 사유 및 판단 능력과 공감 그리고 실천 능력이라고 할 수 있을 것이다. 따라서 장기 이식과 관련된 다양한 논의들은 이식 그 자체에 대한 윤리적 논의뿐만 아니라 인간의 삶의 원리로서 윤리에도 함께 초점을 두어 이루어질 필요가 있다.

토론 사항 / 토론 주제

- 나는 맞춤형 아기로 태어났다. 언니의 병을 치료할 목적으로 만들어진 것이다. 언니에게 내 장기를 이식할 수 있도록 유전자가 일치하게 설계되어 태어나게 된 것이다. 그래서 나는 태어나면서부터 언니에게 골수와 줄기세포를 끊임없이 주었다. 그렇게 치료를 해도 언니의 병은 쉽게 치료되지 않았다. 내가 11살이 되던 해, 언니의 신장이 합병증으로 인해서 제 기능을 하지 못하게 되자 내 부모님은 내 신장을 언니에게 이식하려고 한다. 내 신장이 없다면 언니의 삶이 얼마나 지속될지 모르는 상황이라는 것은 알지만, 내 몸에 대한 권리는 나에게 있는데 나는 어떻게 해야 할까?

- 나는 장기 이식을 위해 복제된 복제 인간이다. 앞서 맞춤형 아기로 태어난 사람과 나의 공통점과 차이점은 무엇인가?

더 읽을거리 또는 참고할 자료

- 로날드 문손 지음, 박석건·정유석 외 옮김 (2001), 『의료 문제의 윤리적 성찰』, 단국대학교 출판부.
  - 의료 문제의 윤리적 측면과 관련한 다양한 사례들을 심도 있게 제시하고 있다.

- 로리 앤드루스·도로시 넬킨 지음, 김명진·김병수 옮김 (2006), 『인체 시장』, 도서출판 궁리.
  - 생명공학 시대 인체의 상품화를 고발하는 내용으로, 생명공학이 가져다준 발전이 사회에 미칠 수 있는 영향에 대하여 깊게 생각하고 사람의 몸에 관한 사업이 차지하는 비중과 사람의 몸이 가지는 새로운 의미를 전달하고 있다. 특히 몸의 파편화와 상품화에 대한 문제, 몸의 일부가 경제적 교환의 단위일 수 있는지에 대한 논의, 세포주의 상업화를 막으려는 소송과 유전자 특허에 반대하는 항의 등에 관하여 상세하고도 흥미롭게 풀어내고 있다.

제 10 장
인간 대상 의학연구의 윤리

설 민

학습목표

- 인간 대상 실험에 관한 명백한 역사적 과오를 확인하고 유사한 사례가 더 이상 재발하지 않도록 주의하고 유념한다.
- 인간을 대상으로 삼는 의학연구를 진행하려면 어떠한 윤리적 원칙에 따라야 하는지 또 어떠한 구체적인 조건이 충족되어야 하는가를 파악한다.

사례

◦ 일제의 생체 실험

1930년대 일본 제국은 화학전과 세균전을 위한 연구를 진행하면서 중국인, 한국인, 몽골인 등을 대상으로 끔찍한 생체 실험을 저질렀다. 마취제가 실험 결과에 영향을 미칠지도 모른다는 생각으로 심지어 마취도 하지 않은 살아있는 신체를 해부하기도 했다. 세균을 배양하여 인간의 몸에 주입하고 경과를 지켜보기도 하고, 얼마나 많은 피가 신체로부터 빠져나갈 때 사망에 이르는지 관찰하기도 하고, 인체에 동물의 장기를 이식하는 실험도 진행했다. 제법 잘 알려진 731부대 외에도 그러한 실험을 자행한 부대가 여럿이라고 한다.

◦ 테게네로의 류마티스 신약 임상시험 사고

2006년 영국 런던 북서부의 한 병원에서 독일 제약회사 테게네로의 류마티스 치료 신약 임상시험에서 위약을 받은 2명을 제외한 참가자 6명 전원이 면역체계 손상, 장기 기능 훼손, 호흡 곤란 등으로 중환자실로 이송되었다.

◦ 비알의 정서장애 신약 임상시험 사고

2016년 프랑스 렌 지역의 비오트리알 연구소에서 시행된 포르투갈 제약회사 비알의 정서장애 치료신약 임상시험에서 고농도의 약물을 투여 받았던 피험자 6명이 중환자실로 이송되었고 그 가운데 한 명은 결국 뇌사로 사망하였다. 제약회사 측은 신약개발 과정이 임상시험에 관한 국제적 가이드라인을 준수했다고 주장했다. 시험 참여자들은 보상으로 1,900유로를 받았다.

1 들어가는 말

올해 대학에 입학한 영희는 이번 겨울방학을 맞이하여 아르바이트를 하려고 계획하고 있다. 부모님이 주시는 용돈으로는 생활비를 대기에도 빠듯하다. 더욱이 장사를 하시는 부모님이 매학기 등록금을 납부하기 위해서 철야노동을 하고 온갖 잔병치레를 겪으면서도 병원 한 번 갈 시간도 제대로 내지 못하시는 사정을 영희는 너무나 잘 알고 있다. 어떻게든 집안에 경제적으로 보탬이 되고 싶은 마음이 간절하다. 인터넷을 검색하며 아르바이트 자리를 물색하던 영희는 '단기 집중 고액 아르바이트'라는 문구에 시선이 쏠렸다. 친구들이 '마루타 아르바이트'라고 불렀던 바로 그것이었다. 약을 먹고 신체에 이떤 특별한 증상이 일이니는지 확인하고 몇 번 피를 뽑으면 그만이라고 한다. 그렇게 병원을 서너 차례 방문하면 몇날 며칠 종일 카페에 서서 일하는 것보다 더 많은 돈을 준다고 하니 구미가 당기지 않을 수 없었다. 혹시나 몸에 나쁜 증상이 생기면 어떡하나 걱정이 되기도 했지만, 이름만 대면 누구나 다 아는 대기업에서 운영하는 종합병원이니 염려 말고 믿어도 좋겠다는 생각이 들었다. 그렇게 영희는 병원을 찾아가고 임상시험에 몸을 맡기게 되는데......

영희의 사례는 가상으로 꾸민 것이지만 이와 유사한 사례는 현실에서 얼마든지 쉽게 찾아볼 수 있다. 인간을 대상으로 하는 의학연구는 언뜻 제2차 세계대전 당시 나치나 일본의 군국주의 하에서 이루어진 잔혹한 생체 실험을 떠올리게 한다. 인격에 대한 아무런 존중도 없이 인간을 순전히 실험 도구로 취급하며 결국 많은 인명에게 돌이킬 수 없는 신체적 손상이나 사망이라는 끔찍한 결과를 불러왔던 그런 실험 말이다. 오늘날 그와 같은 정도로 비윤리적인 실험은 자행되고 있지 않다. 하지만 이러한 다행스러운 사실이 인간을 대상으로 하는 의학연구와 관련하여 더 이상 윤리적인 문제가 없다는 뜻은 아니다. 인간 대상 의학연구가 예전보다 더 안전해진 것은 상대적으로 사실이지만 임상시험은 더욱 광

범위하게 우리 주변에서 일어나고 있기 때문에 각별한 윤리적인 관심과 조처가 필요하다.

2 임상 시험인가, 인간 대상 실험인가?

인간을 대상으로 하는 의학연구는 인간을 피험자로 삼는 시험(trial/test) 혹은 실험(experiment)을 포함한다. 생명윤리 연구계나 언론 그리고 대중은 시험이라는 용어를 사용하기도 하고 실험이라는 용어를 사용하기도 한다. 반면에 의학계는 임상시험이라는 용어만을 사용한다. 그래서 시험 내지 임상시험이라는 표현이 옳은 것인지 아니면 실험 내지 인체실험이라는 표현이 옳은 것인지 혼동을 불러일으키기도 한다. 이러한 혼란스러운 용어 사용의 배경에는 전혀 가치중립적이지 않은 의도가 숨어있다. 의학계에서 실험이라는 용어를 사용하지 않는 배경에는 그 용어가 즉각 나치나 일제의 생체실험을 연상시킨다는 사정이 암암리에 깔려있다. 의학계는 불필요하게 대중의 경각심을 야기하기를 원하지 않는다. 실험이라는 용어는 잠재적 피험자들에게 필요 이상의 경계심을 품도록 만들고 결국 의학 연구에 참여하지 않도록 할지도 모른다. 이는 결국 의학 발전을 저해할 것이다. 이러한 우려가 실험이라는 용어 대신 임상시험이라는 용어를 사용하도록 유도한 것으로 보인다. 정반대로 생명윤리 연구계에서 실험이라는 용어를 사용할 때는 인간을 대상으로 하는 연구에 대한 경각심을 불러일으켜 윤리적 문제의식을 갖도록 하겠다는 의도가 은연중에 깔려있는 듯하다.

용어의 엄격한 의미로 따져 보건대 시험과 실험은 분명한 차이가 있다. '시험' 내지 '임상시험'(clinical trial)은 개발 중인 의약품, 의료기기, 새로운 시술법 등의 안전성이나 유효성을 사람을 대상으로 검증하고자 하는 절차를 의미한다. 반면에 '인간 대상 실험'이란 인간의 생리적 반응이나 기전에 대한 일반적인 지식을 귀납적으로 도출하고자 개별 인간을 관찰 대상으로 삼아 사례를 수집하는 절차를 의미한다. 따라서 많은 인간 대상 의학연구에서 실제로 임상시험과 더불어 인간 대상 실험이 함께 이루어진다고 말하는 것이 합당해 보인다. 두 용어는 인간 대상 의학연구의 서로 다른 측면을 의미하는 셈이다.

임상시험이란 신약 등을 시험하는 것이다. 임상시험의 시험 대상은 인간이 아니라 신약 등 새로운 치료술이다. 아직 검증되지 않은 치료술이 효능이 있고 안전한지를 테스트하는 것이다. 그러나 바로 그와 같이 신약 등을 시험하기 위해서 인간을 대상으로 하는 실험이 절차상 필요하다. 신약을 복용한 집단과 그렇지 않은 집단을 나누고 각 집단 피험자들의 혈액을 주기적으로 채취하고 신체적 및 심리적 반응을 관찰함으로써 특정한 화학적 성분이 인체에 어떠한 반응을 일으키는지에 대한 일반적인 지식을 귀납적으로 도출한다. 이러한 연구 절차는 인간을 대상으로 하는 실험이다. 따라서 신약 등 새로운 치료술의 시험, 즉 임상시험은 인간 대상 실험을 수반한다고 표현해야 합당해 보인다.

결국 서로 다른 의미를 갖고 있지만 임상시험이라는 용어도, 인간 대상 실험이라는 용어도 똑같이 정당하게 사용될 수 있다. 이하에서는 두 용어를 상기에서 구분한 정의에 따라 구별하되 함께 사용하고자 한다.

3 치료적 성격과 비치료적 성격의 실험

인간 대상 의학연구에 포함되는 실험은 치료적 성격을 가진 것과 그렇지 않은 것으로 구분될 수 있다. 이러한 구분을 엄격하게 적용할 수 없는 사례가 발생하기도 하지만, 개념적으로 두 유형의 차이를 미리 파악하는 것이 이후의 논의를 따라가는 데 도움이 될 것이다.

우선 치료적 성격의 실험은 피험자가 건강한 사람이 아니라 특정한 질환을 앓고 있는 환자이고 시험하려는 약물이나 시술이 바로 그 환자에게 도움이 되리라 기대되는 경우이다. 대표적으로 에이즈나 암 등 여전히 현대 의학이 정복하지 못한 질병에 대하여 의학 연구자들은 끊임없이 새로운 약물이나 시술을 개발한다. 하지만 이렇게 개발된 치료법은 충분히 그 유효성이나 안전성이 검증되어야 상용될 수 있다. 문제는 이러한 검증을 위해서 동물을 대상으로 한 실험만으로 충분하지 않다는 것이다. 그래서 동물 실험을 거친 이후에 실제로 해당 질환으로 고통 받고 있는 환자를 대상으로 효과가 있는지 또 예기치 못한 부작용이 발생하지 않는지 확인할 필요가 있다. 이러한 목적으로 시행하는 임상시험은 치료적 성격을 갖는다.

실제로 많은 말기암 환자들을 대상으로 치료적 성격의 임상시험이 행해진다. 평균적으로 일 년 정도 기대여명을 갖는 환자들은 신약이나 새로운 시술이 자신을 구원해 줄지도 모른다는 실낱같은 희망과 함께 임상시험에 참여하곤 한다. 그리고 실제로 새로운 치료법이 효과를 발휘하여 기대여명을 몇 개월 더, 혹은 심지어 몇 년 이상씩 늘리기도 한다. 물론 반대로 부작용으로 인해 일 년이 아닌 단 몇 개월 만에 생을 마감하기도 한다.

한편 비치료적 성격의 실험은 대체로 건강한 사람을 피험자로 삼는다. 따라서 피험자의 치료를 위한 목적을 갖지 않는다. 주로 신약 승인 전제로서 시행되는 임상시험이 여기에 속한다. 제약회사는 신약을 개발하고 나서 임상시험을 시행한다. 임상시험 결과 유효성과 안전성이 검증되어야만 식약처로부터 판매 허가를 받게 된다. 인간을 대상으로 실험을 하기 전에 동물 실험을 먼저 시행하여 효과가 있는지, 심각한 부작용은 없는지를 기초적 수준에서 확인한다. 이후 임상시험은 대개 3상에 걸쳐 이루어지고, 약을 먹고 혈액을 채취하여 약물의 흡수속도와 혈중 농도 등을 검사하는 식으로 진행된다. 1상이 건강한 사람을 대상으로 적정 투약 용량을 확인하고 안전성을 확인하기 위한 시험이라면, 2상이나 3상에서는 건강한 사람이 아니라 해당 환자를 대상으로 생리적 반응을 검진함으로써 건강상의 개선 정도를 확인한다.

위험도가 높은 시험은 1상이다. 이 시험에서는 투여량을 단계적으로 높이면서 어느 정도 용량에서 부작용이 나타나는가를 확인해야한다. 시험의 본성상 부작용이 조금이라도 나타나야 소기의 목적을 달성하는 것이다. 사례에서 살펴보았던 2016년 프랑스에서 발생한 정서장애 치료 신약 뇌사 사고나 2006년 영국에서 발생한 류마티스 신약 사고도 1상에서 발생한 사고였다.

비치료적 성격의 연구에는 생물학적 동등성 시험도 포함된다. 흔히 간단히 생동성 시험이라고도 불린다. 이 시험은 기존에 시판이 허용된 의약품과 주성분이 동일하도록 만든 복제의약품이 체내약물농도나 약효 등에서 원본과 동등한지 알아보기 위해 시행된다. 물론 신약 개발에 따른 임상시험보다 위험도가 낮다.

또한 비치료적 성격의 연구에는 시험과 무관히 인간의 생리적 반응이나 기전을 탐구하기 위한 순수 의학연구 목적도 포함된다. 가령 2018년 국내의 한 연구소에서 수면장애환자들을 대상으로 그들의 대뇌 피질과 인지기능에 대한 신경영상 연구를 시행하였다. 이는 이들을 직접 치료하기 위한 연구가 아니라 인지기능 장애의 기전을 규명하기 위한 목적의 연구였다. 이러한 연구에 포함된 인간 대상 실험은 비치료적 성격을 갖는다.

4 인격적 존중의 원칙

나치나 일제의 반인륜적인 생체실험이나 21세기에도 여전히 발생하는 임상시험 사고를 떠올려 보면, 인간을 대상으로 실험을 하는 것 자체가 비윤리적인 것이 아닌가 의문이 들 수도 있다. 인간을 항상 목적 자체로서 대우하고 단순한 수단으로 취급해서는 안 된다는 것은 꼭 칸트의 윤리학에 기대지 않더라도 상식적으로 널리 통용되는 윤리적 신념이다. 이러한 신념에 비추어 보건대 인간을 대상으로 삼는 실험을 한다는 발상은 그 자체로 비윤리적으로 비칠 수도 있다. 731부대의 부대장이자 군의였던 이시이 시로에게 생체 실험의 피험자들은 대동아의 번영과 의학 연구라는 대의를 위한 단순한 도구에 지나지 않았다.

하지만 문제는 그렇게 단순하지 않다. 사회적 활동의 많은 부분을 차지하는 거래 행위에서 상대방은 나의 거래 목적을 달성하기 위한 수단이 된다. 편의점의 점원은 내가 원하는 물건을 구매하기 위한 수단이다. 그러나 편의점 점원은 단순히 수단으로만 취급되어서는 안 된다. 편의점 점원에게 돈을 집어 던져서는 안 되고 나아가 짧은 감사의 인사라도 건네는 것이 사람을 대하는 인간적 도리라는 생각을 누구나 가지고 있다. 이러한 생각에는 비록 내가 물건 구매 목적을 달성하기 위해 점원을 수단으로 활용한다고 하더라도 항상 동시에 그를 하나의 인격적 주체로서 대우해야 한다는 윤리적 원칙이 함축되어있다.

마찬가지의 윤리적 원칙을 인간을 대상으로 하는 실험에도 적용할 수 있다. 편의점 점원과의 거래 행위에서보다 더욱 분명하게 의학 연구자는 다른 사람을 하나의 수단으로 다룬다. 그에게 피험자는 실험실의 여느 도구들처럼 연구의 목적을 달성하기 위한 수단이기도 하다. 그러나 그것이 전부여서는 곤란하다. 그렇다면 이시이 시로의 생체 실험과 별반 다르지 않게 된다. 의학 연구자는 항상 동시에 피험자를 인격적 주체로서 대우해야 한다는 윤리적 원칙을 준수해야 한다.

피험자를 인격적 주체로서 대우하기 위해서는 번거로운 여러 가지 절차들을 따라야 한다. 의학 연구자는 연구계획서를 작성하고 임상시험을 진행하고 시험보고서와 연구결과 보고서를 작성하는 등 순전히 연구에 관련된 작업만으로도 벅차기 때문에 그러한 절차들이 낭비로 느껴지기 쉽다. 더욱이 많은 의학 연구자들은 늘 시간의 압박을 받는다. 그들은 의학의 진보와 이를 통한 인류의 복지를 최우선의 목적으로 삼는다. 나아가 더 안정적인 직책, 더 많은 보수와 이윤, 더 높은 명성과 지위와 같은 개인적 목적을 추구하기도 한다. 그러한 목적은 흔

히 연구의 성과를 빠른 시일 내 도출해야 한다는 압박을 낳는다. 이러한 압박으로 인하여 그들은 피험자를 인격적 주체로 대우하기 위해 요구되는 절차들을 무시하도록 유혹받기 쉽다. 이러한 유혹에 저항하여 피험자에 대한 인격적 존중을 위한 지침과 절차를 준수해야 한다는 것이 인간 대상 실험을 진행하기 위해 요구되는 기본적 원칙이다.

5 국제적 윤리 지침과 몇 가지 다른 윤리적 원칙

치료적 성격은 물론이거니와 비치료적 성격의 실험도 신약 개발을 비롯한 의학의 진보를 위해서 불가피하다. 동물 실험은 인간 대상 실험을 대신할 수 없다. 어떤 동물 종의 체내에서는 아무런 질병을 일으키지 않는 바이러스가 인간 종의 체내에서는 질병을 야기하기도 한다. 또 어떤 동물에서 효과를 발휘하였던 약물이 인간에게는 아무런 효과가 없거나, 어떤 동물에게는 독성이 없던 약물이 인간에게 심각한 독성을 일으키기도 한다. 따라서 적어도 의학의 진보를 우리 사회가 꼭 원한다는 가정을 받아들이는 이상, 인간을 대상으로 하는 실험도 필수적이 된다. 따라서 어떠한 윤리적 지침의 한도 내에서 인간 대상 실험을 허용할 것이냐가 관건이 된다. 당장 분명한 사실은 인류라는 집단이 의학 발전을 이루겠다는 목적을 위해서 특정한 개인을 희생양으로 삼는 행태는 윤리적으로 정당화될 수 없다는 것이다. 나치와 일제의 생체실험이 바로 그러한 전체주의적 발상의 결과였다.

독일의 나치 체제 하에서 생체실험에 가담하였던 의사들에 대하여 1946년 말 뉘른베르크에서 재판이 열렸다. 뉘른베르크 의사재판이라 불리는 이 재판의 과정에서 전범재판소는 열 개 항목으로 이루어진 강령을 판결을 위한 지침으로 제시했다. 이후에 이는 뉘른베르크 강령으로 불리고 인간을 대상으로 하는 실험에서 지켜져야 할 윤리적 지침으로서 국제적으로 널리 받아들여지게 되었다.

뉘른베르크 강령은 이후에 등장하는 인간 대상 의학연구에 관한 여러 윤리적 지침의 원형이 되었다. 오늘날 국제적으로 가장 영향력 있는 헬싱키 선언도 뉘른베르크 강령의 후속으로 등장했다. 1964년 핀란드 헬싱키에서 개최된 제18차 세계의사회 총회에서 인간 대상 의학연구에 관한 윤리 원칙이 제시되었다. 헬싱키 선언은 이후 여러 차례 개정되었다. 2008년 서울 총회에서 6차 개정이 이루어졌고, 가장 최근에는 2013년 브라질의 포르탈레자에서 개최한 제64차 세계의사회 총회에서 제7차 개정이 이루어졌다. 제7차 개정본 기준으로 총 37개의 항목을 갖춘 헬싱키 선언은 뉘른베르크 강령보다 훨씬 세부적이고 구체적이다.

인간 대상 의학연구에 대한 윤리적 지침으로서 또 다른 중요한 문서는 벨몬트 보고서(The Belmont Report)이다. 이 보고서의 작성 배경에는 미국의 공중보건원 직원이 터스키기 매독 연구(Tuskegee Syphilis Study)를 폭로했던 사건이 있었다. 터스키기 매독 연구는 미 공중보건원 의사들이 주동하였던 악명 높은 연구였다. 이는 1932년부터 무려 40년 간 지속되었다. 의사들은 터스키기에서 거주하던 빈곤한 흑인들을 대상으로 무료 건강 검진을 실시한다고 선전하면서 혈액을 채취해 매독 말기의 흑인들을 골라낸 뒤 '나쁜 피' 때문에 병에 걸렸다고 속이면서 아스피린과 비타민을 주는 식으로 치료하는 시늉만 했다. 이러한 실험의 목적은 매독에 걸린 채 치료를 받지 않으면 어떤 일이 발생하는지 확인하는 것이었다. 특히나 1940년대 페니실린이 매독 치료제로서 알려진 뒤에도 페니실린을 처방하지 않은 채 연구를 지속했다. 이 연구가 폭로되고 그 심각성을 인지한 미국 의회는 '생명의학 및 행동 연구에서의 피험자 보호를 위한 국가위원회'를 설립하고 위원회로 하여금 인간 대상 의학연구에 대한 윤리 원칙을 수립하도록 촉구한다. 그 결과로 1979년 벨몬트 보고서가 발간되었다.

우리가 앞서 도출한 인격적 존중의 원칙은 국내외적으로 통용되는 여러 윤리적 지침에서 직간접적으로 표현된다. 피험자는 단순한 사물이나 도구가 아니라 그 자체로 자유로운 의지를 가진 하나의 인격적 주체로 대우되어야 한다. 헬싱키 선언(2013)은 제7항에서 모든 연구대상자에 대한 존중을 보장할 것을, 또한 제9항에서 연구대상자의 생명, 건강 그리고 존엄성을 보호할 의무를 명시하고 있다. 벨몬트 보고서 또한 인간 존중의 원칙을 선행의 원칙과 정의의 원칙과 더불어 기본적 윤리 원칙으로 제시하고 있다.

1) 충분한 정보에 근거한 자발적 동의

뉘른베르크 강령에서 첫 번째 항목으로 제시된 것은 피험자의 자발적 동의이다. 독일의 나치와 일본의 군국주의 하에서 이루어진 생체실험은 피험자들을 그들의 의사와 무관히 강제한 것이었다. 그들의 의사에 반해서, 누구도 스스로 원하지 않을 실험을 자행했던 것이다. 따라서 인간을 대상으로 삼는 실험의 윤리적 정당성은 최소한 피험자가 실험에 자발적으로 참가하겠다는 의사를 분명하게 표명하는 경우에만 확립된다.

자발적 동의의 원칙은 인격적 존중의 원칙과 긴밀히 관련된다. 피험자가 인격적 주체로 존중 받고 있다고 간주할 수 있으려면, 최소한 그의 연구 참여가 자발적 동의에 의거했어야 한다. 누군가를 강제적으로 연구에 동원하면서 그를 인격적 주체로 대우했다고는 도저히 말할 수 없다는 뜻이다. 달리 말해서, 인격적 주체의 의미에 이미 자율성과 자발성이 함축되어 있다.

또한 누군가가 정말로 자발적으로 연구에 참여했다고 단언할 수 있으려면, 이른바 '충분한 정보에 근거한 동의(informed consent)'가 있어야 한다. 지식은 자율적 판단의 중요한 조건이다. 상대방에게 충분한 정보를 주지 않고서, 즉 어떠한 잠재적인 위험성이 있는지를 제대로 고지하지 않은 채로 동의서에 서명만 받아냈다고 해서 자발적인 참여가 이루어졌다고 간주할 수 없다. 이 연구가 자신에게 어떠한 위험성과 동시에 이익을 줄 수 있는가를 충분히 자율적으로 판단할 수 있는 조건이 마련될 때, 그때 비로소 자발적 동의가 이루어질 수 있다. 더욱 세부적으로 보자면, 연구의 의미와 목적 및 파급효과, 연구참여를 언제든지 중단할 수 있는 권리가 있다는 사실, 특히 치료적 연구의 경우 해당 임상시험을 거부할 때 어떠한 대안적 치료법이 있는지 그리고 시험의 정확한 진행경과 등이 충분한 정보의 목록에 포함된다. 더욱 실질적으로 접근하자면, 난해한 전문용어로 채워진 십여 장의 동의서에 상세한 구두 설명도 없이 고령의 피험자에게 서명을 요구하는 것은 충분한 정보에 근거한 자발적 동의의 원칙에 부합하지 못한다고 평가할 수 있다.

2) 불구와 사망 위험이 따르는 연구 금지

그러나 충분한 정보제공과 이에 따른 자발적 동의만으로는 부족하다. 가령 극심한 경제적 곤경을 겪는 건강한 사람이 불구나 사망에 이를 정도의 위험성이 있지만 그 반대급부로 상당한 금전적 보상을 제공받는 의학 연구에 참여하는 경우를 생각해 보라. 이러한 경우 그 사람은 충분한 정보를 제공 받아 자율적으로 판단하여 피험자가 되기를 동의했을 수 있다. 하지만 그의 생명과 인격적 존엄성이 충분히 존중되고 있다고 말하기는 대단히 어려울 것이다. 그는 자신의 생명을 금전적 보상과 맞바꾸고 있다. 생명이라는 대체불가능한 가치를 금전이라는 대체가능하고 환산가능한 가치로 전락시킨다. 그로써 자신의 인격적 존엄성을 스스로 훼손한다. 이는 그 개인에 한정해서도 비윤리적인 행위일 뿐만 아니라 사회 전체적으로 보아도 비윤리적이다. 그러한 행위를 허용하는 사회는 인격적 존중의 원칙이 제대로 지켜지지 않는 사회이다. 설사 자발적인 성매매라고 하더라도 성매매를 허용하는 사회에서 인격적 존엄의 가치는 충분히 보호받지 못한다. 마찬가지로 설사 자발적인 동의라고 해도 불구나 사망의 위험성을 동반하는 인간 대상 실험에 금전적 보상을 노리고 동의하는 것을 허락하는 사회는 인격적 존엄의 가치를 제대로 보호하지 않는 사회이다.

뉘른베르크 강령 제 5항은 바로 이러한 배경에서 사망이나 불구가 발생할 수 있으리라고 추측할 만한 이유가 있는 경우 의학 연구를 행해서는 안 된다고 명시하고 있다. 단, 예외적으로 연구자 자신이 대상이 되는 경우는 허용하고 있다. 이것이 허용되는 이유는 연구자가 자신을 위험도가 높은 연구의 피험자로 삼는 경우는 금전적 보상을 위해 자신의 생명을 거래하는 것이 아니라 의학의 진보와 이를 통한 인류의 복지라는 대의를 위해서 자신을 헌신하는 것으로 이해할 수 있기 때문이다. 이것은 생명과 인격적 존엄의 가치를 훼손하는 것이 아니라 오히려 자기애의 편협함을 초월함으로써 인격적 존엄의 가치를 드높이는 행위라고 볼 수도 있을 것이다.

그럼에도 연구자가 자신을 피험자로 삼는 의료실험을 일반석으로 허용하거나 심지어 권장하는 것이 바람직한가에 대해서는 논란의 여지가 많다. 적어도 저러한 대의를 위한다는 명목으로 자신의 생명을 위험에 처하도록 국가나 사회가 권장해서는 곤란하다. 개인의 그러한 헌신을 칭찬할 수 있다고 하더라도 그것을 국가가 권장하는 것은 위험한 일이다. 그것은 전체주의적 망령을 되살리는 일이 될 것이다. 더욱 논란이 되는 부분은 연구자가 자신을 피험자로 삼을 때에도 그 행위가 저 대의를 위한 헌신이 아니라 단지 금전적 가치와 유사한 수준의 가치, 즉 더 안정적인 지위나 더 나은 보수, 개인적 명예나 명성 등을 위해서 자신의 생명을 거래하는 것일 가능성이 적지 않기 때문이다. 따라서 연구자가 스스로를 피험자로 삼는 경우에도 그 윤리적 평가에 대해서 세심한 고찰이 요구된다.

3) 위험과 이익의 균형 잡힌 평가

또 다른 중요한 원칙은 "위험과 이익의 체계적인 평가"(벨몬트 보고서)이다. 이를 뉘른베르크 강령 제6항은 이렇게 표현하고 있다. "실험으로 인하여 감수해야 하는 위험의 정도가 그로 인하여 해결되는 문제의 인도주의적 중요성 정도를 초과하여서는 안 된다." 또한 헬싱키 선언도 일반 원칙을 담은 제8항에서 "의학연구의 근본적인 목적이 새로운 지식의 창출이지만 이러한 목적이 결코 연구대상자 개인의 권리와 이익보다 우선할 수는 없다"고 천명하고 있다. 더 구체적인 내용을 제16항에서는 "인간 대상 의학연구는 연구목적의 중요성이 연구대상자의 위험과 부담보다 더 중대할 경우에 한하여 수행할 수 있다"고, 또 제17항에서는 "연구 대상이 되는 개인과 집단에게 예견할 수 있는 위험 및 부담은 이들과 더불어 그 연구로 영향을 받는 다른 개인이나 집단에게 예측되는 이익과 비교하여 신중한 평가를 선행해야 한다"고 명시하고 있다.

이익과 위험의 균형 원칙이 기본적으로 의미하는 바는 분명하다. 의학의 진보를 통해서 인류가 수혜를 받으려면 일군의 사람들은 인간 대상 의학연구의 피험자가 되어 어느 정도의 위험부담을 져야만 한다. 이때 위험부담을 상쇄하고 나서 남을 만큼의 이익이 최소한 예상되어야 인간 대상 연구를 허용할 수 있다는 뜻이다. 문제는 위험부담과 이익을 단순히 정량적으로 계산할 수 없다는 점이다. 연구자는 위험을 줄일 수 있는 최선의 연구 방법을 고안해야 하고 또 불가피한 위험이 어느 정도일지를 철저하게 평가해야 한다. 그러나 아무리 철두철미 예상하여 평가하더라도 돌발적인 변수가 생겨 의료사고가 발생할 가능성을 원칙적으로 봉쇄할 수 없다. 위험뿐만 아니라 이익에 대한 평가도 마찬가지로 정량화할 수 없다. 이러한 어려움에도 불구하고 위험과 이익의 평가는 자의적으로 이루어져서는 곤란하며 상기의 다른 원칙들이 준수되는 가운데 일반적으로 합의될 수 있는 수준에서 이루어져야 한다.

위험과 이익의 균형적 평가 원칙은 치료적 성격의 실험과 비치료적 성격의 실험에 다르게 적용할 수 있다. 치료적 성격의 경우 예상 이익에는 동일한 질환을 앓는 다른 환자들의 건강 개선뿐만 아니라 바로 환자인 피험자 자신의 건강 개선이 포함된다. 신약이나 새로운 의료기기, 새로운 시술법 등의 임상시험에서 피험자 자신의 건강이 개선될 가능성이 그의 건강을 악화시킬 가능성보다 높다고 평가될 경우 윤리적 문제의 소지가 없다. 특히 대안적 치료법이 사실상 부재하는 상황일 경우 비록 피험자의 건강을 훼손할 우려가 다소간 있다고 하더라도 새로운 치료법을 시도할 만하다. 물론 이때에는 환자 본인의 자율적 판단이 가장 중요하다.

또한 피험자의 건강이 개선될 가능성은 비교적 낮지만 향후에 동일 질환을 앓는 환자들에게 큰 도움이 될 수도 있을 그런 치료적 실험의 경우가 있다. 이 경우에 피험자의 기대여명이 매우 짧고 현재의 건강상태도 이미 회복불가능한 정도로 악화된 상태라고 가정해 보자. 이때조차도 피험자의 자발적 동의는 물론 중요하다. 하지만 이때는 연구진이 피험자로 하여금 의학의 진보를 위해 연구 참여에 동의해 줄 것을 설득하려는 노력을 특별히 윤리적이라고 평가해도 좋을 것이다.

또한 마찬가지로 피험자 본인보다 동일 질환을 앓는 환자 집단에게 잠재적으로 이익이 되지만 앞서와 달리 피험자의 기대여명이 그럭저럭 남아있고 현재의 건강상태도 그다지 나쁘지 않은 경우를 가정해 보자. 이때는 다시 잠재적인 위험도가 어느 정도인지가 중요하다. 만일 위험도가 대단히 낮다면, 가령 단순한 영상 촬영이나 혈액 채취, 조직 검사의 수준이라면, 피험자의 자발적 동의를 얻어냄으로써 의학의 진보를 이루려는 연구진의 노력이 필요하고 또 그러한 노력은 윤리적이다. 하지만 예상 위험도가 낮으리라는 확고한 판단이 없다면 피험자의 동의를 얻어내려는 시도 자체가 비윤리적이다. 그것은 의학의 진보를 위해서 개인을 희생시키려는 시도와 다를 바가 없기 때문이다.

가령 2007년 임상시험에 참가했다가 36세의 나이로 사망한 미국의 여성 졸리 모어(Jolee Mohr)의 사례가 그러할 것이다. 모어는 류머티즘 관절염을 앓고 있었지만 비교적 건강했고 새로운 치료법이 아니더라도 대안적 치료법에 의존해 잘 살아갈 수 있었다. 하지만 모어의 의사는 자신의 환자에게 새로운 유전자 치료에 대한 임상시험에 참여할 것을 종용했다. 의사를 신뢰했던 모어는 무릎에 신약을 주사 맞았고 3주 뒤에 사망했다. 모어는 물론 자발적으로 임상시험에 참여했다. 적어도 형식적으로 스스로 동의서에 서명했다는 뜻에서 그렇다. 하지만 모어는 어떠한 위험이 잠재해 있는지 전혀 인지하지 못했다. 의사 역시 잘 몰랐을 것이 분명하다. 그러나 중요한 것은 그와 같이 위험성에 대한 확고한 판단이 없다면 적어도 비교적 건강한 환자를 피험자로 삼는 연구를 진행해서는 안 된다는 점이다. 결국 이 의료 사고는 불필요한 위험을 감수했던 대가를 혹독하게 치렀던 결과였다.

비치료적 실험의 경우는 더욱 논란의 여지가 많다. 여기서 이익의 편으로 계산될 수 있는 요소는 연구 결과를 활용한 불특정 다수 환자들의 건강 개선 그리고 피험자 자신의 (사실상 금전적인) 이익이다.

만일 어떤 건강한 사람이 의학의 발전을 위해서 자신을 헌신하겠다는 의지로 인간 대상 실험에 참가한다면, 불특정 다수 환자들의 건강 개선이 그 피험자 자신이 원하는 바, 곧 그의 이익과 일치한다. 따라서 불구나 사망에까지 이르지 않는 수준의 위험도라면, 대의를 위해서 그런 위험 부담을 감내하겠다는 피험자의 행위에서 이익과 위험의 균형 원칙이 깨지고 있다고 말할 수 없다. 즉, 윤리적으로 문제가 없다.

그러나 그런 대의에 따라서 실험에 참여하는 피험자는 사실상 없다. 대다수의 건강한 사람들이 임상시험에 참가할 때에는 단지 금전적 이익의 목적을 염두에 두고 있을 뿐이다. 이 같은 경우에 이익과 위험의 균형 원칙은 피험자의 금전적 이익을 그의 위험 부담과 비교할 것을 요구한다. 하지만 그러한 비교를 어떤 기준으로 할 수 있을지 불분명하다. 아마도 영상 촬영, 혈액 채취, 조직 검사에 따르는 위험 정도라면 일상적인 경제 활동에서의 위험도와 별반 다르지 않고 따라서 그 위험을 소정의 금전적 이익으로 상쇄할 수 있을 것이다. 그러나 위험도가 생동성 시험이 아닌 신약 임상시험 수준까지만 올라가더라도 금전적 이익과 비교하기가 곤란해 보인다. 신체의 훼손 또는 건강의 훼손을 금전적 이익으로 상쇄한다는 발상이 이미 생명과 인격적 존중의 원칙을 위배하는 듯이 보이기 때문이다.

이러한 사정을 고려하건대 임상시험의 대가로 제공하는 금전에 대하여 교통비라는 명목을 붙이는 관행도 비록 허울뿐이라고 할지라도 윤리적으로 의의가 있다고 하겠다. 덧붙여 비록 금전적 이익이라는 목적으로 연구 대상자들이 참여하는 것이 뻔하다고 할지라도 그들에게 의학의 진보와 인류 복지를 위한 연구에 동참하고 있음을 주지시키는 절차가 윤리적으로 바람직해 보인다. 어쨌든 분명한 것은 금전적 이익을 위해서 위험을 감수하는 피험자의 자발적인 동의에는 윤리적으로 석연치 않은 부분이 있다는 점이다.

4) 공정한 부담과 수혜의 원칙

기존의 두 윤리적 지침, 즉 뉘른베르크 강령과 헬싱키 선언과 차별화되는 벨몬트 보고서의 특색은 그것이 정의의 원칙을 명시하고 있다는 점이다. 물론 헬싱키 선언도 제20항에서 "취약한 집단과 함께하는 의학연구는 오직 이 집단의 건강상의 요구나 우선순위에 부합하는 연구이고, 취약하지 않은 집단에서는 수행할 수 없는 연구일 때 정당화된다"고 언급하고 있으나, 벨몬트 보고서만큼 정의의 문제를 비중 있게 고려하고 있지 않다. 벨몬트 보고서가 빈곤한 흑인이라는 특정한 취약집단을 대상으로 진행된 비윤리적 실험에 의해 촉발된 것임을 고려할 때 이는 충분히 이해할 만한 것이다.

벨몬트 보고서는 인간 대상 의학연구에서의 정의의 문제가 개인적 차원과 사회적 차원에서의 피험자 선정과 관련된다고 본다. 개인적 차원에서의 정의에 따르면, 연구자가 자신이 선호하는 환자들을 골라서 이들에게 잠재적인 이득이 가는 연구를 시행하고 반대로 마음에 들지 않는 환자들을 골라서 이들에게 잠재적인 위험이 따르는 연구를 시행해서는 안 된다. 이는 누구나 알고 있는 공정성의 원칙으로서 어떠한 논란의 여지도 없다.

한편 사회적 차원에서의 정의에 따르면, 특정한 계층이나 집단이 연구에 수반되는 위험부담을 더 많이 지면서 그로부터 예상되는 수혜를 더 적게 누리는 일이 없어야 한다. 정신병원에 수용된 정신질환자들이나 교도소에 수감된 죄수들이라고 해서 특별히 다른 일반 시민들보다 위험부담을 더 많이 져서는 안 된다. 일반적으로 말해서 성별, 출신지, 거주지, 인종, 국적, 경제적 계층, 사회적 지위 등에 따라서 특정한 집단이 의학 연구에 수반되는 위험부담을 더 많이 지거나 그로부터 누릴 수 있는 수혜를 더 적게 받는 일이 없어야 한다. 이를 공정한 부담과 수혜의 원칙이라고 표현할 수 있겠다.

국내 사정에 국한해서 보건대 이 원칙과 관련하여 특히 문제가 되는 집단은 경제적으로 형편이 어려운 계층이다. 서론의 가상 사례에서 등장한 영희를 생각해 보자. 영희는 경제적으로 여유가 있는 계층에 비하여 특별히 위험부담을 더 많이 지고 있음이 분명하다. 더욱이 영희는 임상시험으로 인해 개발되는 신약을 구매함으로써 의학의 수혜를 누리는 데 있어서 경제적 상위층에 비하여 어려움이 있을 것이다. 영희가 속한 집단은 대조 집단에 비하여 위험부담은 더 많이 지면서 수혜는 더 적게 누린다는 점에서 영희 사례의 임상시험은 공정한 부담과 수혜의 원칙을 적절히 지키지 못하고 있는 것으로 보인다.

일반적으로 말해서 자본주의 사회에서 임상시험이 제약회사의 자본으로 시행되고 거기에 피험자가 금전적 이익의 목적으로 참여하고 또한 시험의 결과물이 상품으로 거래가 되는 이상, 경제적 취약계층은 항상 공정한 부담과 수혜의 원칙에 따른 보호를 받지 못하게 된다. 그러나 이러한 어두운 현실로부터 자본주의 사회에서 공정성의 원칙은 이상에 불과하다는 나약한 비관이 도출되어서는 곤란하다. 오히려 우리 사회에 절실히 필요한 것은 공정성의 원칙을 제도적으로 뒷받침함으로써 자본의 논리를 억제하려는 노력이다. 미국의 경우 경제적 취약계층은 의료보험의 혜택조차 받지 못하기 때문에 임상시험에 참여하면서도 그 수혜를 받지 못할 가능성이 우리나라보다 훨씬 더 높다. 달리 말해서 의료보험의 보편적 보장과 같은 제도는 공정한 부담과 수혜의 원칙에 기여한다. 의료보험이 적용되는 의약품이나 시술 범위를 확대하는 제도도 마찬가지로 공정한 부담과 수혜의 원칙에 기여한다.

5) 연구윤리위원회의 역할

뉘른베르크 강령에는 없었으나 헬싱키 선언에서 특히 중요하게 강조된 윤리적 요소는 연구윤리위원회(Institutional Review Board, IRB)의 역할이다. 국내 의학계에서 통상 임상시험심사위원회로 불리는 IRB는 연구자가 연구를 진행하기 전에 작성하여 제출한 연구계획서를 심의하고 지도하며 승인하거나 거부하는 역할을 맡는다. 헬싱키 선언은 제 23항에서 위원회가 "연구가 수행되는 국가의 법률과 규정을 고려하여야" 할 뿐만 아니라 "본 선언에서 제시한 연구대상자를 위한 어떤 보호기준도 축소하거나 없앨 수 없다"고 명시하고 있다. 또한 "위원회는 수행 중인 연구를 감시할 권리를 가져야" 하고 "연구자는 위원회에 감시 정보, 특히 중대한 유해사례에 대한 정보를 제공해야" 한다.

연구윤리위원회 또는 임상시험심사위원회의 존재는 연구자 개인에게 윤리적 판단과 책임을 부과하는 것만으로 인간 대상 의학연구의 안전성을 보장하기 어렵다는 현실을 반영한다. 어느 개인도 윤리적 책임을 완벽히 질 수 없다. 인간을 대상으로 하는 연구와 같이 자칫 심각한 윤리적 문제를 초래할 수 있는 사안의 경우 단지 연구자 개인의 양심에 기대어 비윤리적 결과가 발생하지 않기를 기대할 수 없다. 적절한 제도적 절차가 보완되어야만 한다. 그러한 보완의 역할을 위원회가 맡는다.

인간을 대상으로 하는 연구를 심사하는 위원회는 제출된 연구계획서가 우선 상기에 명시된 윤리적 원칙들 그리고 거론된 국제적 윤리 지침들을 준수하고 있는지를 철저히 검토해야 한다. 나아가 윤리적 원칙의 단순한 적용이 어려운 까다로운 세부적 상황의 맥락을 고려하면서 제출된 연구의 방법이 충분히 윤리적

인지를 위원들 간의 토론을 통해서 심사해야 한다. 이렇게 보건대 연구윤리위원회는 그 책임과 역할이 막중하고 또 대단히 어려운 과제를 맡고 있는 셈이다.

안타깝게도 현실의 연구윤리위원회가 그러한 책임과 역할을 제대로 이행하고 있는 것으로 보이지 않는다. 무엇보다도 국내법에 따르면 위원회의 위원들이 연구를 독립적으로 심사할 수 있는 위치에 있지 않다. 생명윤리 및 안전에 관한 법률 제10장 2항에 따르면, 위원회의 위원은 연구를 진행하는 기관의 장, 즉 대개의 경우 병원장이 위촉한다. 또한 제1항에 따르면, 5명 이상의 위원 가운데 "사회적·윤리적 타당성을 평가할 수 있는 경험과 지식을 갖춘 사람 1명 이상과 그 기관에 종사하지 아니하는 사람 1명 이상이 포함"되도록 지시하고 있다. 쉽게 말해서 5명 이상의 위원회 위원 가운데 단지 1명만 의료계 종사자가 아니라 윤리적 전문성을 갖춘 사람이면 되고 또 단지 1명만 해당 기관 소속이 아닌 독립된, 즉 아무런 이해관계가 없는 신분이면 된다는 뜻이다. 물론 실제로 많은 상급 종합병원의 임상시험심사위원회에 의학계 종사자가 아닌 자는 단 1명만 포함되어 있다.

과연 이러한 느슨한 법안이 위원회로 하여금 윤리적 역할을 충실히 이행하도록 강제할 수 있을지 의구심을 자아낸다. 실제로 이에 대하여 몇몇 시민단체가 문제를 제기하고 임상시험위원회와 별도로 피험자에게 발생하는 부작용을 감시하는 독립 기구가 필요하다는 주장을 펴기도 했다.

6 논란을 일으키는 몇 가지 문제

뉘른베르크 강령, 헬싱키 선언, 벨몬트 보고서는 인간 대상 의학연구에 대한 중요한 윤리적 지침이다. 이 지침의 모든 항목들이 의학연구에서 철저하게 준수된다면 비윤리적인 인간 대상 실험은 실제로 많이 줄어들 것이다. 그러나 이러한 사실이 그러한 문서들에 담긴 윤리적 내용이 논란의 여지없이 완벽하다는 뜻은 결코 아니다. 만일 그랬다면 헬싱키 선언이 일곱 차례나 개정될 일도 없었을 것이다.

특히 논란이 되는 일련의 문제들이 있다. 그 가운데 우선 자발적 동의 원칙과 관련한 문제를 살펴보고자 한다. 앞서 확인한 바와 같이 자발적 동의는 인간 대상 의학연구에 관한 중요한 윤리적 원칙이다. 하지만 동의 능력이 제한된 인간 집단이 있다. 아동, 치매환자, 정신질환자, 심신미약 상태의 환자 등이 그러하다. 만일 자발적 동의가 양보불가능한 절대적 조건이라면 이들을 대상으로 한 의학연구는 결코 시행되어서는 안 된다. 그러나 그럴 경우 아동에게 발생하는 특유의 질병이나 치매에 대하여 의학의 진보를 기대하기가 대단히 어렵게 되고 말 것이다. 뉘른베르크 강령은 자발적 동의를 무조건적으로 필수적이라고 못박았다. 반면 헬싱키 선언은 피험자를 대신하여 충분한 정보를 제공받아 이익과 위험의 균형에 따라서 참여 여부를 결정할 법적 대리인에게 상당한 권한을 인정하고 있다.

이 문제에서도 치료적 성격과 비치료적 성격의 연구를 나누어 생각할 필요가 있다. 치료적 성격의 경우 동의능력이 없다는 이유만으로 임상시험에서 배제된다면 오히려 그것이야말로 비윤리적일 수도 있다. 예상되는 부작용과 치료 효과의 비교 계산에서 현저히 이익이 되는 상황에서 신약이나 새로운 치료법을 시험해 볼 기회를 단지 동의능력의 부재로 인하여 박탈당한다면 이는 정의의 원칙에도, 이익과 위험의 균형 원칙에도 부합하지 않다. 이럴 경우 법적 대리인의 동의는 충분히 피험자의 자발적 동의를 대신할 수 있어 보인다. 심지어 법적 대리인조차 부재하는 경우 연구윤리위원회의 승인만으로도 충분하다고 볼 여지가 있다.

반면에 비치료적 연구의 경우 법적 대리인의 대리 동의가 자발적 동의를 대신할 수 있는지는 훨씬 논란의 여지가 많다. 이 경우에 피험자 당사자에게 주어지는 이익이란 금전적 이익뿐이다. 이조차도 피험자가 자발적 경제 행위 능력이 없기가 십상이므로 결국 법적 대리인의 몫이 될 가능성이 높다. 따라서 법적 대리인이 피험자의 자발적 동의를 대신하는 것은 비윤리적일 소지가 커 보인다. 하지만 이때에도 문제는 단순하지 않다. 계획 중인 임상시험이 의학의 진보를 위해서 반드시 필요한데다가 피험자에게 단지 최소한의 위험만 있는 경우라면 윤리적 문제의 소지가 낮아 보인다. 물론 이때에도 최소한의 위험이 어느 수준인지에 대하여 논란의 여지가 있다. 혹자는 신경영상 촬영이나 혈액 채취, 조직검사 등에 따르는 위험도를 허용가능한 최소한의 위험이라고 볼 것이고, 다른 누군가는 그보다 조금 더 높은 위험도까지 허용 가능하다고 볼 것이다.

또한 충분한 정보 제공의 원칙과 관련하여 위약 사용의 문제가 제기된다. 통상 신약 임상시험은 시험군과 대조군을 나누어 시험군에게 신약을, 대조군에게 화학적 성분이 다르지만 색깔, 맛, 향, 형태 등이 신약과 똑같은 위약을 준다. 이는 시험군에서 확인된 약효가 이른바 위약 효과에 불과한 것은 아닌지를 검증하기 위한 조치이다. 즉, 신약과 똑같아 보이는 위약을 복용하고도 순전히 심리적 반응에 의해서 건강 개선의 징후가 미약하나마 나타나기도 하기 때문에 이러한 위약 효과와 진짜 약효를 구별하기 위한 조치가 필요하다. 하지만 이러한 조치가 성공적이기 위해서는 피험자들에게 자신이 받는 약이 신약인지 위약인지에 대한 정보를 제공하지 말아야 한다. 문제는 이것이 충분한 정보 제공의 원칙에 반하는 듯하다는 것이다. 이 경우에 문제의 소지를 줄이는 한 가지 손쉬운 방책은 모든 피험자들에게 위약을 받을 수도 있음을 사전에 고지하는 것이다. 그러나 연구의 특성상 이조차도 고지할 수 없는 경우가 있을 수 있어 여전히 논란의 여지가 남는다.

7 나가는 말

인간을 대상으로 하는 의학연구는 다른 어떤 연구보다 연구자에게 세심한 윤리적 의식을 요구한다. 인체실험의 역사적 과오를 배경으로 뉘른베르크 강령이 등장하고 이의 후속으로서 헬싱키 선언이나 벨몬트 보고서와 같은 탄탄한 윤리적 지침이 마련되었고 또 연구윤리위원회와 같은 제도적 장치도 정착되었다. 인격적 존중의 원칙, 충분한 정보에 근거한 자발적 동의의 원칙, 불구나 사망의 위험이 예상되는 연구 금지, 위험과 이익의 균형 원칙, 공정한 부담과 수혜의 원칙 등은 모든 인간 대상 의학연구에서 윤리적으로 고려해야 할 중요한 원칙들이다.

그럼에도 거론된 원칙들이 인간 대상 의학연구에 수반되는 윤리적 문제를 모두 해결해주는 완벽한 것은 결코 못 된다. 따라서 이상의 논의에서 언급하지 못했던 세세한 부분들과 관련하여 뉘른베르크 강령이나 헬싱키 선언의 각 항목을 주지해 둘 필요가 있다.

또한 이상의 논의에 충분히 담지 못했던 의료사회학적 관점도 참고할 필요가 있다. 의료사회학적 관점에서 이를테면 영희와 같이 경제적 곤경으로 인해 임상시험에 참가한 사람들이 과연 자발적으로 참여한 것인지를 문제로 삼을 수 있다. 또한 실험실이나 연구소의 연구보조원, 대학원생 등은 교수이자 의사인 연구책임자에게 권력적 의존관계를 맺고 있다. 이러한 사람들이 임상시험에 참여할 경우에 역시 그것이 자발적 참여인지를 문제로 삼을 수 있을 것이다. 덧붙여 막대한 자본을 소유한 다국적 제약회사의 재정적 지원을 받는 연구책임자가 성과의 압력에 굴복하여 윤리적 지침을 무시하기 쉽다는 현실의 문제도 숙고해 볼 가치가 있다.

토론 사항 / 토론 주제

- 사형수를 대상으로 한 실험은 정당화될 수 있는가? 사형수란 어차피 죽을죄를 지어 곧 죽게 될 사람이라고 가정하자. 그런 악인을 대상으로 실험해서 불치병에 시달리는 무고한 인명을 구해낼 수 있는 의학적 발전을 이룰 수 있다면, 이것을 해서는 안 될 이유란 무엇인가? 왜 여러 윤리학자들이 사형수 대상 실험을 반대하는 걸까?

- 인간 대상 실험의 윤리적 문제를 피해가기 위해서 동물 실험을 적극적으로 허용하고 확대하자는 주장은 정당화될 수 있는가? 인간과 다른 종을 희생양으로 삼아서 인간 종의 이익을 극대화한다는 발상은 윤리적으로 문제가 없는가? 동물 실험 지지자들 중 일부는 어차피 동물을 즐겨 먹으면서 동물 실험에만 반대하는 것은 부조리하다고 주장하기도 한다. 이러한 주장은 정당성이 있는가?

- 경제적 여력이 없는 사람들이 금전적 이익을 위해서 임상 시험에 참가한다면, 이들은 사실상 의학 발전을 원하는 우리 사회의 요구에 의해서 반자의적으로 희생되고 있는 것과 비슷해 보인다. 의학 발전을 위해서 힘없는 사람들이 사실상 반강제적으로 희생되어도 무방한가? 과연 이들이 이와 같은 처지에 내몰리도록 방관해도 되는가?

더 읽을거리 또는 참고할 자료

- 김상득 (2000), 『생명의료윤리학』, 철학과현실사, 제11장 「임상시험의 윤리」
  - 인간 대상 실험을 둘러싼 윤리적 문제에 관하여 학술적으로 심도 있게 다루고 있다.

- 비키 오렌스키 위튼스타인 지음, 안희정 옮김(2014), 『나쁜 과학자들. 생명윤리가 사라진 인체 실험의 역사』, 다른.
  - 18세기부터 현재까지 의학 연구와 인류 진보라는 미명 하에 이루어진 악명높은 실험 사례들을 적나라하게 고발한다. 본문에 등장하는 사례들 중 상당수는 이 저작에서 참고한 것임을 밝혀둔다.

- 도나 디켄슨 지음, 강명신 옮김 (2018), 『한 손에 잡히는 생명윤리. 난자매매부터 유전자 특허까지』, 동녘, 제7장 「희생양과 피험자: 연구윤리의 우화」
  - 저자는 의료윤리를 연구하는 영국의 철학자이다. 다분히 비판적인 시각에서 임상시험의 역사와 현재를 고찰한다.

- 국가생명윤리정책원 인터넷 홈페이지, https://www.nibp.kr
  - 뉘른베르크 강령, 헬싱키 선언, 벨몬트 보고서의 번역문 전문을 제공하고 있다. 인간 대상 실험 주제에 관심이 있다면, 이 문헌들부터 우선 살펴보는 것이 좋다. 홈페이지에서 자료실 ⋯▸ 관련 자료 ⋯▸ 가이드라인 순서로 들어가면 게시물 목록에서 관련 문헌들을 쉽게 검색할 수 있다.

- Wired, August 30, 2007, Brandon Keim, "Gene Therapy: Is Death an Acceptable Risk?", https://www.wired.com/2007/08/genetherapy-is-death-an-acceptable-risk
  - 본문에서 언급한 졸리 모어 사망 사건은 위튼스타인의 『나쁜 과학자들』에 짧게 소개되어 있을 뿐 국내에 거의 알려지지 않았다. 이에 관한 상세한 이야기는 새로운 과학기술을 주로 다루는 미국의 저명 월간지인 Wired에 실린 이 기사를 참조하라.

제 11 장

인간 강화의 윤리

설 민

학습목표

- 의료 기술을 치료 목적으로 사용하는 것과 강화 목적으로 사용하는 것 간의 차이를 이해한다.
- 인간 강화 기술이 정신적 능력과 신체적 능력에 일으키는 변화가 어떠한 윤리적 의미를 갖는지 숙고한다.
- 자녀에 대한 유전공학적 강화 기술에 대한 지지 논증과 반대 논증을 파악한다.

사례

- **주의집중력 향상을 위한 애더럴 복용**

  암페타민을 주성분으로 하는 애더럴(Adderall)은 주의집중력 향상에 도움을 주는 약물로 알려져 있다. 다큐멘터리 <테이크 유어 필즈(Take Your Pills)>(2008)에 따르면 미국의 고등학생과 대학생들의 상당수가 학업을 위해서 애더럴을 구해서 복용한다. 심지어 캘리포니아 팔로알토에서는 고등학생 절반이 애더럴을 복용한다고 한다.

- **신체적 능력을 강화하기 위한 합성 EPO 유전자 주사**

  에리스로포이에틴(EPO)은 산소를 실어 나르는 기능을 하는 적혈구 생성을 촉진하는 호르몬이다. 합성 EPO는 본래 투석 환자들을 위한 치료 목적으로 개발되었다. 하지만 원활한 산소 공급 능력이 중요한 장거리 육상선수들에게 합성 EPO 주사는 매혹적인 강화 수단이다. 국제올림픽위원회(IOC)는 운동선수들의 인위적인 EPO 사용을 금하고 있다. 그러나 EPO를 생성하는 유전자를 신체에 주입하는 신종 기술은 적발이 매우 어려울 것으로 추정되어 우려를 낳고 있다.

1 들어가는 말

때는 바야흐로 2052년. 유전자 편집 기술에 의한 수정과 출산이 일반화된 시대이다. 30대 중반의 중산층 남성 K는 얼마 전 결혼을 했고, 아이를 가지려고 준비하고 있다. K는 남들이 다 그렇게 하듯이 형편에 맞는 수준의 금액을 투자하여 자녀의 유전적 특성을 지적, 정서적, 신체적으로 향상시키려고 한다. 자녀에 대한 유전공학적 강화는 선택이 아니라 필수이고 부모의 의무이다. 적어도 K는 그렇게 믿고 있다. 암이나 에이즈, 심장병과 같은 치명적인 질환과 관련된 유전자를 제거하는 것은 정부로부터 보조금을 지원받을 수 있다. 하지만 치료가 아니라 강화의 범주로 들어가는 시술은 전액 개인이 지불해야 한다. 사회적으로 더 우월하다고 평가되는 유전자일수록 값비싼 것은 물론이다. 그래도 자녀를 진정으로 사랑한다면 아낌없는 투자를 해야 한다. 그렇지 않으면 나의 아이는 유전공학적 강화의 혜택을 받는 다른 아이들과의 경쟁에서 도태될 수밖에 없을 것이다. 이러한 믿음에서 K는 자신의 1년 치 연봉에 맘먹는 금액을 이번 기회에 지불할 의사를 갖고 있다. 문제는 아내가 완고한 자연주의자라는 것이다. 아내는 질환을 야기하리라 예상되는 유전자를 제거하고 정상적인 유전자로 대체하는 유전자 편집 기술의 사용에 대해서조차 거부감을 가지고 있다. 아내는 자연적으로 주어진 인간의 조건을 인위적으로 조작하는 것이 자연의 섭리를 파괴하는 일이라고 믿는다. 하지만 K는 그러한 믿음을 비합리적인 미신으로 치부하고 있다. 그는 아내를 설득하여 기필코 우수한 유전자로 채워진 자녀를 갖고야 말겠다고 다짐한다.

이상의 이야기는 물론 가상이다. 그러나 현실성이 전연 없는 미래의 이야기는 결코 아니다. 2018년 11월 중국의 허젠쿠이 교수는 유전자 편집 기술을 적용하여 에이즈 예방능력을 갖춘 아기가 태어나게 했다고 발표했다. 에이즈를 야기하는 바이러스, 즉 HIV가 면역세포에 침투하는 것을 막기 위해서 CCR5라는 유전자에 변이를 가했다고 한다. 허젠쿠이는 전 세계의 생명과학 연구자들로부터 많은 비난을 받았다. 무엇보다도 아직 그러한 기술의 안전성이 담보되어있지 않다는 것이 주된 이유였다. 그러나 시간이 흘러 기술이 정교하게 발전하고 안전성이 보장된다면 어떠할까? 질병 예방 목적이 시작이었지만 유전자 편집 기술은 평균보다도 더 우월한 유전자를 가지게 하려는 목적, 이른바 강화의 목적으로도 활용될 수 있다.

강화의 기술에는 K의 사례와 같은 미래의 기술만 포함되는 것이 아니다. 어떤 기술은 현재 이미 치료 목적으로 한정되지 않고 강화 목적으로도 사용되고 있다. 강화에 대한 논의가 단지 미래를 대비한 논의는 아니라는 뜻이다. 이하에서는 우선, 치료와 강화를 어떻게 구분할 수 있는지, 강화 기술에는 어떠한 것들이 있는지, 강화 기술로 인간의 어떤 능력들을 향상할 수 있는지를 살펴보겠다. 이는 인간 강화가 인간에게 바람직한 변화인지, 아니면 그렇지 않은지에 관한 윤리적 논의의 기초가 될 것이다.

2 치료와 강화의 경계선

성형수술이나 보톡스 시술을 위해서 의학적 기술을 사용하는 경우를 생각해보자. 이러한 경우에 의료진이 병원에서 해당 기술을 사용하지만 치료 목적이 아니다. 단지 미용 목적으로 의학적 기술이 사용된다. 여기서 의료진의 역할은 환자의 치료가 아니라 고객의 의도를 안전하게 충족시켜주는 것이다. 강화도 비슷한 점이 있다. 강화를 위한 기술의 사용도 의료진에 의하여 이루어지지만 치료 목적이 아니다. 의료진의 역할은 그와 같은 기술 사용 과정에서 부작용이나 건강 훼손이 발생하지 않도록 조처하는 데 있다.

그렇지만 인간 강화(human enhancement)는 성형수술에 비할 수 없을 정도로 중대한 변화를 일으키리라 예상된다. 인간 강화 기술은 크게 세 가지 측면에서 인간의 능력이나 조건을 변화시킬 수 있다. 첫째로 기억력, 주의집중력, 계산능력, 추론능력, 공간지각능력 등 지적인 능력, 둘째로 공감, 쾌활함, 우울, 폭력성, 불안 등 기분이나 감정과 관련된 정서적 측면, 셋째로 키, 근육, 체력, 심장기능, 폐기능 등 신체적 조건에 변화를 줄 수 있다. 사실상 인간이 중요하다고 간주하는 거의 모든 능력과 기능을 개선할 수 있다.

주요한 인간 강화 기술에는 약물, 유전적 변형 주사, 유전자 편집 기술 등이 있다. 약물은 신경전달물질이나 호르몬에 변화를 일으킴으로써 인간의 능력이나 조건을 변화시킨다. 사례에서 소개된 애더럴은 대표적인 예이다. 유전적 변형 주사는 신체 특정 부위의 체세포에 유전적 변화를 야기함으로써 주로 신체적 능력을 개선한다. 사례에서 소개된 합성 EPO 주사는 그 한 예이다. 궁극의 강화 기술이라고 불릴 만한 것은 유전자 편집 기술이다. 이 기술은 서론에서 언급했던 가상 사례와 같이 생식세포에 유전적 변화를 야기함으로써 자녀 세대의 유전적 형질을 개선한다. 그밖에도 자녀의 유전적 질병을 예방하기 위한 목적으로 현재 사용 중에 있는 착상 전 유전 진단(PGD)도 강화 목적으로 사용될 수 있다. 유전자 편집 기술을 제외하면 위의 기술들은 모두 치료나 질병 예방 목적으로써 이미 상용되고 있다.

동일한 기술이 치료 목적으로 사용될 때에는 문제가 없지만 강화 목적으로 사용될 때 흔히 윤리적 사회적 논란을 일으킨다. 인간 강화에 반대하는 많은 사람들도 동일한 기술을 치료 목적으로 사용하는 데 찬성한다. 그런데 이와 같이 치료 목적은 지지하면서 강화 목적에만 반대하는 입장은 치료와 강화를 구분할 수 있다는 가정을 필요로 한다. 이에 대하여 일부 강화 지지론자들은 그러한 가정이 잘못되었다고 주장함으로써 치료는 지지하되 강화에만 반대하는 입장을 논박하려고 한다.

그들은 치료와 강화의 구분이 많은 경우 자의적이라고 지적한다. 탈모는 질환인가, 아닌가? 어떤 사람이 20대 중반의 나이에 심각한 탈모로 대머리가 되었다고 하자. 그는 분명히 심각한 정신적 스트레스를 겪을 것이다. 탈모 자체는 건강과 무관해 보이는 것이 사실이다. 하지만 탈모로 인한 대머리 등 외모의 변화는 문화적으로 정신 건강의 훼손을 불러일으킬 수 있다. 그런 점에서 탈모를 질환이라고 주장하여도 이상하지 않아 보인다.

마찬가지로 흔히 강화라고 분류되는 사례들이 실은 치료와 다를 바가 없다는 식의 주장이 제기될 수 있다. 가령 키가 유난히 작은 초등학생이 있는데 정밀 진단을 받아보니 그 아이의 성장호르몬에 별 이상이 없다. 순수하게 생리적 조건으로 따져볼 때 그 아이는 키가 평균보다 많이 작을 뿐 지극히 정상이다. 따라서 그 아이의 키를 높이기 위해서 성장호르몬 주사를 놓는 것은 치료 목적이라고 말할 수 없다. 그렇지만 그 아이가 작은 키로 인하여 또래 아이들과 어울리는 데 어려움을 겪는다고 하자. 이로 인해 극심한 정신적 스트레스를 받는다. 이 아이에게 성장호르몬 주사를 놓는 것은 정신 건강을 개선한다는 점에서 치료에 가깝지 않은가? 이 아이에게 성장호르몬 주사를 놓는 것을 치료 목적이 아니라는 이유로 허용하지 않는 것이 과연 윤리적으로 옳은 결정인가?

성장호르몬 결핍으로 인하여 키가 유난히 작을 수도 있고, 환경이나 생활습관 등 다른 어떤 원인으로 그럴 수도 있다. 하지만 원인이 무엇이든지 간에 키가 유난히 작은 사람은 정신적 스트레스를 똑같은 수준으로 받는다. 그리고 정신적 건강 훼손의 정도가 똑같다면, 어느 한쪽만을 치료 목적으로 간주하여 의료 기술의 사용을 허가하고 다른 한쪽은 금지하는 것은 일관적이지 못할 뿐만 아니라 윤리적이지도 않아 보인다. 이러한 배경에서 강화 지지론자들은 치료와 강화의 경계선을 그어서 치료만을 허용하고 강화를 금지해야 한다고 주장하는 입장이 설득력이 없다고 논박한다.

분명히 치료와 강화의 경계선을 뚜렷하게 긋기가 어려운 경우들이 있다. 질병과 장애의 기준에 대하여 문화적 영향이 있을 수 있다. 혹자는 통계에 의해서 정상 집단과 비정상 집단을 구분하여 후자를 치료 대상으로 간주하면 된다고 응수할지도 모른다. 하지만 그러한 시도는 어느 정도만큼 평균치로부터 멀리 떨어져있을 때 비정상 집단으로 분류하는 것이 정당한가라는 문제에 대하여 뚜렷한 답을 제시하지 못한다. 어느 범위를 치료 대상으로 간주하든 어느 정도 자의적일 수밖에 없다.

그럼에도 불구하고, 치료와 강화의 경계를 모호하게 만드는 사례들이 있다는 사실이 치료와 강화 간의 구분이 일반적으로 불가능하다는 것을 의미할 수 없음에 유의해야 한다. 대머리의 기준은 모호하다. 모발의 수가 몇 이하이면 대머리라는 식의 기준은 성립할 수 없다. 그래서 대머리인 사람과 대머리가 아닌 사람을 구분하기가 모호한 사례가 실제로 있을 수 있다. 그러나 그러한 사실이 대머리와 대머리가 아닌 사람 간의 구분이 일반적으로 불가능하다는 것은 전혀 아니다. 대부분의 사람에 대하여 양자의 구분이 가능하다. 마찬가지로 치료와 강화의 경계가 모호하고 또 실제로 구분하기 어려운 사례들이 실제로 있을 수 있다. 하지만 그러한 사실로부터 치료와 강화의 구분이 불가능하다는 결론을 도출하는 것은 곤란하다. 그 사실은 단지 키가 유난히 작은 초등학생과 같이 분류하기 까다로운 사례에 대하여 윤리적으로 세심한 고찰이 필요함을 알려줄 따름이다.

따라서 치료와 강화 간의 구분이 잘못되었으니 이러한 잘못된 가정에 기초하여 치료만 허용하고 강화는 금지하는 입장이 틀렸다는 식으로 단순하게 말할 수 없다. 인간 강화 기술의 사용이 바람직한가, 그렇지 않은가의 논쟁은 강화 기술이 인간의 삶을 더욱 좋게 만들어주는가, 그렇지 않은가에 관한 논쟁을 통해 결정되어야 한다.

강화 기술이 인간 삶에 야기하는 효과는 지적, 정서적, 신체적 측면으로 나누어 살펴볼 수도 있고, 그 효과가 자기 자신에게 발생하는가, 자녀에게 발생하는가를 중심으로 고찰할 수도 있다. 이 두 가지 분석 관점을 함께 고려하여, 이하에서는 인지 능력을 강화하는 데 관여하는 약물(3절), 부정적인 정서를 개선하는 약물(4절), 주로 운동선수들과 관련된 신체적 강화 기술(5절), 끝으로 자녀에 대한 유전공학적 강화 기술(6절)에 관한 윤리적 논쟁을 순서대로 검토하겠다.

3 인지 능력을 강화하는 약물

리탈린(Ritalin)은 본래 주의력결핍과다활동장애(ADHD)를 겪는 아이들을 위한 치료제로 개발되었다. 하지만 다른 일반적인 학생들이 복용하여도 집중력 향상이라는 효과를 똑같이 얻을 수 있다. 그밖에도 알츠하이머병이나 기억 장애를 겪는 환자를 치료하기 위해 개발된 몇몇 약물도 기억력을 향상시키는 효과를 가지고 있는데, 이 효과는 기억력에 별다른 문제가 없는 보통 사람들에게도 똑같이 나타난다. 이런 모든 약물들은 치료 목적이 아닌 강화 목적으로 사용되어도 개인이 원하는 상태를 달성시켜준다. 그 점에서 강화 목적의 약물 사용도 좋으면 좋지, 나쁠 것은 없어 보인다. 그런데 왜 강화 목적의 약물 사용은 치료와 달리 논란을 야기하는가?

일반적으로 욕구 충족은 좋은 일이다. 단, 그것이 다른 사람들에게 피해를 야기하지 않는다는 조건에서 그렇다. 일부 반대론자들은 약물 복용이 약물을 복용하지 않는 다른 사람들에게 간접적으로 피해를 주는 셈이기 때문에 도덕적으로 허용되어서는 안 된다고 주장한다. 고등학교 3학년생인 철수는 리탈린이나 애더럴 같은 인지 능력 강화 약물을 복용하면서 이번 대학수학능력시험을 준비하고 있다. 운 좋게도 ADHD를 겪는 사촌 동생이 먹지 않고 남긴 약물을 다량 구할 수 있었기 때문이다. 반면에 역시 고3인 영희는 장시간 고난이도의 학습지를 풀면서 집중력이 흐트러질 때가 한 두 번이 아니었지만 그래도 강화 약물을 복용할 생각조차 하지 못했다. 결과적으로 학년 초에 영희보다 성적이 낮았던 철수가 수능시험에서 영희를 앞지를 수 있었다. 영희는 철수보다 본래 성적이 더 높았고 또 더 많은 시간과 노력을 학업에 투자했었다. 하지만 약물 복용 여부의 차이로 인하여 결과적으로 철수는 명문 대학의 원하던 학과에 합격했고 반면 같은 학교 같은 과에 지원했던 영희는 떨어졌다. 철수의 약물 복용은 간접적으로 영희에게 피해를 준 것 아닌가?

철수의 인지력 강화 약물 복용은 경쟁상의 불공정성을 야기한 것으로 보인다. 약물이 아니었다면 오히려 영희가 합격하고 철수가 떨어졌을 것임이 분명하기 때문이다. 이러한 불공정성 문제 제기에 대하여 강화 지지론자들은 모든 경쟁자들에게 똑같이 약물을 복용할 자유를 허가한다면 불공정성의 문제는 제거될 것이라고 주장한다. 물론 이와 같은 자유가 허가되려면 무엇보다도 우선 인지력 강화 약물에 어떠한 심각한 부작용도 없다고 전제되어야 할 것이다. 이러한 전제에는 적어도 현재 처방되는 약물을 기준으로 고려하건대 논란의 여지가 있다. 하지만 미래에 기술이 발전하여 거의 부작용과 위험성의 우려가 없는 약물이 개발될지도 모른다. 인지력 강화 약물에 심각한 부작용이 없다면, 원하는 모든 사람들이 그것을 구매할 자유가 허용되어야 한다는 지지론자의 주장이 설득력을 얻을 수 있을 것이다. 또 그 경우 영희도 자유롭게 약물을 구매할 수 있을 것이므로 불공정성의 문제도 제거될 듯이 보인다.

하지만 우선 반대론자들은 약물이 아무리 안전하다고 하더라도 그것은 복용 기준이 준수되었을 때에만 안전할 뿐임을 지적할 것이다. 대입 시험에서는 극도의 경쟁이 이루어지는데 수험생들의 약물 복용 자유가 허락된다면 가령 하루에 한 알과 같은 복용 기준이 지켜질 리 만무하다. 과다 경쟁은 결국 위험한 수준으로 약물을 과다 복용하게 되는 결과를 초래할 수 있다.

안전성에 관한 이러한 경고를 차치하더라도 또 다른, 더욱 중대한 문제가 남아있다. 인지력 강화 약물은 비용이 저렴하지 않다. 개인의 경제력에는 현격한 차이가 있기 때문에 실제로 누구에게나 약물 구매의 자유가 있다고 말하기는 어렵다. 더욱이 인지력 강화 목적의 약물 처방은 건강과 무관하므로 의료보험의 혜택이 적용될 가능성은 극히 낮다. 따라서 일상적으로 매일 약물을 복용하려면 상당한 비용이 필요할 것이다. 영희가 어려운 집안 형편에서 태어났다면 인지력 강화 약물을 사용할 자유가 사실상 없다. 결국 경제적 조건의 유리함이 경쟁우위를 보장하게 될 것이다. 이는 정의롭지 못한 일로 보인다.

달리 말해서 안전성에 관한 문제가 해결되어 정부가 인지력 강화 약물의 구매를 누구에게나 허용한다고 할지라도, 경쟁상의 불공정성 문제는 여전히 남는다. 오히려 그 문제는 더욱 심각해질 것이다. 이제 빈부 격차에 따라서 사회적 경쟁상의 유불리가 결정될 것이기 때문이다. 경쟁에서 승리한 자들은 일반적으로 더 많은 봉급 등 더 많은 경제적 이익을 보장받는 반면, 경쟁에서 도태된 자들은 경제적으로 열악한처지에 내몰리기 쉽다. 경제적 조건이 불리하면 인지력 강화 약물을 구매하기가 어렵게 되므로 경쟁에서 실패하며 그 결과로 다시 경제적 보상을 받는 데 더욱 불리한 처지가 된다. 요약하건대, 악순환의 고리가 만들어진다.

반대론자들의 이러한 지적에 대하여 강화 지지론자들은 우선 그와 같은 불공정성의 문제는 자본주의 시장의 본질적 난점이지 강화 기술의 문제가 아니라고 답할 것이다. 덧붙여 그들은 현행의 경쟁체제 역시 불공정성의 문제를 안고 있다고 지적할 것이다. 고액의 과외와 입시컨설팅을 받는 것이 명문 대학에 입학하는 데 유리하다. 과외나 컨설팅을 위한 비용을 지불할 수 없는 경제적 형편의 학생들은 입시경쟁에서 불리하다. 하지만 이것은 이미 우리 사회에서 용인되고 있는 현실이자 불가피해 보이는 현실이기도 하다. 인지력 강화 약물도 말하자면 과외나 컨설팅과 다르지 않다.

다시 반대론자들은 이러한 논증이 잘못된 전제를 밟고 있다고 논박할 것이다. 부잣집 자제들만 이용할 수 있는 고액의 과외나 입시컨설팅이 아무리 기정사실인양 받아들여진다고 하더라도 그것 역시 잘못되고 부정의한 것이다. 경제적 상층 집단만이 누릴 수 있는 과외나 입시컨설팅이 현실적으로 용인되고 있으므로 인지력 강화 약물 또한 그렇다고 해서 문제될 것이 없다고 강화 지지론자들은 주장한다. 이에 대하여, 반대론자들은 과외나 입시컨설팅이 현재의 사회에서 정의롭지 못하고 문제적이어서 규제나 금지가 필요한 것과 꼭 마찬가지로, 인지력 강화 약물도 정의롭지 못하여 자유로이 허용되어서는 안 된다고 반박한다.

이런 반박 논증에 대하여, 강화 지지론자들은 설사 인지력 강화 약물의 허용이 정의롭지 못한 결과를 낳을 수 있다고 할지라도 남들에게 직접 피해를 야기하지 않는 한에서 개인의 자유를 폭넓게 허용하는 것이 바람직하다는 자유주의적 견해를 피력할 것이다. 개인은 스스로의 행복을 위해서 원하는 것을 선택할 자유가 있어야 한다. 그러한 자유가 최대한 폭넓게 보장되는 사회가 바람직한 사회이다. 개인의 자유가 윤리적 가치의 전부는 아니지만 대단히 중요한 가치임은 분명하다. 그런 한에서 인지력 강화 약물을 둘러싼 모든 논란에도 불구하고 지지론자의 견해는 어느 정도의 설득력을 가지는 듯하다.

4 정서를 강화하는 약물

프로작(Prozac)이라는 약물은 본래 우울증 환자를 위해 개발되었다. 흥미롭게도, 프로작을 통해 우울증에서 벗어난 사람들 일부는 이후에도 계속해서 프로작을 처방해달라고 의사에게 요구한다고 한다. 그들은 약물 복용이 자신의 성격을 긍정적인 방향으로 변화시켜주었고 계속해서 약물을 복용함으로써 자신의 개선된 성격을 유지하고 싶은 것이다. 우울증에서 벗어난 사람들이 계속해서 항우울증을 복용해도 문제가 없는가?

또한 보통 사람들도 일상적으로 여러 가지 이유에서 우울한 기분에 빠지곤 한다. 그들은 그런 기분에서 벗어나기 위해서 커피에 달달한 케이크를 곁들여

먹거나 술을 마시기도 한다. 하지만 약국에서 별다른 의사의 처방 없이도 간단하게 기분을 상쾌하고 밝게 변화시켜주는 약물을 구매할 수 있다면 어떨까? 울적한 날에 가볍게 항우울제 한 알을 복용하여 기분 좋게 하루를 보낸다는 생각에 어떤 문제라도 있는가? 그렇게 해서는 안 될 어떤 이유라도 있는가?

심지어 사람은 때때로 감상적인 기분에 빠져들고 싶기도 한다. 비오는 날에 옛 연인과의 이별을 떠올리며 센티멘털한 감정을 즐기고 싶다. 그럴 때 만일 약물을 복용함으로써 그런 감정을 누릴 수 있다면 그렇게 해도 좋은가? 요컨대 우리의 정서를 원하는 대로 만들어주는 그런 약물을 질환과 무관하게 내키는 대로 복용해도 되는가?

약물에 대해서는 항상 부작용의 문제가 따라온다. 하지만 정서를 호전시키는 약물의 복용은 사회적 경쟁과 거의 무관하다. 따라서 과다 복용의 위험이 거의 없어 보인다. 안전성 시험을 잘 거쳐 완성된 약물은 복약 기준만 잘 준수한다면 별다른 건강상의 위험을 야기하지 않을 듯하다. 오히려 술을 마심으로써 우울한 기분에 대처하는 방식이 상당한 후유증을 낳기도 하고 더 위험할 수 있으며 심지어 사회적으로 문제를 유발하기도 한다.

강화 목적으로 정서를 변화시키는 약물을 복용하는 데 반대하는 사람들은 약물이라는 간편한 수단으로 자신의 정신적 상태를 변화시키는 것이 인간적 삶의 의미를 훼손한다고 주장할 수 있다. 인간적 삶의 의미는 인간 각 개인으로 하여금 자신의 삶을 계속해서 유지하도록 이끄는 근원적 동력의 역할을 한다. 삶이 고통스럽고 불행하여도 의미가 있다면 살아갈 수 있다. 반면에 삶이 아무리 쾌락과 같은 긍정적 정서로 가득하다고 하여도 의미가 없다면 살아갈 수 없다. 그들은 간편한 약물 복용으로 자신의 삶을 개선하려는 시도는 그러한 삶의 의미를 침식시킨다고 본다.

인간적 삶의 의미가 어떠한 조건들로 구성되는가를 완전히 나열하는 이론적 작업은 굉장히 어려운 일임이 분명하다. 하지만 반대론자들은 적어도 자신의 굳

건한 의지로 삶을 스스로 만들어나가는 자세가 삶의 의미를 구성하는 주요한 한 가지 요건이라고 주장한다. 정서 강화 약물을 일상적으로 복용하는 습관은 자신의 삶을 일정한 방향으로 이끌어나가는 의지를 스스로 포기하고 자신의 삶의 형성을 약물이라는 외적인 수단에 내맡기는 것과 같다. 이는 인간적 삶의 의미를 서서히 잠식하고 말 것이다. 자신의 삶을 부단한 훈련과 수양을 통해서 자신의 의지력으로 개척해나가는 데 삶의 의미가 있기 때문이다.

이상의 논증은 정서 강화뿐만 아니라 앞 절에서 다룬 인지력 강화에 대해서도 어느 정도 적용될 수 있다. 자신의 노력과 의지로 공들여 학업을 쌓는 것은 자신의 삶을 스스로 형성함으로써 삶의 의미를 굳건하게 지탱시키는 것과 같다. 반면에 인지력을 강화하는 약물에 의존해서 손쉽게 시험에서 높은 점수를 받는 것은 자신의 인생을 스스로의 힘으로 만들어나가기를 포기하는 것과 같다.

자신의 노력과 수양 대신에 약물을 사용하여 정서를 강화하는 것이 삶의 의미를 훼손한다는 주장은 과연 얼마나 설득력이 있는가? 술을 마심으로써 우울한 기분을 날려버리려는 시도도 마찬가지로 자신의 의지 대신에 술에 의존하는 것 아닌가? 강화 반대론자들은 술에 의존하여 기분을 전환하려는 것도 도덕적으로 옳지 못하다고 단죄해야 하는 처지에 있지 않은가? 나아가 기술적 도구에 의존하여 수월하고 편리하게 목적을 달성하려는 다른 모든 경우와 약물의 사용이 어떻게 명확하게 구분될 수 있는지도 분명하지 않다. 약물의 사용이 자신의 노력과 수양 대신에 외적인 수단으로 간편하게 목적을 달성할 수 있도록 해주기 때문에 문제적이라면, 다른 모든 기술적 도구의 사용에 대해서도 반대해야 하는 것 아닌가? 가령 손으로 직접 한 글자 한 글자 공들여 편지를 작성하여 우편으로 부치는 대신에 시간과 노력을 덜어주는 이메일을 사용하는 것도 삶의 의미를 훼손하는가? 먼 거리의 목적지에 도착하기 위해 스스로 한 걸음씩 두 발로 걸어가는 대신에 전철이나 자가용에 의존하는 것은 또 어떠한가? 이러한 기술의 사용에 반대하는 것은 다분히 어리석어 보인다. 따라서 이러한 종류의 기술 사용과 강화 목적의 약물 사용을 구별할 수 있는 명확한 기준을 제시하지 못하는 이상, 강화를 반대하는 앞선 논증은 설득력을 잃게 된다.

5 운동선수들의 신체적 조건 강화

신체적 조건의 강화를 둘러싼 논쟁은 주로 프로 운동선수들과 관련된다. 운동선수는 다른 선수들보다 더 우수한 성과를 내기를 원한다. 다른 어느 분야보다도 운동선수들은 치열한 경쟁의 압력을 받는다. 이러한 경쟁에서 조금이라도 유리하기 위해서 도핑, 즉 신체적 조건의 강화를 위한 약물 복용의 유혹을 받는다. 아나볼릭 스테로이드는 남성 호르몬을 촉진함으로써 근육 형성을 돕는다. 성장 호르몬도 대사를 촉진하여 근육이 더 빨리 자라도록 해주기 때문에 흔히 스테로이드의 대체제로 사용된다. 에리스로포이에틴(EPO)은 적혈구 생성을 촉진함으로써 더 많은 산소를 흡수할 수 있도록 해준다. 지구력이 중요한 마라톤 경기의 선수들은 합성 EPO를 복용하면 경쟁에서 더 유리할 수 있다. 국제올림픽위원회나 세계반도핑기구는 무려 200종 이상의 약물을 금지 약물로 지정하고 있다.

이러한 약물 외에도 최근에는 유전자를 변형함으로써 근력을 강화시키는 주사가 운동선수들의 관심을 끌고 있다. 근육 강화 유전자 주사는 본래 질환이나 노환으로 근육이 감퇴한 사람들을 대상으로 한 치료 목적으로 개발되었다. 하지만 누구보다도 건장한 운동선수들이 이러한 유전자 요법에 관심을 보이고 있다고 한다. 약물과 달리 유전자 변형을 이용한 강화는 소변 검사나 혈액 검사로도 식별할 수 없다. 만일 '유전자 도핑 시대'가 열린다면, 도핑을 적발하는 기술 개발이 중대한 과제가 될 것이다.

신체적 능력을 강화하는 약물이나 유전자 변형 주사는 국제 스포츠 기구에서 일반적으로 금지되고 있다. 무엇보다도 이유는 약물이 운동선수의 수명을 단축시키는 등 부작용과 해악이 심각하기 때문이다. 또한 일부만이 암암리에 강화 기술을 사용한다면 불공정성의 문제도 생긴다. 그러나 미래의 진보한 기술에 의해서 아무런 부작용도 없는 약물이나 유전자 변형 주사가 개발된다면, 운동선수들에게 그러한 신체적 능력 강화 기술을 허용해도 무방한가? 모두에게 함께 강화 기술이 허용된다면 불공정성 문제도 제기되기 어려울 것이다. 부작용 위험과 불공정성 문제를 논외로 하고, 운동선수들이 신체적 강화 기술을 사용해도 좋은지에 대한 물음을 던진다면 어떤 답변을 할 수 있을까?

혹자는 강화 기술이 운동선수들에게 폭넓게 허용된다면, 그들의 뛰어난 실력을 감상하면서도 그들에게 경탄의 박수를 보내기 어려울 것이라고 말한다. 운동선수들의 성과에서 강화 기술이 차지하는 몫이 커지면 커질수록, 그들이 아니라 현대 기술과 의과학자들에게 경탄과 찬미를 표해야 할 이유가 커진다. 경탄의 대상이 이렇게 바뀐다면 스포츠에서 받는 감동이나 특별한 재미도 사라지거나 변하게 될 것이다. 강화 반대론자들은 이러한 변화를 스포츠의 본질이 훼손되는 것이라고 표현할 것이다.

만일 “더 높이, 더 멀리, 더 빨리”라는 올림픽의 슬로건이 스포츠의 본질을 대변한다면, 부작용과 공정성 시비가 없는 강화 기술은 도입되지 말아야할 아무런 이유가 없을 것이다. 모든 운동선수들이 근육 강화 유전자 변형 주사를 맞은 채로 운동경기에 임한다고 상상해 보자. 그들은 “더 높이, 더 멀리, 더 빨리”라는 요구를 강화 기술이 금지될 때보다 훨씬 더 잘 충족할 것이다. 신기록은 무수히 쏟아질 것이다. 강화 기술의 발전에 비례하여 쏟아질 것이다. 관중들도 더 흥미진진하게 스포츠를 관람할 수 있을 것이다. 그렇다면 무엇이 문제인가?

강화 반대론자들은 저 슬로건에서 표현되는 성과의 우위가 스포츠의 전부가 아니라고 지적할 것이다. 강화 기술이 전반적으로 허용되면, 스포츠가 더욱 화려한 볼거리가 될 것은 분명하다. 그러나 엔터테인먼트 쇼의 성격이 짙은 프로레슬링과 스포츠로서의 레슬링은 다르다. 또한 2미터의 점프를 동반한 덩크슛도 쉽게 이루어지는 트램펄린 농구와 진짜 농구는 다르다. 스포츠는 서커스가 아니다. 스포츠에도 신기록을 동반하는 화려한 볼거리라는 요소가 포함되지만 그것이 스포츠의 본질은 아니다. 스포츠를 관람하면서 감탄하고 감동 받는 이유는, 또 탁월한 성과를 보여주는 운동선수에게 존중과 존경의 박수갈채를 보내는 이유는, 화려하고 진기한 구경거리를 즐겼기 때문이 아니다. 만일 그랬다면 이미 레슬링의 자리를 프로레슬링이 차지했을 것이다.

스포츠란 무엇이기에 거기에서 감동을 받고 경탄을 할 수도 있는 건가? 어떤 이들은 스포츠란 운동선수들의 피땀 어린 노력과 자기관리가 진가를 발휘하는 현장이기 때문이라고 답한다. 일부 강화 반대론자들은 스포츠의 본질에 대한 이러한 견해에 의존한다. 만일 스포츠에서 노력이 결정적인 요소라면 강화 기술의 도입은 스포츠의 본질을 훼손할 것이다. 강화 기술을 도입하면 할수록 누가 많이 노력했는가보다 누가 성능이 좋은 강화 기술을 사용했는가가 스포츠에서 관건이 될 것이기 때문이다.

그러나 정말로 스포츠의 본질이 피땀과 노력에 있는가? 만일 스포츠에서 노력이 결정적인 것이라면 가장 많은 노력을 한 사람에게 상을 주어야 마땅할 것이다. 그러나 현실은 전혀 그렇지 않다. 오히려 스포츠의 세계야말로 냉혹하다. 아무리 많은 노력을 한 선수라고 할지라도 그가 탁월한 성과를 내는 데 실패한다면 그의 이름은 아무도 알지 못한다. 반면에 남다른 노력을 하지 않더라도 탁월한 성과를 내는 선수의 이름은 모두에게 기억된다. 관중들은 이전에 노력을 얼마나 기울였는가와 무관하게 지금 여기에서 저 선수가 얼마나 훌륭하게 경기를 수행해내는가에 따라서 그에게 찬사와 경탄을 보낸다. 이와 같이 스포츠에 특유한 찬사와 경탄이 운동선수들의 피나는 노력에 기인한다는 견해는 생각보다 그리 탄탄하지 못하다. 하지만 그러한 견해가 무너지면, 바로 그 노력의 중요성에 의존하여 강화 기술에 반대했던 입장도 함께 무너지게 된다.

그렇지만 모든 강화 반대론자들이 '노력' 견해에 의존하는 것은 아니다. 스포츠에서 중요한 탁월한 성과는 적어도 부분적으로 노력이 아니라 오히려 자연적으로 주어진 재능을 훌륭하게 발휘함으로써 얻어진다. 탁월한 성과를 보여주는 운동선수의 경기를 관람하면서 감동을 받고 경탄을 보낼 수 있는 이유는 그가 한 인간에게 선사된 빛나는 재능을 눈부시게 발산하고 있음을 목격하기 때문이라는 것이다. 타고난 재능이란 인간의 선택권과 재량을 초월하여 마치 선물처럼 부여받는 것이다. 스포츠 특유의 경탄과 감동은 이러한 초인간적인 것의 재림에 의거한다. 그런데 강화 기술이 스포츠에 전반적으로 허용된다면 운동선수들의 탁월한 성과가 타고난 재능의 발휘인지 강화 기술의 성능인지를 분간할 수 없게 된다. 이런 맥락에서 어떤 강화 반대론자는 강화 기술이 스포츠에서 결정적인 자연적 재능의 의미를 훼손한다고 지적한다.

이에 대하여 강화 지지론자들은 '노력' 견해 대신 제시된 '자연적 재능' 견해가 지나치게 종교적이어서 합리적 논쟁의 대상이 되지 못한다고 지적할 수 있다. 그들은 스포츠에서 중요한 것은 노력이 아니라 뛰어난 퍼포먼스라는 점에 동의할 것이다. 하지만 뛰어난 퍼포먼스만이 중요할 따름이라면 그것이 자연적 재능의 결과인지, 강화 기술의 결과인지는 상관이 없다. 만일 그렇다면, 강화 기술에 의존하여 관중들에게 뛰어난 실력을 선보인다고 하더라도 스포츠의 의미는 보존될 수 있을 것이고 관중들은 똑같은 감동을 받고 운동선수들에게 경탄을 보낼 수 있을 것이다. 나아가 만일 인간의 한계 극복이야말로 스포츠의 핵심이라면, 한계 극복이라는 인간 열망의 결정체로서 강화 기술은 오히려 스포츠 정신을 고양하는 데 이바지할 것 아닌가?

6 자녀에 대한 유전공학적 강화

이제까지 다루었던 강화 기술은 대체로 성인이 자기 자신에게 적용하는 경우였다. 강화 약물의 복용은, 비록 부모의 권유나 결정과 같은 예외가 있다고 할지라도, 대체로 자신의 지적, 정서적, 신체적 능력을 강화하기를 원한다는 자발적인 결정에 기초한다. 근육의 강화를 위한 유전자 변형 주사의 사용도 마찬가지이다. 반면에 지금 논의할 유전공학적 강화는 자신을 위한 자신의 선택이 아니라 자녀를 위해서 부모가 대신 선택하고 결정하는 것이다. 더욱이 자녀에 대한 유전공학적 강화는 운동선수들의 유전자 변형 주사와 달리 체세포가 아닌 생식세포의 유전자에 변형을 가하므로 세대에 걸친 영구적인 변화를 초래한다. 게다가 만일 유전자 편집 기술이 충분히 발달한다면 외모, 키, 눈 색깔, 머리 색깔, 산술능력, 추론능력, 공간지각능력, 지구력, 근력, 민첩성 등 무수히 다양한 인간의 형질을 원하는 대로 변화시킬 수 있다. 따라서 이전까지의 주제들보다 훨씬 파장이 큰 만큼 세심한 논의가 필요한 사안이라고 말할 수 있다.

자녀에 대한 유전공학적 강화를 둘러싸고 제기되는 주된 반론의 하나는 그것이 자녀의 자율성을 침해한다는 것이다. 태어날 아기는 아무런 선택권을 갖지 못한다. 부모가 아기를 대신해서 선택할 따름이다. 아기는 자신의 미래를 스스로 결정하지 못한다. 아기의 미래는 부모의 권한에 의해서 결정될 뿐이다. 물론 거의 모든 부모는 아기를 위해서 좋으리라 여겨지는 유전적 형질을 선택하여 아기에게 부여할 것이다. 하지만 그렇다고 해서 문제가 없는 것은 아니다. 부모가 부모 세대의 현재 시점에서 우월하다고 평가되는 형질들을 골라서 자녀에게 부여한다고 하더라도 시대의 변화에 의해서 자녀 세대에게서는 그 형질들이 우월한 것으로 평가되지 못할지도 모른다. 만일 이러한 예상 밖의 결과가 자기 자신의 선택에 의한 것이라면 스스로 감수해야 할 일이 되겠지만, 남이 대신 내린 결정에 의한 것이라면 체념하거나 평생 남을 탓하는 수밖에 없다. 더더욱 중요한 것은, 남이 최선의 결과를 가져다줄 결정을 내릴 수 있는 능력을 보유하고 있다고 하더라도 대부분의 사람들은 남은 자신에게 조언을 해줄 수 있을 뿐 결정의 권한은 자신이 가져야 한다고 믿는다는 점이다. 강화 반대론자들은 자녀에 대한 유전공학적 강화가 자녀의 삶에 대한 자기결정권을 침해하기 때문에 그것이 설령 자녀의 더 유리하고 우월한 삶에 기여한다고 할지라도 바람직하지 못하다고 지적할 수 있다.

자율성 침해라는 반론에 대하여 우선 도대체 아기에게 빼앗길 삶의 자기결정권이라는 것이 본래 있기나 했는가를 따져 물어야 할 것이다. 아기는 자연적으로 태어날 때에도 우연히 조합된 유전자 염기 서열에 따라서 유전적 형질이 결정된다. 유전적 형질이 자연적으로 결정되든 부모가 결정하든 아기의 입장에서는 빼앗길 자기결정권이 애당초 없었던 것이다. 거기에 덧붙여 기존의 양육에 있어서도 아기는 자기결정권을 갖지 못한다. 부모의 결정에 의해서 조부모의 손에서 혹은 어린이십에서 자라고, 또 부모의 결정에 의해서 네 살부터 영어를 배우거나 아니면 한글만 익힌다. 양육에서 이루어지는 대부분의 결정에서도 아기는 배제되어있다. 하지만 그것을 특별히 문제로 삼지 않는다. 따라서 강화 기술에 의한 아기의 출산만을 따로 문제로 삼아야 할 이유도 없어 보인다.

하지만 만일 부모가 아이를 축구선수로 키우겠다는 욕심에서 축구선수의 자질과 관련이 되는 모든 유전적 형질들이 최선이 되도록 유전공학 기술의 도움을 받아 아이가 태어나도록 했다고 가정해보자. 덧붙여 그 외의 유전적 형질들은 유전공학 기술의 도움을 받지 않았으므로 평균이나 어쩌면 평균보다도 못한 수준이라고 가정하자. 그렇다면 그 아이는 축구선수의 삶을 살기로 결정할 때 직업적으로 가장 성공적인 삶이 보장된다. 그 아이는 축구선수로서의 인생을 선택하는 것이 거의 확실히 좋다. 이러한 경우 그 아이의 미래가 부모에 의해서 결정되었다고 말해도 무방한 듯이 보인다. 만일 부모가 특정한 인생행로를 향한 유전공학적 설계를 하지 않았다면, 그 아이의 미래는 다양하게 열려 있었을 것이다. 그 아이는 스스로의 선택에 의해서 자신의 미래를 결정할 수 있었을 것이다. 그러나 부모의 특수한 개입에 의해서 그 아이는 그런 자율성을 가질 수 없었다.

그러나 이러한 반론은 유전공학적 강화에 대한 포괄적 반론으로 성립할 수 없다. 일부 강화 지지론자들은 이상의 반론 요지에 수긍하면서 자녀에 대한 유전공학적 기술이 특정한 삶의 방향에만 유리한 유전적 형질들에 대해 선택적으로 적용되지 않는 선에서 자녀에 대한 유전공학적 강화가 바람직하다는 견해를 여전히 피력할 수 있다. 이들은 자녀에 대한 강화 기술에 대해서 찬성하되 자율성 침해 문제가 발생하지 않도록 하는 조건을 단다. 달리 말해서, 자녀에 대한 유전공학적 강화 기술은 그것이 특정한 삶의 행로에만 유리한 것이 아닌 범용성을 가진 것이라는 조건 하에 바람직하다. 가령 우수한 기억력이나 근력은 특정한 직업에만 유리한 것이 아니라 인간의 삶 전반에 유리하다. 따라서 그러한 형질의 강화는 도덕적으로 허용된다. 덧붙여 일부 강화 지지론자들은 강화 기술이 허용되려면 강화가 적용될 형질은 문화나 시대에 따라서 선호도가 변하지 않는 일반적인 가치를 지닌 것이어야 한다는 조건을 추가함으로써 반대론자들의 우려를 더욱 불식시키고자 시도할 수도 있을 것이다.

자녀에 대한 유전공학적 강화 기술에 대한 또 다른 주요한 반대 근거는 사회적 부정의다. 이 반대 논증은 기본적으로 제 3절에서 소개된 불공정성에 의거한 반대 논증과 유사하다. 그러나 개인이 약물을 복용함으로써 특정한 능력을 단기적으로 개선하는 경우와 비교할 수 없을 정도로 자녀에 대한 유전공학적 강화 기술은 사회에 미치는 파급력이 막대하다. 따라서 그것이 몰고 올 사회적 부정의의 규모도 약물 복용에 의한 경쟁상의 불공정성 문제와 비교하기 어려울 정도로 클 것이다.

하지만 논증의 구조는 같다. 유전공학적 강화 기술에 대한 구매력을 갖춘 부유한 부모는 사회적으로 우월한 지위나 높은 보수를 둘러싼 경쟁에서 유리한 자질을 자녀에게 제공할 수 있다. 이 유전적 '금수저'는 기존의 금수저와 달리 태생적 자질에서부터 유리하다. 기존의 금수저가 양육 환경에서의 유리함을 가져왔다면 새로운 금수저는 거기에 덧붙여 태생적 자질에서의 유리함 또한 갖추게 된다. 더욱이 이 유전적 금수저는 한번 획득하면 자손 대대로 물려줄 수 있다.

반면에 유전공학적 강화기술을 구매할 형편이 못 되는 부모 밑에서 태어난 아이들은 사회적 경쟁에서 도태될 수밖에 없는 처지로 몰리게 된다. 그렇지 않아도 흙수저로서 양육 환경에서의 불리함을 가졌던 이들이 이제 태생적 자질상의 불리함마저 가져야만 하는 처지가 된다. 심지어 시간이 흐르면 유전공학적 강화기술에 의해서 태어났는가 그렇지 않은가의 여부에 따라서 사회는 두 개의 계급으로 나뉠지도 모른다.

사회적 부정의에 의거한 반론에 대한 지지론자들의 논박도 3절에서 소개된 것과 유사한 논증을 따른다. 지지론자들은 우선 어차피 현재의 자본주의 사회에서도 부의 소유에 따른 태생적 유불리의 차이가 용인되고 있다고 말할 수 있다. 또한 용인되기 어려울 정도의 격차를 예방하기 위해서 다양한 복지제도가 국가에 의해서 시행되듯이 경제적 사정이 좋지 못한 부모들도 국가로부터 유전공학적 강화기술에 대한 지원 혜택을 받도록 제도화할 수도 있을 것이다. 끝으로 강화 지지론자들은 설령 사회적 부정의의 문제를 심화시킬 우려가 있다고 할지라도 개인의 자유를 침해해서는 곤란하다고 지적할 것이다. 자녀들이 성공하기를 원하는 욕구를 실현하기 위해서 유전공학적 강화기술을 선택할 것인지는 부모의 자유이다. 이러한 자유가 사회 정의보다도 우선적인 가치를 갖는다.

7 나가는 말

인간은 더 똑똑해지고 더 강해지기를 원한다. 약리학이나 유전공학에 의거한 인간 강화 기술은 인지적, 정서적, 신체적 측면에서 인간의 능력치를 강화시킨다. 인간 강화 기술은 더 똑똑하고 강해지려는 인간의 보편적인 욕구를 실현시켜준다. 그렇다면 어떻게 인간 강화 기술이 나쁜 것일 수 있다는 말인가?

우리는 다양한 논거들을 통해서 강화 기술에 대한 반론을 살펴보고 또 그에 대한 지지자들의 논박 논증을 확인하였다. 안전성이 확보된 뒤에 강화 기술이 도입된다는 가정 하에, 반론의 주요 근거는 사회적 부정의 초래, 삶의 의미 훼손, 경탄과 존경의 정서 소멸, 자기결정권 침해 등이었다. 그러나 이러한 근거들이 모든 이들의 동의를 얻을 만큼 탄탄한 것은 아님을 또한 확인하였다.

아직 다루지 못한 근본적인 물음이 하나 남아있다. 우리는 어째서 강화 기술을 통해서 더 똑똑해지고 더 강해지려는 욕망을 갖는가? 반론자들은 그것이 경쟁 사회의 속성에 기인한다고 본다. 경쟁 사회는 끝없이 남들보다 더 나은 성과를 산출하라는 압력을 받는다. 성과 압력의 문화 속에서 강화 기술은 서둘러 획득해야 할 것으로만 비치게 된다. 하지만 강화 기술은 성과 압력의 문화를 한층 더 심화시킬 것이 분명하다. 수험생들의 입시 경쟁에서, 운동선수들의 우승 경쟁에서 강화 기술은 경쟁 우위를 확보하는 강력한 무기로서 새롭게 등장한다. 심지어 유전공학적 강화 기술에 의해서 아기의 출생에서부터 경쟁은 시작된다. 바야흐로 무한 경쟁 체제가 전면적으로 도입되는 것 아닌가? 과연 그런 끝없는 경쟁 사회로의 진입이 좋은 것인가?

하지만 경쟁은 역사적으로 보아 어느 사회에서든 발전의 동력이었다. 경쟁 없이 사회적 발전은 없다. 나아가 개인의 발전도 상당 부분 경쟁에 의해서 촉발된다. 남들보다 앞서려는 욕구가 개인의 역량을 발전시킨다. 그리고 그렇게 발전된 역량은 일반적으로 개인의 삶을 더욱 안락하고 행복하게 만드는 데 기여하는 경향이 있다. 강화 기술에 의해 얻어진 능력도 단지 남들보다 우월한 자리를 차지하는 데에만 기여하는 것이 아니라 개인의 삶을 행복하게 해주는 데에도 도움이 된다. 그렇게 보면, 강화 기술은 사회적 발전의 동력이자 개인적 삶을 행복하게 해주는 유용한 도구인 셈이다.

토론 사항 / 토론 주제

- 열렬히 좋아하던 운동선수가 약물을 투여한 것으로 보도되었다고 가정하자. 그의 빼어난 실력이 약물 덕분으로 밝혀졌다. 당신은 실망할 것인가? 왜 실망하게 되는가?

- 앤드류 니콜 감독의 영화 <가타카(Gattaca)>(1997)에는 우수한 유전적 형질들을 선택하여 태어나게 된 사람들과 그렇지 않고 자연적으로 태어난 사람들 간의 차별이 만연한 사회가 그려진다. 유전적 강화 기술을 허용하면 그러한 차별은 불가피한 수순인가? 아니면 예방이 가능한가? 가능하다면 어떻게 가능한가?

- 자연적 강화의 수단은 옛날부터 친숙하게 사용되었다. 자녀에게 머리에 좋다는 음식, 몸에 좋다는 음식을 먹이는 것이나 운동선수가 보약이나 영양제로 몸관리를 하는 것은 자연적 강화의 대표적인 예이다. 이러한 자연적 강화와 인간 강화 기술은 본질적으로 같은가, 다른가?

- 올더스 헉슬리의 소설 『멋진 신세계』(1932)에는 '소마'라는 약물이 나온다. 이 약물을 먹으면 마음이 평안해지고 행복을 느낄 수 있다. 게다가 아무런 부작용도 없다. 헉슬리가 그리는 세계에서는 사람들이 매일 그 약을 배급받아 복용한다. 그리고 행복을 느낀다. 이러한 사회는 행복의 총량이 다른 어느 사회보다 높을 것이다. 그러한 사회는 바람직한가? 그렇지 않다면 왜인가?

더 읽을거리 또는 참고할 자료

- 마이클 샌델 지음, 김선욱 감수, 이수경 옮김 (2016), 『완벽에 대한 반론』, 와이즈베리.
  - 제목의 "완벽"은 인간 강화 기술이 부추기는 완벽해지려는 욕망을 가리킨다. 공동체주의적 관점에서 완벽에 대한 반론을 제시한다. 본론 5절에서 전개된 스포츠의 본질에 대한 논의와 결론의 논의는 일부 샌델에게 빚지고 있다.

- 신상규 (2014), 『호모 사피엔스의 미래 - 포스트휴먼과 트랜스휴머니즘』, 아카넷.
  - 생명공학부터 나노 기술까지 다양한 인간 강화 기술을 소개하고 지지 논증과 반대 논증을 폭넓게 살펴본다. 특히 후쿠야마, 하버마스, 샌델 등의 반대 논증을 세밀하게 비판적으로 검토하고 있다. 전반적인 논조는 인간 강화 기술을 긍정하는 쪽에 가깝다. 인간 강화 기술에 대한 기존의 논쟁을 한 권에 담았다.

- 매리언 텔봇 지음, 강철 외 옮김 (2016), 『생명윤리학』, 정담미디어, 14장 「인간 강화: 강화하는 것이 더 좋은가」.
  - 교재 형식으로 서술되어 강화 기술에 대한 논의 전반을 일목요연하게 살펴볼 수 있다. 주요 용어에 대한 정의가 잘 정리되어 있고 강화 기술과 관련한 기초적인 과학 지식도 제공한다.

참고문헌

참고문헌

제 1 장 생명의료윤리학이란 무엇인가?

김상득 (2000), 『생명의료윤리학』, 철학과현실사.

김상득 (2003), "서양 철학의 눈으로 본 응용윤리학", 『범한철학』 제29집, 5-34.

문성학 (1998), 『현대인의 삶과 윤리』, 형설출판사.

엄영란·김희숙·박미현·박은준·신은희·정귀임·최귀순 (2018), 『생명윤리학』, 학지사메디컬.

임종식 (1999), 『생명의 시작과 끝』, 로뎀나무.

전헌상 (2006), "아리스토텔레스 『형이상학』 해제", 『철학사상』 별책 제7권 제9호, 서울대학교 철학사상연구소.

최경석 (2006), 『인간 생명의 시작은 언제인가 - 배아줄기세포 연구와 생명윤리』, 프로네시스.

Barcalow, E., 이남원·김진경·정미경·최성희 옮김 (2009), 『현대사회와 윤리 - 이론과 쟁점』, 박학사.

Copi, Irving M., 민찬홍 옮김 (1988), 『논리학 입문』, 이론과 실천.

Jonson, A.R., 이재담 옮김 (2014), 『의료윤리의 역사』, 로도스.

Kant, Immanuel (1785), *Grunlegung zur Metaphysik der Sitten*, 칸트 전집 베를린 학술원판 제5권.

Shannon T.A. & DiGiacomo, J.J., 황경식·김상득 옮김 (1988), 『生醫倫理學이란?』, 서광사.

Shannon, T.A., 구미정·양재섭 옮김 (2003), 『기초생명윤리학』, 대구대학교 출판부.

Talbot, M., 강철·김도경·김묘경·김아진·김지연·심지원·이미경·정대성 옮김 (2016), 『생명윤리학』, 정담미디어.

URL 1: 네이버 지식백과, "히포크라테스의 선서", https://kin.naver.com/qna/detail.nhn?d1id=7&dirId=70103&docId=340845882&qb=64KY64qUIOyduOyihSwg7KKF6rWQLCDqta3soIEsIOygleuLueygle2MjCDrmJDripQg7IKs7ZqM7KCBIOyngOychCDsl6ztlZjrpbwg7LSI7JuU7ZWY7JesIOyYpOyngSDtmZjsnpDsl5Dqsowg64yA7ZWcIOuCmOydmCDsnZjrrLTrpbwg7KeA7YKk6rKg64W46528&enc=utf8&section=kin&rank=2&search_sort=0&spq=0 [검색일: 2020-01-04]

URL 2: 두산백과,"생명과학", https://terms.naver.com/entry.nhn?docId=1110440&cid=40942&categoryId=32308 [검색일: 2020-01-04]

URL 3: 표준어국어대사전, "생명과학", https://ko.dict.naver.com/#/entry/koko/f93b04733e4c429391f78582e4214892 [검색일: 2020-01-04]

URL 4: "Hobbes, Concerning Body", https://archive.org/details/cu31924014604007/page/n41 [검색일: 2020-01-04

제 2 장 현대인의 삶과 죽음에 관한 인문학적 접근

김형석 (2018), 『백년을 살아보니』, 댄스토리.
심성보 외 (2015), 『인생교육론』, 서현사.
조수경 (2015), "소크라테스, 삶이 되는 윤리와 예술이 되는 삶", 『철학논총』 제79집 제1권.
Althusser, L. (1997), 『레닌과 철학』, 백의.
Barthes, R. G. (2002), 『현대의 신화』, 동문선.
Bauman, Z. (2012), 『고독을 잃어버린 시간』, 동녘.
Dostoevsky, F.M. (1998), 『지하생활자의 수기』, 문예출판사.
EBS 데스 제작팀 (2014), 『죽음』, 책담.
Epictetus (1891), *Enchiridion,* Little, Brown, and Company.
Epictetus (1904), *Discourses,* D. Appleton and Company.
Foucault, M. (2003), 『광기의 역사』, 나남.
Foucault, M. (2007), 『주체의 해석학』, 나남.
Foucault, M. (2016), 『감시와 처벌』, 나남.
Fromn, E. (2012), 『자유로부터의 도피』, 휴머니스트.
Girard, R. (2001), 『낭만적 거짓과 소설적 진실』, 한길사.
Heidegger, M. (1998), 『예술작품의 근원』, 예전사.
Kafka, F., 전영애 옮김 (2009), 『변신·시골의사』, 민음사.
Kübler-Ross, E. (2009), 『사후생』, 대화문화아카데미.
Kübler-Ross, E. (2018), 『죽음과 죽어감』, 청미.
Marcuse, H. (2009), 『일차원적 인간』, 한마음사.
More, T. (2007), 『유토피아』, 을유문화사.
Nietzsche, F. (2000), 『차라투스트라는 이렇게 말했다』, 책세상.
Pigliucci, M. (2017) *How to be a Stoic,* Penguin Random House.
Platon (2003), 『소크라테스의 변론』, 서광사.
Sartre, J.P. (2009), 『존재와 무』, 동서문화사.

제 3 장 동양윤리사상 속의 생명윤리

『논어』
『맹자』

『대학』
『중용』
『도덕경』
『장자』
『조론』
『태극도설』
『화엄일승법계도』
곽만연 (2002), "불교의 생명윤리사상 연구 - 뇌사와 장기이식을 중심으로", 『한국시민윤리학회보』 제15집.
김백희 (2010), "도가의 생태윤리적 조명", 『동서철학연구』 제55호.
김세정 (2003), "생명공학 시대의 유교와 생명윤리", 『동서철학연구』 제30호.
도성달·김상봉·최진덕·유병일 (2002), 『생명사상과 윤리』, 한국정신문화연구원.
이재봉 (2005), "도가도교와 생명윤리", 『대동철학』 제32집.
허남결 (2005), "불교와 생명윤리 - 불교와 생명조작기술의 발달과 불교생명윤리의 정립방향", 『불교학연구』 제12호.
URL 1: 네이버 지식백과, "생명윤리", https://terms.naver.com/entry.nhn?docId=1712814&cid=41908&categoryId=41954 [검색일: 2019-12-30]

제 4 장 인공지능을 적용한 의료진단과 의료윤리

도신호 (2016), "인공지능과 의사의 미래". *Journal of the Korean Medical Association*, Vol. 59, No. 6, 410-412.
맹주만 (2018), "인공지능과 로봇의사윤리", 『철학탐구』, 제52집, 271-308.
목광수 (2018), "인공적 도덕 행위자 설계를 위한 고려사항: 목적, 규범, 행위지침", 『철학사상』 제69집, 361-391.
박동균 (2017), "인공지능과 내과 의사의 미래", *Korean Journal of Medicine*, Vol. 92, No. 3, 235-238.
백성기, 김성열, 김영일 등 (2016). 『제4차 산업혁명 대비 대학의 혁신방안』, 교육부.
양종모 (2016), "인공지능의 위험의 특성과 법적 규제 방안", 『홍익법학』 제17권 제4호, 537-565.
웬델 월러치·콜린 알렌 지음, 노태복 옮김 (2014), 『왜 로봇의 도덕인가』, 메디치미디어.
이강윤·김준혁 (2016), "인공지능 왓슨 기술과 보건의료의 적용", 『의학교육논단』 제18집 제2호, 51-57.
이다은 (2017), "인공지능의 의료혁신?: 길병원의 왓슨 도입을 중심으로", 『과학기술정책』 제27권 제6호, 54-61.

정원준 (2018), "국내 인공지능 (AI) 의료기기 현황 및 규제 이슈", 『주간기술동향』, IITP.

조헌국 (2017), "4차 산업혁명에 따른 대학교육의 변화와 교양교육의 과제", 『교양교육연구』 제11집 제2호, 53-89.

Cummins, N., Baird, A., & Schuller, B.W. (2018), "Speech analysis for health: current state-of-the-art and the increasing impact of deep learning", *Methods*, 151: 41-54.

Hamet, P., & Tremblay, J. (2017), "Artificial intelligence in medicine", *Metabolism*, 69: S36-S40.

Marr, B. (2017), "First FDA approval for clinical cloud-based deep learning in healthcare", *Forbes*, Jan. 20.

Mesko, B. (2017), *The role of artificial intelligence in precision medicine*, Taylor & Francis.

Mohr, D.C., Riper, H., & Schueller, S.M. (2018), "A solution-focused research approach to achieve an implementable revolution in digital mental health", JAMA psychiatry, 75(2): 113-114.

Tene, O., & Jules P. (2012). "Privacy in the age of big data: a time for big decisions", *Stanford Law Review Online*, Vol. 64, No. 63.

Topol, E.J. (2019), "High-performance medicine: the convergence of human and artificial intelligence", *Nature medicine*, Vol. 25, No. 1.

Zhu, Y., Shang, Y., Shao, Z., & Guo, G. (2017), "Automated depression diagnosis based on deep networks to encode facial appearance and dynamics", *IEEE Transactions on Affective Computing*, Vol. 9, No. 4: 578-584.

URL 1: 네이버 지식백과, "로봇 3원칙", https://terms.naver.com/entry.nhn?docId=3596817&cid=42346&categoryId=42346 [검색일: 2019-12-11]

URL 2: 매일경제, "한국인 질병 특성에 맞게 왓슨 개선 필요", https://www.mk.co.kr/news/it/view/2017/11/775572 [검색일: 2019-12-30]

URL 3: 네이버 지식백과, "감성융합", https://terms.naver.com/entry.nhn?docId=2098242&cid=44418&categoryId=44418 [검색일: 2019-12-30]

제 5 장 인간 생명의 시작과 도덕적 지위

김상득 (2000), 『생명의료윤리학』, 철학과현실사.

문성학 (1998), 『현대인의 삶과 윤리』, 형설출판사.

엄영란·김희숙·박미현·박은준·신은희·정귀임·최귀순 (2018), 『생명윤리학』, 학지사메디컬.

임종식 (1999), 『생명의 시작과 끝』, 로뎀나무.

최경석 (2006), 『인간 생명의 시작은 언제인가 - 배아줄기세포 연구와 생명윤리』, 프로네시스.
Barcalow, E., 이남원·김진경·정미경·최성희 옮김 (2009), 『현대사회와 윤리 - 이론과 쟁점』, 박학사.
Kant, Immanuel (1788), *Kritik der praktischen Vernunft*.
Niebuhr, R. (1957), *Christian Faith and Natural Science*, Harper Torchlight Edition.
Scheler, Max, 진교훈 옮김 (2001), 『우주에서 인간의 지위』, 아카넷.
Shannon T.A. & DiGiacomo, J.J., 황경식·김상득 옮김 (1988), 『生醫倫理學이란?』, 서광사.
Shannon, T.A., 구미정·양재섭 옮김 (2003), 『기초생명윤리학』, 대구대학교 출판부.
Talbot, M., 강철·김도경·김묘경·김아진·김지연·심지원·이미경·정대성 옮김 (2016), 『생명윤리학』, 정담미디어.
Titus, H.H., 김영필·문성학·이남원·이윤복 옮김 (1992), 『현실의 문제와 철학적 이해』, 형설출판사.
Warren, M. A. (1973), "On the Moral and Legal Status of Abortion", *The Monist*, Vol. 57, No. 4.
URL 1: "파스칼의 '생각하는 갈대', 그 진짜 뜻은?", https://blog.naver.com/bookiemb/220137079240 [검색일: 2020-01-04]

제 6 장　인공임신중절의 윤리적 쟁점

강진원 (2011), "'이중효과'의 원리", 『의학신문』 2011년 6월 7일 보도.
공병혜 외 (2019), 『생명윤리』 제3판, 현문사.
구인회 (2013), 『생명윤리, 무엇이 쟁점인가』 제3쇄, 아카넷.
박찬구 (2013), 『우리들의 응용윤리학』, 울력.
유민 외 (2018), 『생명윤리』, JMK.
한국보건사회연구원 (2019. 2. 14.), "인공임신중절 실태조사(2018) 주요결과 발표" 보도자료.
Barcalow, E., 이남원·김진경·정미경·최성희 옮김 (2009), 『현대사회와 윤리 - 이론과 쟁점』, 박학사.
Millar, Erica, 이민경 옮김 (2019), 『임신중지』, arte.
Sandel, Michael J., 안진환·이수경 옮김 (2010), 『왜 도덕인가?』, 한국경제신문.
Singer, Peter, 황경식·김성동 옮김 (2013), 『실천윤리학』, 연암서가.
Talbot, M., 강철·김도경·김묘경·김아진·김지연·심지원·이미경·정대성 옮김 (2016), 『생명윤리학』, 정담미디어.
Thomson, J.J., 이혜정 옮김 (2018), 『낙태에 대한 옹호』, 전기가오리.
URL 1: 다음백과, "낙태금지법", https://100.daum.net/encyclopedia/view/47XXXXXXX170 [검색일: 2020-1-10]
URL 2: 다음백과, "낙태죄", https://100.daum.net/encyclopedia/view/b03n2960a [검색일: 2020-1-10]

URL 3: EBS 2017년 7월 3일 방영, "낙태가 죄라면", http://home.ebs.co.kr/gender/main [검색일: 2019-12-30]

URL 4: KBS 생방송 심야토론 2019년 4월 6일 방영, "낙태죄, 위헌인가? 합헌인가?", https://youtu.be/6Ski_X5O4NM [검색일: 2019-12-30]

URL 5: 한겨레 2019년 4월 29일 게재, 고경심, "안전한 임신중절 위한 사회적 합의가 필요하다", http://www.hani.co.kr/arti/opinion/column/891979.html [검색일: 2019-12-30]

제 7 장 생명 복제와 유전자 조작의 윤리적 쟁점들

구인회 (2005), 『생명윤리, 무엇이 쟁점인가』, 아카넷.

로날드 문손 지음, 박석건·정유석 외 옮김 (2001), 『의료 문제의 윤리적 성찰』, 단국대학교 출판부.

로리 앤드루스·도로시 넬킨 지음, 김명진·김병수 옮김 (2006), 『인체 시장』, 도서출판 궁리.

리처드 셔록·존 모레이 편, 김동광 옮김 (2016), 『생명공학의 윤리 1, 2, 3』, 도서출판 나남.

악셀 칸·파브리스 빠삐용 지음, 황우석 감수, 전주호 옮김 (1999), 『인간복제: 미래 과학의 새로운 패러다임』, 푸른미디어.

정세은, "유전자 변형 식품의 소비자 인식과 표시의 의무화", 한국바이오경제학회, 『바이오경제연구』 제2권 제1호, 155-188.

토마스 A. 쉐넌 지음, 구미정·양재섭 옮김 (2003), 『기초생명윤리학』, 필휴먼 생명윤리연구소·대구대학교 출판부.

티모시 F. 머피 지음, 강준호 옮김 (2004), 『생명의학 연구윤리의 사례연구』, 도서출판 서광사.

피터 싱어·헬가 커스 편, 변순용·강미정·홍석영·조현아 옮김 (2005), 『생명윤리학』, 인간사랑.

한스 요나스 지음, 이유택 옮김 (2005), 『기술 의학 윤리』, 도서출판 솔.

힐러리 퍼트넘 외 지음, 생물학사상연구회 옮김 (2005), 『유전자 혁명과 생명윤리』, 아침이슬.

URL 1: Bio IN 기술동향, "생명공학 기술과 인간생활", https://www.bioin.or.kr/board.do?num=219&cmd=view&bid=tech [검색일: 2019-12-30]

URL 2: Wikipedia, "History of Genetic Engineering", https://en.wikipedia.org/wiki/History_of_genetic_engineering [검색일: 2020-02-19]

URL 3: 국가법령정보센터, "(농림축산식품부) 유전자변형생물체의 국가간 이동 등에 관한 통합고시", http://www.law.go.kr/행정규칙/(농림축산식품부)유전자변형생물체의국가간이동등에관한통합고시 [검색일: 2020-02-19]

URL 4: 국립종자원, "유전자 변형 생물체(LMO)소개", http://www.seed.go.kr/seed/257/subview.do [검색일: 2020-02-19]

URL 5: 국가법령정보센터, “유전자변형식품등의 표시기준”, http://www.law.go.kr/행정규칙/유전자변형식품등의%20표시기준 [검색일: 2019-12-30]

URL 6: 청와대 국민청원, “GMO완전표시제 시행을 촉구합니다!”, https://www1.president.go.kr/petitions/164255 [검색일: 2019-12-30]

URL 7: 식품안전정보포털, “GMO의 이해”, https://www.foodsafetykorea.go.kr/portal/board/boardDetail.do [검색일: 2019-12-30]

URL 8: 엠브레인 트렌드모니터, “유전자 변형 식품(GMO)관련 인식 조사”, https://www.trendmonitor.co.kr/tmweb/trend/allTrend/detail.do?bIdx=1578&code=0201&trendType=CKOREA [검색일: 2020-02-19)

URL 9: 과학백과사전, “유전형질”, https://www.scienceall.com/유전형질genetic-character [검색일: 2020-02-19]

URL 10: 조선비즈 2015년 12월 2일 보도, “우리 삶에 성큼 다가온 유전자변형 동물”, https://news.chosun.com/site/data/html_dir/2015/12/02/2015120202949.html [검색일: 2020-02-19]

URL 11: The Wall Street Journal, Dec 14, 2018, “Big Tongues and Extra Vertebrae: The Unintended Consequences of Animal Gene Editing”, https://www.wsj.com/articles/deformities-alarmscientists-racing-to-rewrite-animal-dna-11544808779?fbclid=IwAR3Ko-gpj1_4QF-W2tq1Af85quSo41VsJd7874Roeiea8qOfz5514JCNcsg [검색일: 2020-02-19]

URL 12: Newsweek, Feb 1, 2020, “China confirmes three gene edited babies were born through He Jiankui's experiments”, https://www.newsweek.com/china-third-gene-edited-baby-1480020 [검색일: 2020-02-19]

URL 13: 한겨레신문, 2019년 12월 30일 보도, “‘유전자 조작 아기’ 탄생 주장한 중국 연구자에 실형”, http://www.hani.co.kr/arti/international/international_general/922653.html [검색일: 2020-02-19]

URL 14: The Science Life, 2018년 12월 10일 보도, “유전자 조작 인간 - 사건의 전말”, http://thesciencelife.com/archives/2655 [검색일: 2020-02-19]

URL 15: 동아 사이언스, 2019년 2월 24일 보도, “中 허젠쿠이 유전자편집 아기 뇌졸중도 안 생겨”, http://dongascience.donga.com/news.php?idx=27022 [검색일: 2020-02-19]

URL 16: The Washington Post, Dec 4, 1987, “Dead Couple's Embryos to be thawed”, https://www.washingtonpost.com/archive/politics/1987/12/04/dead-couples-embryos-to-bethawed/53c4cacb-ab70-4f2b-86b1-c0ff72879da9 [검색일: 2020-02-19]

URL 17: China Daily, Apr 11, 2018, “Baby born through surrogacy after parents die”, http://www.chinadaily.com.cn/a/201804/11/WS5acd67f3a3105cdcf651777d.html [검색일: 2020-02-19]

URL 18: 중앙일보, 2018년 4월 13일 보도, “中부부 교통사고로 사망했는데… 4년 뒤 태어난 아기” https://news.joins.com/article/22534218 [검색일: 2020-02-19]

URL 19: “On Human Gene Editing: International Summit Statement”, Dec 3, 2015, http://www8.nationalacademies.org/onpinews/newsitem.aspx?RecordID=12032015a [검색일: 2020-02-19]

제 8 장 안락사와 뇌사에 관한 윤리적 쟁점

김상득 (2001), 『생명의료 윤리학』, 철학과 현실사.
김성환 (2008), 『생명윤리』, 철학과 현실사.
이마이 미치오 지음, 김일방·이승연 옮김 (2007),『삶, 그리고 생명윤리』, 서광사.
존 브라이언트·린다 바곳 라 벨·존 설 지음, 이원봉 옮김(2008), 『생명과학의 윤리』, 아카넷.
탐 비첨·제임스 췰드리스 지음, 박찬구·최경석·김수정·인선호·조선우·추정완 옮김 (2014), 『생명의료윤리의 원칙들』, 생명의료법연구소.

제 9 장 장기이식과 관련된 윤리적 현안 문제들

구인회 (2005), 『생명윤리, 무엇이 쟁점인가』, 아카넷.
로날드 문손 지음, 박석건·정유석 외 옮김 (2001), 『의료 문제의 윤리적 성찰』, 단국대학교 출판부.
로리 앤드루스·도로시 넬킨 지음, 김명진·김병수 옮김 (2006), 『인체 시장』, 도서출판 궁리.
리처드 셔록·존 모레이 편, 김동광 옮김 (2016), 『생명공학의 윤리 1, 2, 3』, 도서출판 나남.
매리언 탤봇 지음, 강철 외 옮김 (2016), 『생명윤리학』, 정담미디어.
마이클 샌델 지음, 김선욱 감수, 이수경 옮김 (2016), 『완벽에 대한 반론』, 와이즈베리.
악셀 칸·파브리스 빠삐용 지음, 황우석 감수, 전주호 옮김 (1999), 『인간복제: 미래 과학의 새로운 패러다임』, 푸른미디어.
알렉산더 키슬러 지음, 전대호 옮김 (2007), 『복제인간, 망상기계들의 유토피아』, 뿌리와 이파리.
정세은, "유전자 변형 식품의 소비자 인식과 표시의 의무화", 한국바이오경제학회, 『바이오경제연구』 제2권 제1호, 155-188.
토마스 A. 쉐넌 지음, 구미정·양재섭 옮김 (2003), 『기초생명윤리학』, 필휴먼 생명윤리연구소·대구대학교 출판부.
티모시 F. 머피 지음, 강준호 옮김 (2004), 『생명의학 연구윤리의 사례연구』, 도서출판 서광사.
피터 싱어·헬가 커스 편, 변순용·강미정·홍석영·조현아 옮김 (2005), 『생명윤리학』, 인간사랑.
한스 요나스 지음, 이유택 옮김 (2005), 『기술 의학 윤리』, 도서출판 솔.
힐러리 퍼트넘 외 지음, 생물학사상연구회 옮김 (2005), 『유전자 혁명과 생명윤리』, 아침이슬.
URL 1: WHO, "WHO Guiding piriciples on human cell, tissue and organ transplatation", https://www.who.int/transplantation/Guiding_PrinciplesTransplantation_WHA63.22en.pdf?ua=1 [검색일: 2020년 02월 20일]

URL 2: 국립장기조직혈액관리원, “살아있는 자 간 장기기증의 종류”, https://www.konos.go.kr/konosis/common/bizlogic.jsp [검색일: 2020년 02월 20일]
URL 3: 국립장기조직혈액관리원, https://www.konos.go.kr [검색일: 2020년 02월 20일]
URL 4: 사랑의장기기증운동본부, https://www.donor.or.kr [검색일: 2020년 02월 20일]
URL 5: 시사저널, 2018년 11월 2일 보도, “왜 돼지의 췌도를 사람에게 이식할까?”, https://www.sisajournal.com/news/articleView.html?idxno=178415 [검색일: 2020년 02월 11일]
URL 6: 헬스컨슈머, 2019년 8월 21일 보도, “인체에 ‘동물의 장기’를 이식하는 미래가 다가온다”, http://www.healthumer.com/news/articleView.html?idxno=2079 [검색일: 2020년 02월 11일]
URL 7: 메디컬타임즈, 2018년 8월 29일 보도, “'이종장기' 시대 한발 더 "돼지 췌도로 당뇨병 치료"”, http://www.medicaltimes.com/Users/News/NewsView.html?ID=1120771 [검색일: 2020년 02월 11일]
URL 8: 헬스컨슈머, 2019년 8월 21일 보도, “돼지가 사람을 살리는 시대 오나”, http://www.healthumer.com/news/articleView.html?idxno=2080 [검색일: 2020년 02월 11일]
URL 9: The Science Times, 2019년 1월 4일 보도, “돼지 심장 이식, 기술적 문제는 해결됐다”, https://www.sciencetimes.co.kr/news/돼지-심장-이식-기술적-문제는-해결됐다 [검색일: 2020년 02월 11일]
URL 10: 매일경제, 2019년 4월 2일 보도, “이종 장기·세포 이식 연구가 대기 환자에 시간 벌어줄 것”, https://www.mk.co.kr/news/it/view/2019/04/199788 [검색일: 2020년 02월 11일]
URL 11: 시사저널 2019년 9월 5일, “사람에게 돼지 장기 이식 ‘카운트다운’”, https://sisapress.com/news/articleView.html?idxno=190319 [검색일: 2020년 02월 11일]
URL 12: 시사저널 2019년 10월 13일, “사람 살리는 돼지에 대한 몇 가지 시선”, https://sisapress.com/news/articleView.html?idxno=127292&replyAll=&reply_sc_order_by=C [검색일: 2020년 02월 11일]
URL 13: 국가법령정보센터, “장기등 이식에 관한 법률 시행령”, http://www.law.go.kr/법령/장기등이식에관한법률시행령/(29984,20190716) [검색일: 2020년 02월 11일]

제 10 장 인간 대상 의학연구의 윤리

구인회 (2005), 『생명윤리, 무엇이 쟁점인가』, 아카넷.
김상득 (2000), 『생명의료윤리학』, 철학과현실사.
도나 디켄슨 지음, 강명신 옮김 (2018), 『한 손에 잡히는 생명윤리. 난자매매부터 유전자 특허까지』, 동녘.
비키 오렌스키 위튼스타인 지음, 안희정 옮김(2014), 『나쁜 과학자들. 생명윤리가 사라진 인체 실험의 역사』, 다른.
이마이 미치오 지음, 김일방·이승연 옮김 (2007),『삶, 그리고 생명윤리 - 현대인을 위한 생명윤리 12강』, 서광사.

제 11 장 인간 강화의 윤리

마이클 샌델 지음, 김선욱 감수, 이수경 옮김 (2016), 『완벽에 대한 반론』, 와이즈베리.

매리언 탤봇 지음, 강철 외 옮김 (2016), 『생명윤리학』, 정담미디어.

신상규 (2014), 『호모 사피엔스의 미래 - 포스트휴먼과 트랜스휴머니즘』, 아카넷.

엄영란 외 (2014), 『생명윤리학』, 학지사메디컬.

올더스 헉슬리, 안정효 옮김 (2015), 『멋진 신세계』, 소담.

부산대학교 교양 시리즈 20

생명의료윤리

윤리이론과 의료현실의 접점과 미래

초판 1쇄 발행 2020년 6월 8일
초판 6쇄 발행 2025년 8월 29일

저자 김현수·이남원·김홍수·조수경·김혜수·설민·김진동

발행인 최재원
펴낸곳 부산대학교출판문화원

출판등록 제1983-000001호 1983. 11. 10.
부산광역시 금정구 부산대학로 63번길 2 (우편번호 46241)
대표전화 051-510-1932 팩시밀리 051-512-7812
https://press.pusan.ac.kr

ISBN 978-89-7316-667-1
978-89-7316-662-6 (세트)
CIP2020021315

2019년 「국립대학 육성사업」 교양교과목 교재개발
생명의료윤리

연구책임자 김현수(윤리교육과 교수) 공동연구자 이남원(윤리교육과 명예교수)
김홍수, 조수경, 김혜수, 설민(이상 윤리교육과 교수), 김진동(윤리교육과 강사)

※ 이 교재는 국립대학육성사업(REN)으로 편찬되었습니다.